精准医学：药物治疗纲要

第2版

Precision Medicine:
A Compendium of Drug Therapy

主　　编　王　辰　姚树坤

副主编　崔　勇　王鹤尧　代华平　左先波

编　　委（按姓氏拼音排序）

陈　琛　　陈文倩　　崔　勇　　代华平　　代思思　　杜雯雯　　段晓慧　　房文通

傅一笑　　郭　苗　　郝子龙　　何　森　　李　红　　李方捷　　连雯雯　　林　艳

刘　蕾　　刘香芳　　马　燕　　蒙　龙　　秦　伟　　邱　萌　　邱志新　　宋燕青

苏　晨　　覃旺军　　王　辰　　王　刚　　王鹤尧　　王华梁　　王晓伟　　吴　波

伍雁琦　　徐　娟　　徐才刚　　许　恒　　杨依磊　　姚树坤　　张　微　　张相林

郑　鸿　　钟晓蓉　　左先波

学术秘书　陈文倩　杜雯雯　薛　珂　林　艳

人民卫生出版社
·北京·

图书在版编目（CIP）数据

精准医学：药物治疗纲要 / 王辰，姚树坤主编 . —
2 版 . — 北京：人民卫生出版社，2021.12
ISBN 978-7-117-32471-7

Ⅰ.①精… Ⅱ.①王… ②姚… Ⅲ.①药物疗法
Ⅳ.①R453

中国版本图书馆 CIP 数据核字（2021）第 241517 号

| 人卫智网 | www.ipmph.com | 医学教育、学术、考试、健康，购书智慧智能综合服务平台 |
| 人卫官网 | www.pmph.com | 人卫官方资讯发布平台 |

精准医学：药物治疗纲要

Jingzhun Yixue：Yaowu Zhiliao Gangyao
第 2 版

主　　编：王　辰　姚树坤
出版发行：人民卫生出版社（中继线 010-59780011）
地　　址：北京市朝阳区潘家园南里 19 号
邮　　编：100021
E - mail：pmph @ pmph.com
购书热线：010-59787592　010-59787584　010-65264830
印　　刷：北京顶佳世纪印刷有限公司
经　　销：新华书店
开　　本：889×1194　1/16　印张：22
字　　数：462 千字
版　　次：2016 年 10 月第 1 版　　2021 年 12 月第 2 版
印　　次：2021 年 12 月第 1 次印刷
标准书号：ISBN 978-7-117-32471-7
定　　价：159.00 元

打击盗版举报电话：010-59787491　E-mail：WQ @ pmph.com
质量问题联系电话：010-59787234　E-mail：zhiliang @ pmph.com

第1版编委会

主　编　王　辰　姚树坤

副 主 编　崔　勇　王鹤尧　代华平

‥‥‥‥‥‥‥‥‥‥‥‥‥‥‥‥‥‥‥‥‥‥‥‥‥‥

编　　委（按姓氏拼音排序）

安琳娜　新疆医科大学第一附属医院

步召德　北京大学肿瘤医院

蔡　晶　南方医科大学南方医院

曹　彬　中日友好医院

陈　冰　上海交通大学医学院附属瑞金医院

陈　琛　华中科技大学同济医学院附属同济
　　　　医院

陈　康　上海交通大学医学院附属瑞金医院

陈文倩　中日友好医院

程　伟　重庆医科大学附属第一医院

程文立　中日友好医院

崔　勇　中日友好医院

崔学艳　山东省千佛山医院

代华平　中日友好医院

丁玉峰　华中科技大学同济医学院附属同济
　　　　医院

丁振山　中日友好医院

董明睿　中日友好医院

杜雯雯　中日友好医院

杜智敏　哈尔滨医科大学附属第二医院

段晓慧　中日友好医院

范　红　四川大学华西医院

房文通　南京医科大学第一附属医院

冯　欣　首都医科大学附属北京妇产医院

冯频频　首都医科大学附属北京安贞医院

傅一笑　重庆医科大学附属第一医院

高艳香　中日友好医院

葛卫红　南京鼓楼医院

顾卫红　中日友好医院

郭　苗　南京医科大学第一附属医院

郭丽萍　中日友好医院

胡　欣　北京医院

华树成　吉林大学第一医院

黄文祥　重庆医科大学附属第一医院

纪宏宇　哈尔滨医科大学附属第二医院

季加孚　北京大学肿瘤医院

贾立群　中日友好医院

贾淑芹　北京大学肿瘤医院

姜艳芳　吉林大学第一医院

井浣雨　首都医科大学附属北京安贞医院

阚全程　郑州大学第一附属医院

康熙雄　首都医科大学附属北京天坛医院

孔晓牧　中日友好医院

寇　温　兰州大学第一医院

李　红　上海市精神卫生中心

李　骁　首都医科大学附属北京安贞医院

李　妍　山东省千佛山医院

李成辉　中日友好医院

李方捷　上海市精神卫生中心

李为民　四川大学华西医院

李文源　南方医科大学南方医院

李欣宇　重庆医科大学附属第一医院

李袁静　重庆医科大学附属第一医院

李志玲　上海市儿童医院

林　艳　安徽医科大学第四附属医院

林　阳　首都医科大学附属北京安贞医院

刘　蕾　中日友好医院

刘　祺　首都医科大学附属北京妇产医院

刘国梁　中日友好医院

刘鲲鹏　中日友好医院

刘世霆　南方医科大学南方医院

刘帅兵　郑州大学第一附属医院

刘香芳　中山大学孙逸仙纪念医院

刘章锁　郑州大学第一附属医院

刘尊敬　中日友好医院

卢清君　中日友好医院

罗　扬　重庆医科大学附属第一医院

罗素新　重庆医科大学附属第一医院

马　燕　上海市精神卫生中心

马安林　中日友好医院

马丽娟　新疆医科大学第一附属医院

毛叶萌　上海市精神卫生中心

蒙　龙　重庆医科大学附属第一医院

蒙华庆　重庆医科大学附属第一医院

倪　鑫　首都医科大学附属北京儿童医院

彭文星　首都医科大学附属北京安贞医院

平　昭　北京小汤山医院

邱　峰　重庆医科大学附属第一医院

屈　灿　重庆医科大学附属第一医院

瞿介明　上海交通大学医学院附属瑞金医院

任　勇　山东省千佛山医院

任国胜　重庆医科大学附属第一医院

阮君山　福建省立医院

沈　阳　上海市儿童医院

时海燕　山东省千佛山医院

石秀锦　首都医科大学附属北京安贞医院

宋沧桑　昆明市第一人民医院

宋尔卫　中山大学附属第二医院

宋燕青　吉林大学第一医院

宋振梅　中日友好医院

苏　晨　中山大学孙逸仙纪念医院

苏乐群　山东省千佛山医院

孙　伟　中日友好医院

孙德俊　内蒙古自治区人民医院

孙洪军　山东省千佛山医院

孙华君　上海市儿童医院

孙雪林　北京医院

汤　姝　郑州大学第一附属医院

汤成泳　重庆医科大学附属第一医院

田　鑫　中日友好医院

汪道文　华中科技大学同济医学院附属同济医院

王　辰　中日友好医院

王　虹　南京医科大学第一附属医院

王　捷　新疆医科大学第一附属医院

王　清　中日友好医院

王　然　首都医科大学附属北京妇产医院

王海峰　吉林大学第一医院

王鹤尧　中日友好医院

王华梁　上海市临床检验中心

王少明　福建省立医院

王晓玲　首都医科大学附属北京儿童医院

王晓伟　中日友好医院

王钰博　新疆医科大学第一附属医院

魏继福　南京医科大学第一附属医院

魏永祥　首都医科大学附属北京安贞医院

温　浩　新疆医科大学第一附属医院

温见燕　中日友好医院

伍俊妍　中山大学孙逸仙纪念医院

武新安　兰州大学第一医院

肖艳群　上海市临床检验中心

邢小燕　中日友好医院

徐一峰　上海市精神卫生中心

徐永健　华中科技大学同济医学院附属同济医院

许　峰　北京医院

许　恒　四川大学华西医院

严松彪　首都医科大学附属北京妇产医院

杨　晶　郑州大学第一附属医院

杨　汀　中日友好医院

杨莉萍　北京医院

杨婉花　上海交通大学医学院附属瑞金医院

杨文英　中日友好医院

杨依磊　山东省千佛山医院

杨志豪　中日友好医院

姚　力　中日友好医院

姚树坤　中日友好医院

尹屹青　中日友好医院

余　勤　兰州大学第一医院

袁　圆　新疆医科大学第一附属医院

翟振国　中日友好医院

前　言

临床医学虽然已经取得了巨大成就，但仍面临巨大的挑战：肿瘤死亡率未显著下降；药物治疗效果整体欠佳；用药失当和不良反应触目惊心（有资料显示，我国每约年有 250 万例药物不良反应事件发生）；我国尚未形成完备的药物精准治疗知识体系。随着科学技术的发展，人类基因组测序技术、大数据存储与分析技术不断革新，分子影像技术、高通量生物组学数据库以及高通量高内涵数据统计工具陆续建立，针对多种疾病的精准研究进入了一个新高度，在临床相关疾病的诊断过程中发挥着越来越重要的作用，为精准医学的实施奠定了坚实的基础。

本书自 2016 年出版以来，为医药专家依据药物基因组现有研究证据进行精准药物治疗提供了有效的参考，而随着相关研究的不断深入，精准医学领域发展日新月异，编委会特组织对第 1 版内容进行了更新。截至 2018 年 10 月底，PharmGKB 数据库中已经收载的各国药物管理机构的药物说明书为 265 种（其中 FDA 234 个、EMA 88 个、HCSC 104 个，PMDA 52 个），相较第 1 版（共计 199 种药物）共添加 73 种新药物，删除 7 种药物，累积添加 66 种药物，其中我国原食品药品监督管理局药物增加 8 种，均标明了与疗效或不良反应有关的靶点基因或代谢酶基因。在上述 265 种精准治疗药物中，有 132 种已经在我国上市，其中 55 种为靶向或单抗类药物。

本书在上一版基础上增加了第 3 章精准医学的应用与挑战，对临床治疗和研究中面临的问题和解决方向进行了探讨；第 4 章在保留原有编写格式的基础上，对 115 种国内上市的精准治疗药物的基因相关信息和临床用药指导进行了更新和补充；第 5 章增加了精准用药典型案例，为标准化临床精准药物治疗提供范例。书中如存在不足之处，恳请读者指正。

王辰

中国工程院院士
中国工程院副院长
中国医学科学院院长
中国精准医学临床研究与应用联盟主席

姚树坤

中国精准医学临床研究与应用联盟副主席（中日友好医院原副院长）

第 1 版前言

近 20 年来,循证医学推动了医学的巨大进步,但多数循证医学的研究来自严格控制条件的小范围人群,其证据难以推及"真实世界"的所有个体,这也是很多患者,其疾病控制治疗效果不满意或不良反应难以避免的原因所在。从 1990 年人类基因组计划启动至今,国际医学界研究个体间基因差异与疾病发生发展机制及药物疗效相关性,已积累大量研究数据。2011 年,美国在此基础上首次提出"精准医学"(precision medicine)概念。2015 年 1 月,美国总统奥巴马在国情咨文中提出"精准医学计划",希望精准医学可以引领一个新的医学时代。

那么,如何准确地理解和把握"精准医学"和"精准治疗"? 在医学发展如此迅速的 21 世纪,我们如何让它真正地落地呢?

精准医学是指在大样本研究获得疾病分子机制的知识体系基础上,以生物医学(特别是组学数据)为依据,根据患者个体在基因型、表型、环境和生活方式等各方面的特异性,应用现代遗传学、分子影像学、生物信息学和临床医学等方法与手段,制订适用于个体的精准预防、精准诊断和精准治疗方案。**精准治疗**(本书主要指精准药物治疗)是精准医学体系中与临床工作关系最密切、最富于实际临床意义,也即最能"落地"的部分:根据人体基因的特征和差异,确定患者对某种药物的适应证、适宜剂量、疗效差异、不良反应风险及干预措施等,从而针对个体进行准确的药物治疗。

精准医学的出现适应于人类基因组计划的完成、生物医学分析技术的长足进步、大数据工具的不断涌现,是医学科学发展的必然结果,可谓"生正逢时"。它让我们得以从基因层面进一步阐释传统循证医学所不能解释的临床治疗个体差异。精准医学并不仅仅是概念和理论上的,而是现实可及的,是可以真正"落地"的。疗效最大化、损害最小化、资源最优化是运用精准医学的核心目的。

精准医学与循证医学(传统标准化治疗、临床路径等)并不矛盾,它们是基于不同医学模式的两种不同临床决策执行路径。与循证医学相比,精准医学在循证决策的基础上,更加依赖受治者的个体化基因信息差异而不是施治者的经验决策能力。循证医学与精准医学的并行应用可以显著提高对疾病治疗的把握。

近年来,国际医疗模式已经发生了深刻的变革,以精准医学为指导的各种新型诊疗标准不断出现并被临床采用,在极大提高治疗安全性和有效性的同时,显著降低了医疗费用支出。以预防血栓的抗凝药华法林为例,美国每年新增用药患者 200 万人,若为每位患者实施 300 美元的华法林相关基因检测,再根据基因检测结果制订个体化治疗方案,则每年可减少 10 万例华法林相关的严重不良反应,预计节约医疗费用开支可达 11 亿美元左右。正因为与精准治疗相关的基因检测可降低医疗费用,所以美国蓝十字和蓝盾联盟(BlueCross BlueShield of North Carolina)等保险公司已经将某些药物相关基因检测纳入医疗保险支付项目。

我国临床医学面临着巨大的挑战。据《中国卫生和计划生育统计年鉴》(2014 版)统计数据显示,慢性非传染性疾病(简称慢病)已成为我国城乡居民面临的主要健康问题,心脑血管疾病、慢性阻塞性肺疾病(简称慢阻肺)、糖尿病、恶性肿瘤和神经精神疾病是其中最主要的五大类慢病。根据 2013 年调查结果,15 岁及以上居民中慢病总患病率为 245.2‰(其中城市和农村分别为 263.2‰和 227.2‰),其中心脏病、高血压、脑血管病、慢阻肺、糖尿病、恶性肿瘤的总患病率(城市患病率和农村患病率)分别为 22.1‰(25.9‰和 18.3‰)、142.5‰(161.8‰和 123.1‰)、12.2‰(12.1‰和 12.3‰)、7.2‰(6.2‰和 8.1‰)、35.1‰(48.9‰和 21.3‰)和 2.9‰(3.5‰和 2.3‰)。从主要疾病死亡率看,排名前四位的恶性肿瘤、心脏病、脑血管病、呼吸疾病均属于慢病,2013 年其构成比分别为 25.47%、21.6%、20.27% 和 12.37%,累计构成比达到总体死亡率的 79.71%。

2013 年我国卫生总费用高达 31 868.95 亿元(其中慢病防治支出占卫生总费用的 80%),其中国家、社会和个人支出比例分别为 30.1%、36% 和 33.9%。卫生总费用中的医保基金支出比重超过 30%,其中支付药费超过 5 000 亿元人民币。据世界卫生组织(World Health Organization,WHO)预计,到 2025 年中国慢病直接医疗费用将超过 5 000 亿美元,其中药物费用约占 50%。依照目前循证医学证据指导治疗,各种慢病控制达标率都不甚满意(哮喘、糖尿病、抑郁症等约 60%,风湿性关节炎、骨质疏松等不到 50%,肿瘤不足 25%),若按照现有慢病标准治疗和费用支出模式保守估计,约有 50% 的药物费用属于无效支出。由于精准治疗相关药物几乎涉及所有常见慢病,因此如果全面开展精准治疗,仅以将医保的无效药费支出减少 20% 计算,每年可为国家节约至少 500 亿美元的支出。

此外,业已存在的药物不良反应现状让人触目惊心。原国家食品药品监督管理局统计数据显示,我国每年有 250 万人因严重药物不良反应而入院治疗,每年有 20 万人死于药物不良反应。精准治疗的开展也将显著减少药物不良反应的发生,在减少相关医疗支出的同时,具有极其重大的社会意义。

药物基因组学、个体化治疗和精准医学是一脉相承的。药物基因组学是从基因组角度探讨基因的遗传变异对药物治疗效果的影响。药物在人体内的吸收、分布、代谢、排泄和作用靶点,主要与蛋白质有关,这些蛋白质包括药物受体、转运体和代谢酶等。所有蛋白质都是由于相应编码基因被调控基因调控后,经转录、翻译和翻译后修饰而来。编码基因发生突变可能导致蛋白质的氨基酸序列发生改变,随之引起蛋白质功能发生增强、减弱或缺失等变化,从而引起药物在人体内吸收、分布、代谢和排泄的改变,或者引起药物与其作用靶点结合能力增强、减弱或消失,最终影响药物效应。除了上述蛋白质编码基因外,调控基因发生突变后,调控能力的变化也会影响药物效应。此外,环境变化引起的基因功能变化,并不改变基因序列,而是改变基因的调控或蛋白质的翻译后修饰,此为表观遗传学关注内容,但表观遗传学与药物效应的研究目前尚难获得足够多的证据,其分析技术手段目前也停留在研究阶段,尚未进入临床。综上,药物基因组学通过直接检测基因序列,建立了基因序列差异与药物效应的关联,所用的分析技术手段已经进入临床应用,因此药物基因组学是目前最能落地、最能直接在临床应用的方向。

目前,由美国 NIH 资助、斯坦福大学遗传学系建立的 PharmGKB 数据库(https://www.PharmGKB.org/)已经实现对精准治疗和药物基因组学证据的实时更新。该数据库收载各个国家批准的需要基因信息指导进行精准治疗的药物(以下简称精准治疗药物)说明书内容,如美国食品和药物监督管理局(U.S. Food and Drug Administration, FDA)、欧洲药物管理局(European Medicines Agency, EMA)、加拿大卫生部(英文 Health Canada,法文 SantéCanada, HCSC)、日本药物与医疗器械管理局(Pharmaceuticals and Medical Devices Agency, PMDA)批准的精准治疗药物说明书,以及临床药物基因组学应用联盟(Clinical Pharmacogenetics Implementation Consortium, CPIC)和荷兰皇家药师协会药物基因组学工作组(Dutch Pharmacogenetics Working Group, DPWG)等机构推出的一系列精准治疗药物治疗以及剂量调整指南。至本书截稿日(2016 年 4 月底),PharmGKB 数据库中已经收载的各国药物管理机构的药物说明书为 199 种(其中 FDA 171 个、EMA 89 个、HCSC 102 个、PMDA 28 个),均标明了与疗效或不良反应有关的靶点基因或代谢酶基因。在上述 199 种精准治疗药物中,有 116 种已经在中国上市,但其中除了 10 个靶向治疗药物以外,仅卡马西平一种非靶向药物的中国说明书中标明需要对 *HLA-B**1502 进行基因检测,与其他国家存在很大差异。

我国精准治疗的启动并不落后。王辰研究团队等早在 2004 年就已经开始药物基因组学研究,2012年起建立了我国的精准药物治疗体系,制订治疗指南并对部分人群开展个体化精准治疗,2015 年底已在全国 100 余家三甲医院建立了精准医学的基因检测实验室,能开展 200 多种精准治疗药物的相关基因检测及精准治疗。为进一步推动精准医学在我国临床研究和应用领域的"落地",在长期协同工作的基础上,由中日友好医院倡议并牵头,北京医院、北京安贞医院、北京儿童医院、北京妇产医院、北京友谊医院、北京大学肿瘤医院、上海瑞金医院、上海市精神卫生中心、四川大学华西医院、武汉同济医院、南方医科大学南方医院、哈尔滨医科大学附属第二医院、郑州大学第一附属医院、重庆医科大学附属第一医院、吉林大学第一医院、江苏省人民医院、中山大学孙逸仙纪念医院、兰州大学第一医院、内蒙古自治区人民医院、新疆医科大学第一附属医院、山东省千佛山医院和上海市临床检验中心等 20 余家国内三甲医院和机构共同发起的"中国精准医学临床研究与应用联盟"于 2015 年 12 月正式成立。"中国精准医学临床研究与应用联盟"成立的宗旨,是在"规范、协同、整合、共赢"原则下,构建规范的技术、培训、服务和管理平台或路径,指导全国开展多病种队列建设,积极开展精准医学临床研究与应用体系构建。我国的精准医学事业需要尽快与国际接轨。当前,我们面对着精准医学知识的传播与普及、相关技术手段的应用和推广、管理制度的建立和执行、临床诊疗标准的不断建立与完善等一系列需要完成的工作和挑战。

为了帮助读者了解已经在我国上市的精准治疗药物中,哪些与患者的基因有关,以及如何根据患者的基因信息更加准确地开展药物治疗,有必要将目前业已成熟的国际资讯进行系统介绍,这也是"中国精准医学临床研究与应用联盟"成立后,我们联合各成员单位一起编写这本《精准医学:药物治疗纲要》的主要意图。

《精准医学:药物治疗纲要》结构和内容说明:

1. 主要分 4 章:第 1 章主要叙述药物基因组学的概念和演进;第 2 章介绍常用基因检测技术;第 3 章介绍 116 种国内上市的精准治疗药物的基因相关信息和临床用药指导;第 4 章以表格的形式列举了 PharmGKB 数据库收载的 199 种精准治疗药物。此外,书末的附录对一些药物代谢酶基因或药物效应基因进行了特殊说明。

2. 第 3 章中涉及的每种精准治疗药物均分为四部分介绍。第一部分为药物简介,主要介绍药物的作用机制、适应证和不良反应。第二部分是相关基因,主要描述证据级别较高且与疗效、不良反应等的主要相关基因,包括其染色体定位、基因功能、药物相关性以及证据来源。其中,证据来源按照各国药品管理机构对这些基因是否要求检测进行的分级,标注为不同颜色:**红色代表必须进行基因检测,**黄色代表建议进行基因检测,**绿色代表说明书内容具有可操作性,**蓝色代表说明书内容仅为提示(第 4 章中的 199 种精准治疗药物也按此颜色进行分级标注)。另外,部分基因信息未被 FDA、EMA、HCSC、PMDA 采纳,但也已达到一定的证据级别而被 PharmGKB 数据库收载,本书中这部分信息来源被标注为"PharmGKB"。第三部分是主要相关基因对药物疗效或不良反应的影响,包括各个国家药物说明书中基因相关的核心内容,以及证据级别较高的基因多态性对疗效或不良反应的影响。第四部分是临床用药指导,包括具体的基因检测的建议、剂量调整以及药物相互作用对临床用药指导的建议。

3. 药物说明书涉及基因信息的证据级别均为 1A。由于药物说明书更新较慢,所涉及的基因信息可能不够全面,也不能反映最新的进展,因此本书还引用了一些证据级别 2B 以上的与药物代谢、疗效及不良反应有关的基因位点。某些基因位点虽然证据级别仅为 3 级,但在国内临床实践中仍具有重要意义,也纳入编写。此外,部分剂量调整指南来自 CPIC、DPWG 和 PharmGKB。

4. 为了方便读者查询,所有精准治疗药物介绍中均列出了主要参考文献。

5. 需要注意是,PharmGKB 数据库中的信息来自不同人群,而不仅仅是中国人。从人类的遗传特性来说,在不同人种中,某种基因的差异仅表现在不同人群中该基因的分布频率不同(即人群中的比例多少不同),而一旦发生同样的基因突变,则该突变所致的蛋白质构象功能影响是一致的,即同样的基因突变,临床意义相同。为了帮助读者加深了解,本书在"主要相关基因对药物疗效或不良反应的影响"部分中列出了基因位点在不同人群中的分布频率数据。

6. 本书中所涉及的细胞色素代谢酶 CYP 系列是重点和难点,尤其是 CYP2D6 及 CYP2C19,牵涉药物种类较多,基因单倍型对应的 rs 号较为烦琐,如果一一在每个药物中标识,将增加读者的理解难度,且使内容更为复杂化,因此我们在附录中进行了特别说明。本书中还包括 CYP 系列的其他代谢酶 CYP2C9、CYP3A5 以及 NAT2、TPMT、UGT1A1 等,也存在较多形式单倍型,但药物种类较为局限,只在各个药物中进行了分别描述。

7. 特别需要说明的是,PharmGKB 数据库中的数据主要由 FDA、EMA、HCSC、PMDA、CPIC、DPWG 整合遴选而来,同时也纳入了部分具备一定证据级别的信息,因此本身处于不断更新过程中。可以预见,新的精准治疗药物将不断补充进来,原先药物的药物基因组信息也将不断得到更新和修订。此外,我国目前开展的药物基因组学相关工作也将不断产生基于我国人群的个体化用药数据与信息,今后都将成为这一数据库的重要组成部分。

另外,目前在中国上市的 116 个精准治疗药物中,并没有涵盖一些国内临床常用药物(如糖皮质激素、阿司匹林、甲氨蝶呤等)。而据 PharmGKB 数据库统计,目前有文献报道的疗效或不良反应与患者基因有关的药物共计 674 个、涉及 2 517 组单核苷酸多态性(single nucleotide polymorphisms,SNP)和药物疗效的配对。其中,证据级别为 1 级的 SNP 与药物疗效配对 62 组,证据为 2 级的配对 209 组,证据为 3 级的配对 2 001 组,证据为 4 级的配对 305 组。这些证据数量,远超过上述说明书中标识的基因信息,有很多证据较为有利于解释临床药物治疗差异。

精准医学是医学发展的必然趋势。虽然我们国家和发达国家相比,仍然存在着一定差距,但我们应当充分利用人类医学科学积累的研究成果,结合我国临床资源优势,加快发展精准医学基础和临床研究进程,为疾病的预防、诊断和治疗提供新的策略和方法,为中国人民谋求更多健康福祉。

感谢来自中国精准医学临床研究与应用联盟 21 家共同发起单位的 146 位执笔者和审校者,利用自己的业余时间共同完成了本书的编写工作。随着精准医学的快速发展以及相关证据的不断更新,我们将陆续出版新的版本,来不断完善与充实《精准医学:药物治疗纲要》的内容。由于编者能力有限,书中难免存在不足乃至错误之处,恳请读者给予指正。

王辰

中国工程院院士
中日友好医院院长
中国精准医学临床研究与应用联盟主席

姚树坤

中日友好医院副院长
中国精准医学临床研究与应用联盟常务副主席

目 录

目 录

目 录

一、药物基因组学的概念

(一) 基本定义

药物基因组学是将基因组与药物治疗联系到一起进行研究的交叉学科,涉及有关遗传研究的许多概念。了解药物个体化治疗的相关概念,有助于明确药物基因组学的定义。

遗传学(genetics):是研究基因的结构、功能及其变异、传递和表达规律的学科;研究范围包括遗传物质的本质、遗传物质的传递和遗传信息的实现 3 个方面,基因表达、遗传疾病、基因调控都属研究范畴。

基因(gene):是染色体上具有遗传效应的脱氧核糖核酸(deoxyribonucleic acid,DNA)片段,由脱氧核苷酸构成,不同的核苷酸序列形成特有的生命遗传信息。通常所说的基因指染色体基因;真核生物的染色体在细胞核内,所以又称为核基因;位于线粒体和叶绿体等细胞器中的基因则称为染色体外基因、核外基因或细胞质基因。

基因组(genome):在通常的二倍体细胞或个体中,能维持配子或配子体正常功能的最低数量的一套染色体称为染色体组或基因组。一个基因组中包含一整套基因,即包括编码序列和非编码序列在内的全部 DNA 分子。核基因组是细胞核内的全部 DNA 分子;细胞质基因组则是一个线粒体所包含的全部 DNA 分子。叶绿体所包含的全部 DNA 分子称为叶绿体基因组。

单核苷酸多态性(single nucleotide polymorphisms,SNPs):是基因多态性(genetic polymorphism)主要类别,主要是指在基因组水平上由单个核苷酸的变异所引起的 DNA 序列多态性。它是人类可遗传的变异中最常见的一种,占所有已知多态性的 90% 以上。SNPs 在人类基因组中广泛存在,平均每 300 个核苷酸中就有 1 个 SNP 位点,估计其总数可达 1 000 万个甚至更多。

基因组学(genomics):是研究生物基因组的组成、组内各基因的精确结构、相互关系及表达调控的科学,涉及基因作图、测序和整个基因组功能分析,提供基因组信息以及相关数据的系统利用。基因组学可分为以全基因组测序为目标的结构基因组学(structural genomics)和以基因功能鉴定为目标的功能基因组学(functional genomics),又被称为后基因组(postgenome)研究。

药代动力学(pharmacokinetics,PK):简称药动学,主要是定量研究药物在生物体内吸收、分布、代谢和排泄规律,并运用数学原理和方法阐述血药浓度随时间变化的动态规律;是确定药物的给药剂量和间隔时间的依据。

药效动力学(pharmacodynamics,PD):简称药效学,主要研究药物对机体的作用、作用规律及作用机制,包括药物与作用靶位之间相互作用所引起的生物化学、生理学和形态学变化,药物作用的全过程和分子机制。

治疗药物监测(therapeutic drug monitoring,TDM):是以药物治疗个体化为核心的临床药学边缘学科,即根据药物治疗的药理学机制,通过测定药物体内暴露(多用血药浓度测定)掌握药代动力学、药效动力学个体参数,依此调整患者个体的用药方案,控制药物暴露达到有效治疗范围,最大化保障用药安全、有效。

遗传药理学(pharmacogenetics):是药理学与遗传学相结合发展起来的交叉学科,研究遗传因素对药物反应的影响。临床药物治疗中个体反应差异遗传学因素的研究认为,遗传多态性可引起不同个体在服用药物时的药理学及毒理学效果不同,从而引起药物治疗效果的差异。从单个基因突变角度研究药物代谢和药物反应主要是研究机体特别是遗传因素引起的异常药物反应。(1961 年,英国医学杂志首次提及并阐述了遗传药理学,随后两年,德国、西班牙、日本等杂志相继就遗传药理学发表了专文。)

药物基因组学(pharmacogenomics):是以药物遗传多态性为基础,从基因组整体角度而不是仅从单基因角度,研究药物与遗传的关系。药物基因组学主要以药物效应和安全性为目标,研究各种基因突变与药效及安全性之间的关系,其目的是建立基于评价疾病易感性和选择药物治疗方案的个体化患者特征的遗传变异标志。

相对于上述生物遗传概念,药物基因组学有 3 个特征:第一,药物基因组学是基因功能学与分子药理学的有机结合,专于药物作用机制遗传研究,有别于广泛面向整个生物生命的基因组学;第二,药物基因组学是从全面、系统的基因组信息研究遗传对药物作用的影响,有别于从遗传药理学的单基因角度研究遗传因素;第三,区别于一般意义上的基因及遗传学,药物基因组学不是以发现人体基因组基因为主要目的,而是相对简单地运用已知的基因理论改善患者的治疗,即以药物效应及安全性为目标,研究各种基因突变与药效及安全性的关系。

(二) 主要研究内容

药物基因组学是"药物反应"的基因组学,以研究药物治疗特殊反应人群的功能基因、基因结构、表达调控以及相互关系为主要内容,领域主要涉及新药研发和临床个体化治疗。

从药物治疗机制研究的角度看,药物基因组学主要涉及五方面内容:第一,研究影响药物反应的遗传学,如药物的不良反应发生与基因变异的关系;第二,研究药物代谢酶的遗传学,如 *CYP* 基因多态性对药物代谢的影响导致用药剂量的改变;第三,研究靶基因的遗传药理学,如 *ACE* 基因在内含子 16 位的缺失基因型与插入基因型相比酶活性增高,5-HTT 启动子区基因多态性可导致不同的转录活性等;第四,研究疾病通路基因的遗传药理学,如 *ApoE4* 等位基因、

CEPT 基因、*B2B2* 基因等都可产生药理学影响;第五,研究毒理基因组学,采用高通量技术获得药物毒性的多基因信息,建立数据库用于临床用药安全性指导。

从研究、文献发表和临床使用的角度看,SNP 研究无疑是药物基因组学的最重要内容。在多种类型的基因多态性标志物中,SNP 是研究最多并值得关注的能够准确反映药物反应潜力的标志物。基因受环境影响,DNA 分子发生核苷酸序列改变而导致基因突变(gene mutation),发生突变的频率高于 1% 时称为 DNA 分子的多态性。个体间的基因组在进化中表现出微小差异,呈现多态现象,并最终导致个体差异。相当一部分 SNP 直接或间接地与个体间的表型差异、机体对疾病的易感性和对药物的反应有关,因此对 SNP 的研究尤其受到研究者的关注,目前在临床应用广泛。

(三) 在药物治疗中的作用

药物治疗过程有药品选择、药物定量两个环节,过程一般包括 PK 和 PD 两种研究路径。PK/PD 呈现了药物治疗的完整轮廓,描述药物效应发生、发展过程,药物基因组学参与其中的所有遗传事件。

了解影响药物作用的全部因素,有助于认识药物基因组学的作用。影响药物治疗的因素主要有药物因素和人体因素两方面:

1. 药物影响因素　主要有药物理化特性、剂型(处方)、环境、药物相互作用等因素。例如,青霉素 G、甲氧西林、红霉素等可被胃酸分解,地高辛可被肠内细菌分解,利多卡因、维拉帕米等具有明显的肝脏首过代谢效应;不同药物剂型、处方工艺会导致制剂间生物利用度和吸收速率常数的差异;药物联用抑制或诱导肝微粒体酶,改变代谢酶活性引起药物的 PK/PD 吸收、分布、代谢、排泄状态改变,引起药物暴露变化。

2. 机体影响因素　主要有生理因素、病理因素、遗传学因素等。例如,性别、年龄、体重和营养状况都在一定程度上影响药物的体内过程;肝肾功能不全、代谢性疾病、吸烟、嗜酒等病理特征及生活习性均能改变患者的药动学参数,进而影响体内药物浓度的改变;药物代谢酶、转运体及受体的遗传缺陷会导致不同患者药物代谢酶活性、药物转运体能力大小及药物受体敏感性的不同。

药物基因组学虽然是诸多影响因素之一,但是影响最为广泛和复杂的一个。遗传因素对药物效应的影响,以药物疗效和安全性为主要目标,药物动力学和药效学差异都具有基因特征。药物基因组学与药物动力学、药效动力学的个体差异紧密相关。药物基因组学研究可解释其差异机制,为"个体化治疗"提供的新模式,是近年来个体化研究的热点问题,极具发展潜力。

(四) 药物治疗遗传因素的主要相关蛋白

遗传因素是影响药物治疗的重要因素。药物的处置过程和效应由不同功能蛋白调控支配,主要涉及 PK 和 PD 相关的遗传多态性(前者研究较多)。与 PK 相关基因的功能蛋白有两大类:

1. 药物转运蛋白

(1) 多药耐药蛋白(multi-drug resistance protein,MDR):又称 P 糖蛋白,由 *MDR1* 基因编码,广泛存在于肠壁、胆管、肾管、血脑屏障和肿瘤组织中,具有加速药物组织外排的作用。

(2) 多药耐药相关蛋白(multidrug resistance-associated protein,MRP):同 MDR 一样是跨膜蛋白,其机制和作用与 P- 糖蛋白类似,可逆浓度梯度将疏水性化合物排出细胞外。

(3) 有机阴离子转运蛋白(organic anion transporters,OAT):主要有 OAT1 和 OAT3,其中 OAT1 主要存在于肾皮质,作用底物包括 β- 内酰胺类抗菌素、血管紧张素转换酶抑制剂、叶酸及甲氨蝶呤;OAT3 主要表达于肝脏、肾脏、眼和脑组织,是有机阴离子 / 二酸盐转运子,底物为通过肾代谢和排泄的多种药物。

(4) 有机阴离子转运肽(organic anion transporting polypeptide,OATP):是体内重要的膜转运蛋白,广泛分布于胃肠道、肝脏、肾脏、血脑屏障等处,介导激素、心血管药物等内外源物质的跨膜转运。

(5) 有机阳离子转运蛋白或有机阳离子转运体(organic cation transporters,OCTs):OCTs 家族的第一成员 OCT1 在许多外源性药物的吸收、分布和排泄中发挥重要作用。OCT1 存在许多基因多态性,有些多态性与其转运活性密切相关。该种转运体主要分为 3 个亚类,分别为 OCT1、OCT2 和 OCT3。OCT1 主要分布于肝脏;OCT2 主要分布于肾脏;OCT3 的组织分布较为广泛,包括脑、心脏。

(6) 寡肽转运蛋白(peptide transporters,PepT):PepT1 和 PepT2 都是依质子的寡肽转运载体家族的成员。PepT1 是低亲和力 / 高容量的肽载体,主要在消化道中表达,在肾脏中也有微弱表达;PepT2 属于典型的依质子的寡肽转运体超家族成员,是一种 H^+ 依赖的、低亲和力 / 高容量寡肽转运体,主要在小肠上皮细胞刷状缘膜上表达,肽类似药物和部分细菌产物均可经该载体转运吸收。

2. 药物代谢酶

(1) 细胞色素 P450(cytochrome P450,CYP) 同工酶:肝脏富含药物 I 相代谢和 II 相代谢所需的各种酶,其中以 P450 酶最为重要,肠壁中也存在。在人体中重要的 P450 酶有 CYP1A2、CYP2A6、CYP2B6、CYP2C8、CYP2C9、CYP2C19、CYP2D6、CYP2E1、CYP3A4 和 CYP3A5。P450 酶的存在有明显的种属差异,多态性是 P450 酶的一个重要特征,人体内许多 P450 酶表现出多态性,其中以 CYP2D6 和 CYP2C19 的多态性最为典型。另外,P450 酶具有可诱导性和可抑制性,即 P450 酶的量和活性会受到药物(或其他外源物)的影响,可能会影响药物本身的代谢,并可能会引起代谢性药物相互作用。

(2) 乙醛脱氢酶(acetaldehyde dehydrogenase,ALDH):已知人类的乙醛脱氢酶由 3 个基因所编码,即 *ALDH1A1*、*ALDH2* 及最近发现的 *ALDH1B1*(亦称 *ALDH5*)。正常的等位

基因记为 *ALDH2 *1*,单碱基突变的等位基因记为 *ALDH2 *2*。研究显示,中国人 *ALDH2 *2*的频率为 18%,其中广东汉族最高(31%)。

(3) N- 乙酰基转移酶(N-acetyltransferase,NAT):可催化乙酰基从乙酰 CoA 上转移到异烟肼的氮原子上。例如,NAT 直接催化乙酰基团从乙酰 CoA 转移到其作用底物芳香胺及杂环胺类物质上,从而活化或灭活芳香胺类致癌物质。目前国内外关于 NAT2 多态性与疾病的发生已有大量的研究,证明了膀胱癌、结肠直肠癌、肝癌、前列腺癌、乳腺癌、胃癌等恶性肿瘤在不同类型乙酰化代谢者人群中,NAT2 活性呈多态分布,根据乙酰化代谢型的不同可将人群划分为乙酰化慢代谢型、乙酰化快代谢型和乙酰化中间代谢型 3 类,它们发生的频率不同。

(4) 尿苷二磷酸葡萄糖醛酸转移酶(UDP-glucu-ronosyltransferase,UGT):是化学物质体内生物转化第 Ⅱ 时相中最重要的代谢酶,可催化 N- 羟基化合物与葡萄糖醛酸结合,阻止杂环胺诱发 DNA 突变。UGT 家族可以把一系列亲脂性底物转化为水溶性葡萄糖醛酸,是解毒的重要方式。它能催化药物、环境毒物、类固醇和甲状腺激素的葡萄糖醛酸化,促进脑内糖脂的生物合成;同时还参与胆红素、短链脂肪酸、胆汁酸等内源性化合物的生物代谢。

(5) 硫嘌呤甲基转移酶(thiopurine S-methyltransferase,TPMT):在硫嘌呤类药物,如 6- 巯基嘌呤、6- 硫鸟嘌呤和硫唑嘌呤药物的代谢过程中起着关键作用。硫嘌呤类药物的疗效和毒性均与患者体内的 TPMT 活性有关。TPMT 活性缺乏属于常染色体隐性遗传。野生型 *TPMT* 基因被定义为 *TPMT *1*。迄今为止,已发现 11 种基因突变可引起 TPMT 酶活性的降低,这些基因分别被命名为 *TPMT *2~TPMT *10*。

二、药物基因组学的演进

(一) 个体化医学发展

我国传统中医药治疗注重"理法方药、望闻切问",因人施治,凸显一人一方的个体化用药理念。个体化治疗是西方医学的名称,意指在对患者的治疗中要考虑个体差异、心理诉求及诸多影响因素,实施针对患者个体的效应最大化、危害最小化的医疗措施。在英文词语中,"personalized medicine""individualized treatment""individualized medicine"等均指个体化治疗,以此检索词在 PubMed 数据库中检索,可发现早在 1952 年就有文献提到个体化治疗,针对可的松敏感性差的眼疾病患者采取强化激素治疗。1960—1970 年,随着药代动力学、治疗药物监测学科的发展,以个体药物治疗方案设计为主要内容的个体化治疗快速发展,其中测定血药浓度为主的药品暴露是主要手段,为癫痫、哮喘、心力衰竭、感染等治疗提供了有效的药学支持;1980 年左右,器官移植术开展,对免疫抑制剂的监测使得药物个体化治疗从技术和临床实践上都有了一次飞跃。

（二）药物基因组学发展

遗传药理学及分子生物学(基因、蛋白)的发展与个体化医疗紧密相关。1953 年 DNA 双螺旋结构理论问世,确定了遗传的分子学基础;1956 年 Carson 发现葡萄糖 -6- 磷酸脱氢酶缺陷;1957 年 Motulsky 等确认代谢遗传缺陷可引起药物反应的个体差异;1959 年 Vogel 首先使用"遗传药理学"(pharmacogenetics)这一名词;1960 年 Price Evans 提出乙酰化多态性表征;1963 年 Williams 提出两相酶参与药物体内代谢理论;1960—1990 年,药物代谢酶多态性成为遗传药理学发展的主要内容。药物代谢酶多态性的深入研究为药代动力学个体差异提供了理论依据,揭示了遗传因素在个体化治疗中的作用。

1990 年,美国启动人类基因组计划(Human Genome Project,HGP)为研究药物相关基因及其在药物代谢和反应的影响提供了更多、更完整的信息;1997 年,"药物基因组学"(pharmacogenomics)应运而生(Pubmed 检索显示,1998 年 2 月首现药物基因组学术语及文献);2000 年第一稿人类基因组图谱完成。国际 SNP 图谱工作组完成了含有 142 万变异位点的人类基因组序列图谱。人类基因组计划和国际 HapMap 项目研究发现了大量信息,如临床预测基因(如 *UGT1A1*28*)、单倍型(如 *VKORC1* 单倍体 A)和体细胞突变(如表皮生长因子受体)。FDA 批准实施 *UGT1A1*28* 基因型的启动引导治疗直肠癌临床试验,提供了第一个整合药物基因组学研究到临床实践中的范例。人类基因组信息的完整呈现和检测技术的发展,推动了药物基因组学发展。药物基因组学的兴起再次带动起个体化治疗的新高潮,"量体裁衣"式的药物治疗革命与基因检测紧密联系在一起。

2005 年,FDA 发布了"药物基因组学资料呈递(Pharmacogenomic Data Submissions)指南",旨在敦促药厂在提交新药申请时依据具体情况必须或自愿提供该药物的药物基因组学资料,以推进新型"个体化用药"进程,最终达到视"每个人的遗传学状况"用药,使患者在获得最大药物疗效的同时,面临最小的药物不良反应危险。2007 年,FDA 首次批准了一种药物基因组学检测方法,用于判断常用抗凝药物华法林的用量及敏感性,并修改了药物说明书,要求针对基因变异对药物的影响给出警告提示;2010 年,因为剂量的基因特异性,又对该药物说明书进行了修改,建议在给出该药处方前,对 *CYP2C9*、*VKORC1* 进行基因检测。

截至目前,FDA、EMA、PMDA、HCSC 等机构已推荐了 265 种药物的基因组学信息(其中我国上市药品涉及 132 种),用于预测不同基因型患者在应用药物时的疗效和不良反应。

（三）药物基因组学的前景

药物基因组学经过二十余年的发展,在研究方法、检测技术、数据分析和临床经验等方面推动了个体化医学发展,在药物反应易感人群评价、精准治疗药物治疗方案设计等方面也积累了丰富的研究经验和实践证据。精准医学从实验室走到临床已成为可及的现实。

然而,精准医学在临床的实际应用也存在一定局限性:①药物遗传信息复杂、量大,现有检测技术及信息处理方法难以满足时效性和量效性;②在药物治疗研究中,不断发现药物反应新的相关基因型和表型,现有信息难以回答全部问题;③遗传因素对药物治疗的预测会受环境、饮食、生理病理状况和联合用药等复杂情况的干扰。

药物基因组学的完善和发展趋势可从三方面加以分析和预测。

第一,建立精准医学个体化信息的大数据平台。通过分析药物基因多态性、测定体内药物暴露(通常为血药浓度)或药物效应生物标志物,结合药物的有效性、安全性,根据临床诊断、药代动力学、药效学及遗传药理学特征,制订适合患者个体的用药方案,使患者的血药浓度处于最低有效浓度与最低中毒浓度范围内,保证药物暴露达到一个适宜的程度,从而最大限度地发挥药物的治疗作用,避免或减少毒副作用。药物基因组学可以提供影响药物代谢、转运和效应的遗传变异信息识别,为个体化的给药方案提供初始参考和制订依据。高通量技术可及时、有效获取药物PK/PD个体差异的遗传数据,形成药物代谢酶和转运体遗传信息的可靠平台。

第二,药物基因组学、药代动力学、药效动力学多学科联合。肿瘤、心脑血管疾病、免疫性疾病、代谢紊乱等疾病治疗复杂,药物治疗效果受多因素影响,以现有检测技术和信息手段获得及时、全面的个体化信息数据存在挑战。药物基因组学、药代动力学、药效动力学等多因素融合,对于获取全面精准的个体化信息至为重要,在药物和剂量选择时应考虑效益最优化。

第三,树立整合创新理念。疾病治疗是复杂的技术、管理、观念综合行为的结果,全面树立开放、规范、创新的新理念才能面对新的医学变革。例如,针对人类众多疾病中的诸多遗传因素病因和风险,合作开展全基因组关联研究,能够解决更深层次的疾病风险机制,阐明人类疾病存在的大量个体化差异的原因。利用人类基因组序列信息,既是药物发现的新途径,也有助于实现个性化药物治疗、对预防疾病产生新见解。不过要使其成为临床常规,须制订一系列技术和管理规范。精准医学是通过获得全面、完整的药物基因组学、药代动力学、药效动力学等信息而开展精准治疗活动,对新理论、新技术、新方法的汲取和使用是推动其发展的动力。

综上所述,药物基因组学是研究基因序列变异及其对药物不同反应的科学。它既是研究开发高效、特效药物的重要途径,也是为患者或特定人群选择合适治疗药物的重要方法,具有重要的理论意义和广阔的应用前景。

【资料来源】

[1] RUTH MARCH. Pharmacogenomics:the genomics of drug response. Yeast,2000(17):16-21.

[2] Blackwell Science Ltd. Pharmacogenetics and pharmacogenomics. Br J Clin Pharmacol,2001,52:345-347.

[3] LISA MELTON. Pharmacogenetics and Genotyping:on the trail of SNPs. Nature,2003,422:917-923.

［4］陈西敬,王广基 . 药物转运蛋白在药物吸收、分布和排泄中的作用及对新药研发的意义 . 中国药科大学学报,2003,34(6):483-486.

［5］吕森森,李长贵 . 有机阴离子转运蛋白 1 和 3 的研究进展 . 齐鲁医学杂志,2009,24(4):371-372.

［6］谭玮,李燕 . 有机阴离子转运肽在药物转运中的作用 . 国际药学研究杂志,2007,34(50):364-368.

［7］苑晋艳,周宏灏 . 有机阳离子转运体 OCT1 的遗传药理学研究进展 . 国际病理科学与临床杂志,2009(2):160-164.

［8］韩林志,周宏灏 . 有机阳离子转运体的基因多态性研究进展 . 中国临床药理学与治疗学,2009(4):460-465.

［9］陈红旗,秦环龙 . 寡肽转运体 PepT1 在胃肠道中的功能表达及调控因素 . 中华临床营养杂志,2010,18(2):115-120.

［10］范东东,孙铭娟,王梁华 . 酰基转移酶研究 . 生命的化学,2008,28(6):701-703.

［11］QUINN JR,WOLFSON WQ. Improved results from individualized intensive hormonal treatment in certain eye diseases reported to respond pooly to ACTH cortisone. Med Bull(Ann Arbor),1952,18(1):1-21.

［12］周宏灏,张伟 . 新编遗传药理学 . 北京:人民军医出版社,2011.

［13］MARIAMENA ARBITRIO,MARIA TERESA DI MARTINO,FRANCESCA SCIONTI,et al. DMET^{TT}M (drug metabolism enzymes and transporters):a pharmacogenomic platform for precision medicine. Oncotarget,2016,7(33):54028-54050.

［14］CALVO E,WALKO C,DEES EC,et al. Pharmacogenomics,pharmacokinetics,and pharmacodynamics in the era of targeted therapies. Am Soc Clin Oncol Educ Book,2016,35:e175-184.

［15］BARTLETT MJ,SHEPHARD EA. The integration and interpretation of pharmacogenomics-a comparative study between the United States of America and Europe:towards better health care. Drug Metab Pers Ther,2016,31(2):91-96.

［16］YEE SW,MOMOZAWA Y,KAMATANI Y,et al. Genomewide Association Studies in Pharmacogenomics:meeting Report of the NIH Pharmacogenomics Research Network-RIKEN (PGRN-RIKEN)Collaboration. Clin Pharmacol Ther,2016,100(5):423-426.

［17］ANAYA JM,DUARTE-REY C,SARMIENTO-MONROY JC,et al. Personalized medicine. Closing the gap between knowledge and clinical practice. Autoimmun Rev,2016,15(8):833-842.

（张相林　崔　勇　左先波　王　辰）

药物基因组学的高速发展为个体化给药提供了基础,而真正实现个体化给药,基因多态性检测成为关键环节。近年来,随着分子生物学以及新材料、新技术等的发展,高效的基因检测手段,如数字荧光分子杂交/原位杂交荧光染色脱氧核糖核酸测序技术、Taqman-MGB 技术、双脱氧测序技术、焦磷酸测序技术等,已被广泛应用于临床药物相关基因检测中。同时,基因捕获和二代测序等高通量、高并行化和自动化的基因检测技术已开始广泛应用于药物基因组研究。

一、基于引物末端延伸的测序技术

(一)双脱氧核苷酸链终止测序法

基于双脱氧核糖核酸末端终止(双脱氧测序、Sanger 测序)的 DNA 序列测定是基因分型最直接、最可靠的分型方法,一直以来被认为是基因分型的金标准。其原理是:以 DNA 单链为模板,利用 DNA 聚合酶来延伸结合在待定序列模板上的引物,根据碱基互补配对原则,将 4 种脱氧核糖核苷三磷酸(deoxyribonucleoside triphosphate,dNTP)和经过不同颜色染料标记的双脱氧核糖核苷三磷酸(dideoxyribonucleoside triphosphate,ddNTP)加入引物 3'-OH 末端并使引物链得到延伸或终止,得到长度不等的有荧光标记的 DNA 片段,然后经电泳分离和荧光激发检测 DNA 各片段末端碱基类型,进而读取 DNA 序列。

Sanger 测序主要包括聚合酶链反应(polymerase chain reaction,PCR)扩增、纯化、测序和分析 4 部分。通过测序,不仅可以得到所在区域范围内所有基因信息,而且能发现一个 SNP 位点罕见的第三种(甚至第四种)基因型。该法的不足在于:只适用于定性研究,不能定量;灵敏度有限,当靶基因突变比例过低时,可能出现假阴性;对于仪器设备、试剂和实验空间有特殊要求,不适合一般实验室;操作复杂,基础成本较高,速度慢,通量低。

目前商业化的测序公司和检验中心为研究用 DNA 测序提供了平台。在待测样本和位点数较少的研究中,对所有样本的目的片段测序可能更为简便。但对于临床检测,鉴于医疗器械准入和高昂的设备成本,目前直接开展测序仍难以推广普及,需要构建更为经济、简单、准确、高效的检测技术和平台。

(二)微测序

微测序法(minisequencing)又称为单核苷酸引物延伸法(single nucleotide primer extension,SnuPE)或单碱基延伸法(single base extension,SBE)。该技术是建立在测序反

应引物延伸基础上的一种基因分型方法。其原理是位点特异性延伸引物与靶序列退火,引物 3' 端结束在 SNP 位点前一碱基处,与加入标记的 ddNTPs 进行反应,开始延伸的第一个碱基就是多态性碱基。由于加入 ddNTPs,反应进行一个核苷酸即停止,然后经引物延伸的荧光信号判断 SNP 基因型。

微测序根据介质不同分为液相微测序和固相微测序。

1. 液相微测序　依其原理,首先,PCR 扩增含 SNP 位点 DNA 片段,进而纯化,然后建立单碱基延伸反应,最后通过荧光信号采集进行基因分型。液相微测序基因分型的优点在于寡核苷酸序列较短,设计简单,而且可以在 SNP 特异性微测序引物 5' 端添加不同重复次数的寡聚核苷酸尾,通过毛细管测序仪鉴定不同长度的延伸产物,从而实现在同一反应中同时检测多个 SNP 位点。多重微测序的应用有效降低了实验成本。SBE 反应中包括 4 种 ddNTP,因此能准确检测 2 种以上等位基因的 SNP 位点基因型。该法的不足在于实验需要 PCR 纯化,步骤相对烦琐,同时不能用于小的插入和缺失多态性的基因分型。多重微测序仅能实现低水平、多重性检测,不适用于高通量检测。

技术要点:为保证单碱基延伸特异性,在微测序之前必须进行 PCR 产物纯化,以除去多余的 PCR 引物和 dNTP(多余的 dNTP 会使测序引物延伸多个碱基,干扰测序反应);用于微测序的 DNA 聚合酶应不具有 3'-5' 核酸外切酶活性,防止发生引物 3'-5' 降解。

2. 固相微测序　与液相微测序不同的是,固相微测序是先将位点特异性基因分型寡核苷酸固定在微阵列基质上,然后把多重 PCR 产物杂交到阵列上,如果探针与 PCR 产物退火,PCR 产物就作为单碱基延伸反应模板,延伸反应后,使用荧光扫描测定掺入 ddNTP 的荧光,据此判断 SNP 基因型。

另外一种固相微测序是将待测模板固定为固相支持介质表面(通过生物素标记引物进行扩增,然后与亲和素包被的固相介质结合,再经变性,洗脱不带标记的互补产物链,达到固定产物的目的),然后加入微测序反应体系进行微测序反应。

还有一种固相微测序,称为单碱基延伸 - 附加尾序列阵列(single base extension-Tags,SBE-TAGS),是将引物设计成 5' 端为一段特异性序列尾(Tag),3' 端为等位基因特异性序列,每个位点的引物具有独特的 5' 端尾序列,从而实现在同一反应体系中进行多重单碱基延伸,每个 SNP 位点的延伸产物通过 5' 端特异的尾序列识别固相支持介质上的互补序列并杂交,最后通过检测延伸碱基荧光信号来判断基因型。

(三) 焦磷酸测序法

焦磷酸技术(pyrosequencing)是一种基于单碱基延伸反应和化学发光原理对 SNP 进行分型检测的方法。与微测序不同,焦磷酸法测序可以在引物末端延伸数个核苷酸,通过酶级联生物发光反应测定焦磷酸盐(inorganic pyrophosphate,PPi)而实现基因分型。测序引物与单链 DNA 模板退火后,在 DNA 聚合酶作用下,依次加入 4 种不同的 dNTP,如果加入的碱基与模板上的引物末端对应的下一个碱基互补,则发生延伸反应,释放 PPi,在腺苷三磷酸(adenosine triphosphate,ATP)硫酸化酶、荧光素酶和三磷酸腺苷双磷酸酶的协同作用下,将引物上每一份 dNTP 的聚合与荧光信号释放偶联起来,通过检测荧光信号的释放和强度,从而实现实时测定 DNA 序列的目的。

焦磷酸测序主要包括 3 个操作步骤:PCR、测序模板制备和测序反应。所需仪器包括 PCR 仪和焦磷酸测序仪。为了制备测序用单链模板,需要对其中一条引物进行修饰,如 5'端生物素(biotin)标记等。测序所用模板的制备通常有 3 种方法:磁珠固相法、琼脂糖微球固相法和酶解液相法。

焦磷酸测序是 Sanger 法的重要补充。该方法能够直接测定突变的类型和准确位置,检测灵敏度高,并且快速,可以实现高通量自动化精确检测,还可对突变进行定量测定,以及发现新的遗传变异和突变。其主要缺点是不能测定长的基因序列,对试剂和仪器有特殊要求,需要专用的焦磷酸测序仪,不利于该方法的常规使用,另外有些基因序列(如 *HLA-B 1502* 和 *HLA-B 5801* 基因)用焦磷酸测序很难测准。

二、新一代杂交测序:数字荧光分子杂交 / 原位杂交荧光染色脱氧核糖核酸测序

传统的杂交测序技术(sequencing by hybridization)是基于印迹杂交或核酸原位杂交途径,利用寡核苷酸探针与目标 DNA 杂交,其所携带的荧光基团会对 DNA 进行标记,识别特异序列,其特征是测序读长比较短。这一技术从 20 世纪 90 年代起出现,后来演变为芯片杂交测序技术。但以前进行杂交测序时只进行一次杂交,很难甄别非特异信号,因此可能由于一些非特异杂交而导致序列误读。为此,国外学者一直试图从杂交信号的数学计算模型入手,以提高测序的准确性。

由于测序探针是荧光素标记的,利用荧光检测设备,即可直接检测杂交染色的结果,从而完成目标序列的检测。采用数字荧光分子杂交技术,可高灵敏度地捕捉杂交测序的荧光信号变化,从而完成精确测序,由此形成了新一代的杂交测序技术,即数字荧光分子杂交 / 原位杂交荧光染色脱氧核糖核酸测序技术(简称"数字荧光分子杂交 / 杂交测序技术")体系。

数字荧光分子杂交 / 杂交测序技术需要更多的模板核酸(通常不低于 5 000 拷贝)才能完成测序,但不需要经过 PCR 环节,这一特点有独特的优势。①不怕污染:少量的异源 DNA 污染信号很低,不会影响测序准确性。例如,500 个拷贝的异源 DNA 污染,在 PCR 扩增中绝对是灾难性的,但在杂交测序中,异源信号的强度不到总信号强度的 10%,则可以作为本底信号被消除。②简便:杂交测序不需要 PCR 扩增,因此,普通实验室即可,不需要 PCR 扩增实验室的强制认证。③简捷:杂交测序不经过 PCR 扩增环节,也没有烦琐的标本 DNA 提取和 PCR 扩增产物

提取环节,将临床标本做简单处理即可进行杂交测序。④快速:其测序速度非常快,从拿到临床标本算起,2~3h 即可报告测序结果。

三、基于引物特异性延伸的等位基因特异性 PCR

(一) 等位基因特异性 PCR

等位基因特异性 PCR(allele-specific PCR,AS-PCR) 又称为扩增阻滞突变系统 PCR(amplification refractory mutation system PCR,ARMS-PCR),建立在等位基因特异性延伸反应基础上,只有当某个等位基因特异性引物的 3'末端碱基与突变位点处碱基互补时,才能进行延伸反应。常规 PCR 扩增 DNA 所用的上下游引物与靶序列完全匹配,而等位基因 PCR 采用等位基因特异的 2 条上游引物,两者的 3'端核苷酸不同,一个对野生型等位基因特异,另一个对突变型等位基因特异。在 Taq DNA 聚合酶作用下,与模板不完全匹配的上游引物将不能退火,不能生成 PCR 产物,而与模板匹配的引物体系则可扩增出产物。通过凝胶电泳就能很容易地分辨出有无扩增产物,从而确定 SNP 基因型。

AS-PCR 虽然简便、廉价,不需要昂贵的实验设备,但是并未被广泛应用于 SNP 分型。原因在于,理论上 Taq DNA 聚合酶必须在引物 3'末端与模板完全互补情况下才能进行有效的聚合反应,但由于 Taq DNA 严谨性受到多因素影响,某些情况下,即使引物的 3'末端碱基与模板不互补,延伸仍然可以进行,而且不同的 3'末端错配(mismatch)有不同的延伸效率,因而仅靠引物 3'末端一个碱基的错配不能充分而可靠地区分两个等位基因,进而造成假阳性结果。而且通常的 AS-PCR 为三引物两管体系,即两条外引物扩增包含 SNP 位点 DNA 片段作为阳性对照,在两体系中分别加入对应不同基因型的内引物,分别与对侧外引物特异性扩增,最后通过电泳观察是否有扩增产物,判断基因型。该方法需要分管进行,增加了实验成本和检测量,使得分型通量下降。

(二) 四引物扩增阻滞突变系统 PCR

四引物扩增阻滞突变系统 PCR(tetra-primer amplification refractory mutation system PCR,Tetra-primer ARMS-PCR) 是在 AS-PCR 基础上发展起来的专门用于检测 SNP 的单管 ARMS 检测技术。该技术原理是,同时使用 4 条 PCR 引物,2 条 3'末端位于 SNP 位点上的、分属不同基因型的、方向相反的内引物(inner primer),2 条位于 SNP 外侧并与 SNP 距离不等的外引物(outer primer)。4 条引物理论上如果都匹配的话,两两组合可扩增出 3 条 DNA 产物(位于同一位点的 2 条内引物无法产生长片段扩增产物,多为引物二聚体)。但若其中 1 条针对 SNP 的内引物不匹配,则只能扩增出另外 2 条 DNA 片段。由于外引物到达 SNP 距离不同,扩增产物大小也就不同。通过电泳,根据扩增产物的大小即可判断基因型,同时由外侧引物扩增的长片段产物可用于体系的阳性质控。为了提高引物延伸的特异性,可在 3'端倒数第二位或第三位碱基处引入一个错配碱基。该错配碱基与 3'末端的错配碱基共同作用,使引物在与其 3'末端不互补的模板中扩增产物率显著降低,而引物在与其 3'末端互补的模板中正常扩增。引入的错配碱基类型取决于 3'末端碱基错配类型。当 3'末端是"强"错配(A/G 或 G/T)时,可以在引物中引入一个"弱"错配(C/A 或 G/T);当 3'末端是"弱"错配时,则需要在引物中引入一个"强"错配。当 3'末端是"中度"错配(A/A,C/C,G/G 或 T/T)时,可以在引物中再引入一个"中度"错配。

四引物 ARMS-PCR 系统检测 SNP 一般有 5 个步骤:SNP 位点(即基因序列)查找、DNA 样品制备、引物设计、PCR 扩增、产物检测和结果判读。SNP 位点序列查询和 DNA 样品制备在此不再赘述。引物设计是四引物 ARMS-PCR 成功与否的关键。

内引物设计原则:①每条引物的产物约为 28 个碱基;②每条引物中 4 种碱基分布均衡;③3'末端碱基必须位于待测 SNP 位点处;④2 条引物延伸的方向相反,2 条引物分别与 SNP 位点两侧的基因序列互补;⑤每条引物的 GC 含量越接近 50% 越好;⑥引物 3'端倒数第二位或第三位碱基处引入一个错配碱;⑦引物的 Tm 值越近越好,由于 GC 含量过低或过高,不能达到的尽量通过增减碱基完成,由此出现的高稳定性发卡结构和二聚体,靠近 5'端的可通过引入突变解发卡,而 3'端考虑倒数第二位或第三位突变,同时要结合碱基错配突变原则;⑧引物设计完成应进行 Blast 特异性检验。

外引物设计:①引物与模板的序列紧密互补,引物与引物之间避免形成稳定二聚体或发卡结构,引物不能在模板其他位点形成非特异扩增;②引物的长度一般为 15~30bp,常用为 18~27bp,但不应大于 38bp;③引物序列 GC 含量一般为 40%~60%,上下引物的 GC 含量不应相差太大;④尽量避免 3'末端碱基为 A,因为 Taq DNA 聚合酶合成效率受 3'末端碱基影响较大,末端碱基为 A 的错配率明显高于其他碱基;⑤避免形成引物二聚体和发卡结构;⑥Tm 应尽量和内引物接近;⑦2 条引物与 SNP 位点的距离差应足够大,以保证内外引物的扩增产物大小能被电泳完全区分;⑧引物设计完成应进行 Blast 特异性检验。

四引物 ARMS-PCR 是基于等位基因特异性扩增基础上的 SNP 分型方法,鉴于 DNA 聚合酶严谨性、引物识别效率等因素,要实现四引物 ARMS-PCR 准确扩增判断基因型,需要对反应体系进行严格、有效的优化。

四引物 ARMS-PCR 检测技术在特异引物 3'末端引入错配碱基,从而提高扩增的特异性,降低了假阳性率。该方法实现了在一个管内同时检测 3 种基因型,可通过凝胶电泳检测分型,不需要大型仪器,具有快速、简便、成本低等优点,在一般实验室即可推广应用。但是,由于在同一反应体系里有 4 条引物,多个 SNP 位点难以在同一反应中实现检测分型,且不同 SNP 位点序列差异较大,导致退火温度有较大差异,多个 SNP 位点难以同时在一台 PCR 仪上完成 PCR 反应程序,所以该方法难以实现高通量检测。为了使两条等位基因特异性扩增,往往需要在 DNA

浓度、引物比例和退火温度等因素上进行多番优化,尤其在内引物设计上,若初始设计引物在经过一系列优化后不能特异扩增,还需再次设计反向引物。因此,该法优化时间长、自动化程度低,不适用于位点附近 GC 含量过高或过低的 SNP 分型检测。

四、实时荧光定量 PCR 技术

(一) TaqMan 探针技术

TaqMan 技术是由 PE 公司于 1995 年开发的一种基于序列杂交反应原理的基因分型定量技术。该技术体系需要一对引物扩增包含 SNP 所在的序列,还需要一对等位基因特异性荧光共振能量转移探针,其 5'端分别连有两种不同的荧光染料,3'端连有通用的荧光淬灭基团。一个完整的探针,淬灭基团和荧光基团在空间上特别靠近而产生荧光淬灭。正常情况下,5'端荧光基团发出的荧光检测不到,只有 3'端淬灭基团的背景荧光能检测到。在靶基因扩增过程中,PCR 引物和荧光标记探针在退火时均会与目标序列互补结合。Taq 酶在沿模板链延伸时遇到与模板稳定结合的探针,Taq 酶的 5'外切核酸酶会将与模板结合的特异探针降解,从而使探针上荧光基团因为物理空间分离,淬灭效应消失,发出荧光。如果荧光探针与目标序列存在错配,就会大大减少荧光的释放量。后续通过软件分析处理荧光数据,从而确定基因型。

TaqMan-MGB 探针技术是在 TaqMan 法基础上优化而成的一个 SNP 检测方法。该探针的 3'端结合了小沟结合物(minor groove binder,MGB)。MGB 与 DNA 螺旋的小沟(minor groove)契合,通过稳定 DNA 双螺旋结构来提高杂交的准确性和稳定性。这使得探针长度进一步缩短,Tm 值较高,增加了探针的杂交稳定性,使结果更准确。而且该探针结合的为非荧光淬灭基团,这可大大降低荧光本底,提高反应灵敏度。

TaqMan 探针及 TaqMan-MGB 检测 SNP 基因型主要包括以下步骤:SNP 位点(即基因序列)查找、DNA 样品制备、引物探针设计、PCR 反应液配制、上机检测、基因分型。引物设计除满足一般设计要求外,还应尽可能靠近探针,以探针的 5'末端距离引物的 3'末端一个碱基为佳。扩增产物长度不能过大,一般以 100~150bp 为宜。较短的扩增片段有利于保证分析的一致性。同时要避免引物和探针形成二聚体或发卡结构。

TaqMan 探针设计原则:①待测位点最好位于探针中间,尽可能靠近 5'端;②探针长度为 15~45 个碱基,以 20~30 个为佳;③探针 Tm 值在 65~70℃,比引物 Tm 值高 5~10℃;④GC 含量为 40%~70%,这可保证探针退火先于引物与靶序列结合;⑤避免一连串的碱基重复序列及碱基 G 位于探针 5'末端,因为 5'G 有淬灭作用;⑥探针中碱基 C 含量要大于 G 含量,因为 G 含量高会降低反应效率,如果 G 含量更高,就应选择其互补链作为探针。

MGB 探针设计原则:①MGB 探针设计在 TaqMan 探针设计基础上,应避免出现 4 个及 4 个以上的 G 重复片段;②探针设计应使 SNP 位点处于探针中间 1/3 范围内;③尽量缩短 MGB

探针长度,但不少于 13 个碱基。

TaqMan 探针技术要求引物和探针要避光保存;检测时应以水为模板设置阴性对照,以已知基因型 DNA 为模板进行扩增作为阳性对照。TaqMan 探针技术全程闭管操作,不需要 PCR 后处理,不需要凝胶电泳,操作简单,减少了 PCR 污染的可能性。而且,该技术不需要分离或洗脱等 PCR 后处理步骤,因此显著提高了检测速度。单管实现检测基因型,判读简单,通量高。该方法的不足在于 TaqMan 探针具有较高的荧光背景,而且探针仅有一个检测的差异,检测结果可能会出现假阳性。MGB 这类非荧光淬灭基团的应用,降低了荧光背景,同时提高了 Tm 值,使 SNP 分型成功率进一步提升。

(二) 分子信标探针技术

分子信标是一种内部有部分序列互补的 U 型单链寡核苷酸检测探针,在其两端分别标记淬灭基团和荧光基团。当其与目标序列完全互补时,U 型探针打开,使得荧光基团和淬灭基团分离而产生荧光,反之,则没有荧光产生。探针由一段包含茎 - 环结构的单链寡核苷酸组成,其 5' 端和 3' 端部分碱基互补配对,形成探针的"茎";5' 端和 3' 端分别带有荧光基团和淬灭基团。中间的"环"状序列与目标 DNA 序列互补。每检测一个 SNP 需要设计一对分子信标探针,其环状序列的中间碱基不同,分别对应 SNP 不同基因型。在未杂交状态时,探针以发卡结构存在,两个末端靠近,两基团之间发生荧光能量共振,不产生荧光。当分子信标和目标序列之间完全互补并形成稳定的双链结构时,探针的茎环结构打开,荧光基团和淬灭基团分开,进而发出荧光。反之,若探针与目标 DNA 序列存在错配碱基,就会影响探针与 DNA 序列结合,探针维持茎环结构,不发出荧光。

分子信标探针检测 SNP 基因型与 TaqMan 探针基本步骤相同。分子信标探针和引物设计有以下原则:①环状区序列一般为 15~30 个碱基,能与目标分子特异结合,达到识别的目的,通过调整环状区序列长度使其与 DNA 模板的变性温度比 PCR 的退火温度高 7~10℃;②茎状区通常为 5~8 个碱基的互补序列,综合考虑长度、序列和 GC 含量,使其变性温度比 PCR 退火温度高 7~10℃;③避免引物探针之间存在连续的互补碱基,减少由此造成的非特异扩增;④引物扩增产物尽可能短,控制在 150bp 以内,提高检测灵敏度。

分子信标探针设计是实验成败的关键,在此基础上发展出了多种新形式的分子信标,包括蝎形引物(scorpion primer)分子信标探针、锁核酸(locked nucleic acid,LNA)分子信标、肽核酸(peptide nucleic acid,PNA)分子信标等。这些方法都是以等位基因杂交和荧光共振为基础,通过改变引物、探针的长度或进行特殊修饰,使其最终表现出荧光差异,达到判断 SNP 基因型的目的。这些新分子信标是 TaqMan 或普通分子信标的有效补充,为前述方法不能区分基因型的 SNP 提供了新的解决途径。

分子信标探针技术通过在单管中加入不同荧光标记的探针,可以实现单管分析同一 SNP 的不同基因型,提高了检测效率,降低了检测成本。而且,该方法操作简单,一个反应完成,不需要后续开管操作,避免了污染,也可实现自动化。同时,核酸探针杂交具有高特异性,由于茎环结构的存在有效降低了反应中的背景荧光,提高了检测灵敏度。该方法的不足在于:引物探针设计要求高,过程烦琐,优化困难;且标记探针昂贵,通用度低。

(三) 高分辨率溶解曲线技术

高分辨率溶解曲线(high resolution melt, HRM)实施的基础是不同核酸分子物理性质的差异,通过实时跟踪、收集升温过程中饱和荧光染料与 PCR 产物结合的信息,并进行软件分析,形成溶解曲线。温度低时,染料结合牢固,荧光信号强烈;温度升高,DNA 双链解开,荧光染料随之解离,荧光强度减弱。当温度达到 Tm 值时,50% 的双链 DNA 解成单链,荧光信号强度达到最低水平。PCR 扩增的溶解曲线取决于其扩增序列,序列中一个碱基的差异都可导致双链的解链温度发生变化。通过专业软件分析这种变化即可判断 SNP 的基因型。

常规实时 PCR 使用的是不饱和 SYBR Green 染料。由于这种染料对 PCR 有抑制作用,所以使用的浓度必须远低于使 DNA 双螺旋结构中小沟饱和的浓度。该技术难以保证染料与所有 PCR 产物结合,影响了检测的分辨率。目前,HRM 使用的是一类与 DNA 结合能力更强和对 PCR 抑制作用更小的饱和染料,如 Eva Green、LC Green、SYTO9 等。饱和染料的使用大大提高了 HRM 在单碱基突变、小片段插入 / 缺失方面检测的灵敏度和分辨率。HRM 技术对实验仪器的温度分辨率要求相当高,需要达到 0.02~0.1℃。每升高 1℃,采集荧光 25 次,以满足对单碱基差异的区分。HRM 对温度均一性同样要求较高,一般 PCR 两孔间温差在 0.3~0.5℃。这就导致两孔间最终溶解温度相差较大,无法保证 HRM 分析结果的准确性。

HRM 操作简便,不需要探针就可快速确认 SNP 基因型,费用低,速度快,通量高。闭管操作,不需要处理 PCR 后处理,减少污可能性。该法还可用于短片段重复序列的分析。其局限性在于对仪器的灵敏度和分辨率要求较高,且不能检测出待测核酸中新出现的变异位点。

五、限制性内切片段长度多态性分析

限制性内切片段长度多态性(restriction fragment length polymorphism, RFLP)分析方法是一种基于 PCR 扩增和限制性内切酶特异识别序列并切割的基因分型法。该法不依赖于自动化设备,是实验室对较少量标本进行基因分型的实用方法。限制性内切酶通常可以特异性识别双链 DNA 的某一段序列,并在特定位置或附近进行 DNA 双链切割,进而产生短的 DNA 片段。而由于限制性内切酶识别序列的严格性,如果识别序列发生一个碱基的变化就会使得酶切位点不能是被酶切,从而保持原有序列长度。

RFLP 法用于基因分型时,限制性内切酶的识别序列选择主要依据 SNP 位点上的已知等位基因,根据待测的 SNP 等位基因和位点附近序列,查找符合序列的限制性内切酶。设计引物扩增含有 SNP 位点的 DNA 片段。当限制性酶与 PCR 产物共同孵育时,该酶将仅识别一个等位基因(野生型或变异性),然后在该位点切割 DNA 分子。依据个体携带的等位基因不同,酶切可以产生不同的切割片段,应用凝胶电泳,通过 DNA 片段大小,判断 SNP 基因型。

RFLP 基因分型法不需要探针标记,也不需要特别的仪器设备等,只需要找到特异性限制性内切酶,所以检测成本低,实验操作简单,常规实验室即可完成。但是该法包括 PCR、酶切、电泳步骤,耗费人力多,时间长,难以实现高通量基因分型,只适合小规模的基因分型。而且并非所有 SNP 位点均能找到合适的限制性内切酶,所以该法不适用于所有 SNP 位点分型。

六、基因芯片

基因芯片(gene chip)又称为 DNA 微阵列(DNA microarray)或 DNA 芯片(DNA chip)。基因芯片技术实际上是一种大规模集成的固相杂交技术,即在固相支持物上原位合成寡核苷酸或直接将多种预先制备的 DNA 探针以显微打印的方式有序地固化于支持物表面,然后与标记的样品杂交。通过杂交样品的检测分析,进行基因分型。常见的基因芯片可分为两大类:一类是原位合成,另一类是合成后交联(直接点样)。原位合成适合于寡核苷酸,直接点样多用于大片段 DNA,有时也用于寡核苷酸。

用于 SNP 分型的基因芯片原理也是建立在前述几种方法基础上的,包括等位基因特异性杂交、单碱基延伸等,实现了检测的集成化、高通量化。目前常用的用于 SNP 分型的 DNA 芯片主要包括以下两种:

(一) 基于等位基因特异性杂交反应的 SNP 检测芯片

等位基因特异性寡核苷酸(allele-specific oligonucleotide,ASO),由于没有酶的介入,杂交是最简单的 SNP 分型方法之一:将待测的靶 DNA 固定于固相支持物上,设计两种标记荧光的寡核苷酸探针,分别与被检测区野生/突变的 DNA 序列互补,在高度严格的杂交和洗脱条件下,只有完全匹配才能稳定杂交,只要有一个碱基不匹配,就不能形成稳定的杂交体。根据荧光信号的有无和种类就能对 SNP 进行检测。该技术的关键就是如何优化适合每个 SNP 的严格杂交和洗脱条件,以保证探针杂交的特异性。这一问题也限制了该方法的适用范围。

(二) 基于引物延伸反应的 SNP 芯片

基于单碱基延伸(single base extension,SBE)的 SNP 芯片又称固相微测序,详细原理可参见前述固相微测序技术相关内容。与 ASO 方法相比,DNA 聚合酶的特异性使固相微测序具有更高的灵敏度和分辨率。目前已经获得中国原国家食品药品监督管理局(State Food and Drug Administration,SFDA)批准的基因芯片,检测基因和位点均很少。而制订较全面的精准医学药物治疗方案,需要依据较全面的基因位点信息。要满足这一临床实际需求,基因芯片还有较长的道路要走。

七、其他检测方法

(一)连接酶检测技术

连接酶检测 SNP 技术是建立在 DNA 连接酶对单个核苷酸的高度识别能力基础上的,它可以将两个与模板完全匹配的相邻寡核苷酸片段连接起来。如果连接处出现一个与模板不匹配碱基,连接反应就不能完成。反应体系中包含 3 种探针:一对探针是位于 SNP 位点上游的特异性等位基因探针,其 3'端位于 SNP 位点上,分别对应 SNP 的两种基因型;另一个探针位于 SNP 下游,其 5'端碱基为 SNP 下游第一个碱基。当探针与目的序列结合后,上游等位基因特异性探针的 3'端与下游探针 5'端紧邻,成缺口状,此时若上游特异性探针 3'末端碱基与模板互补,DNA 连接酶识别后,催化上游探针 3'羟基与下游探针 5'端磷酸基形成磷酸二酯键,填平缺口,两条探针连接为一条链。若上游探针 3'末端碱基与模板不互补,则连接反应不能进行。

等位基因特异性探针可以设计为不同长度通过电泳检测,或进行不同荧光标记,采用荧光检测技术检测。连接酶反应具有快速、高通量、高特异性、检测费用低等特点。

(二)滚环扩增技术

滚环扩增技术(rolling circle amplification,RCA)是 1998 年建立起来的一种基于连接酶连接、引物延伸、与链置换扩增反应的等温核酸扩增方法。RCA 利用滚环扩增检测 SNP:首先需要设计一对针对 SNP 位点的锁式探针(padlock),锁式探针的两端与 SNP 位点附近序列互补,当有错配存在时,探针的连接反应就无法完成。RCA 具有高特异性、操作简单等特点。

(三)核酸入侵技术

核酸入侵技术(invader assay)是建立在酶特异识别切割基础上的基因分型方法,是由美国 Third Wave Technoligies 公司发展并注册商标的一种基因恒温探针扩增的核酸检测技术。其原理是通过一对寡核苷酸与目标序列杂交形成的特异性 3 股螺旋结构被切割酶识别并剪切而实现基因分型。

Invader 反应体系包括两种探针:一种探针是 Invader 寡核苷酸,位于 SNP 位点的上游,与目标序列互补,3'端的碱基与 SNP 位点重叠;另一种探针是位于 SNP 下游的等位基因特异性寡聚核苷酸序列,包含与 SNP 位点的等位基因互补的核苷酸,在该探针 5'端包含一段不与模板互补的尾序列(flap)。当两种探针与模板杂交时,形成特殊的交叠三股 DNA 螺旋结构,重叠点位于 SNP 碱基上。从古细菌分离出的热稳定瓣内切酶(flap endonucleases,FEN)能识别这种特殊结构并将其剪切,释放出等位基因特异探针的 5'flap。如果等位基因特异性探针与模板不匹配,则不能形成特殊三螺旋结构,就不能被 FEN 识别,不会发生剪切。在等位基因特异探针 5'flap 端标记不同的荧光染料,被切除的 5'端尾序列带着等位基因特异性的荧光标记,切除后与淬灭基团分离发出荧光被检测。

(王鹤尧　张　微　王华梁　薛　珂　代华平)

精准医学研究的目的是应用于临床,即精准医疗,其核心内容包括精准筛查(疾病的预防及预测)、精准诊断及精准治疗。传统的精准医疗一般是指精准治疗——通过基因测序等方法检测出患者的基因突变,根据突变结果指导临床选择敏感药物,尤其是肿瘤患者的个体化用药。随着精准医学的发展,精准医疗在精准筛查与精准诊断等领域得到了广泛应用,如孕前筛查、产前筛查及诊断、新生儿疾病筛查、肿瘤的靶向治疗、罕见病诊断、遗传病家族成员的临床前检测、疾病易感人群的预测等。

遗传有较强的变异性,即使同卵双胞胎,其基因组特点也未必完全一致。在面对基因组发生变异时,如何使精准医学真正做到"精准",这就给我们提出了一系列的问题。而根据患者的临床信息和人群队列信息,应用现代遗传技术、分子影像技术、生物信息技术,结合患者的生活环境和方式,实现精准的疾病分类及诊断,在此基础上通过基因组学分析去寻找其中规律,就可能发现不同亚群(组)的诊断标志物或治疗靶点。这才是精准医学的"精准"之所在。

一、精准医学的应用

(一)精准筛查与精准预防

精准筛查与精准预防,即通过各种技术筛查出遗传性疾病倾向、肿瘤易感基因及有缺陷的个体,进行预防及早期干预。

1. 胚胎植入前遗传学筛查(pre-implantation genetic screening,PGS)　是指在胚胎植入前,对早期胚胎染色体的数量和结构进行检测,适用于在夫妇自身健康但后代具有较高患病风险的情况下进行的胚胎检查。

2. 孕期筛查　染色体结构及数量异常是导致流产和出生缺陷的主要原因之一,包括染色体非整倍体性、数量异常、微缺失和微重复。孕妇外周血胎儿游离 DNA(cell-free fetal DNA,cffDNA)的无创产前检测方法对 21- 三体、18- 三体、13- 三体的筛查具有高度准确性,在遗传性耳聋、神经肌肉病以及线粒体疾病等遗传病筛查中也有很高的敏感性和特异性。

3. 筛查疾病高危人群　通过肿瘤易感基因检测可进行预防性外科干预,如携带 BRCA1/2 突变的携带者患乳腺癌概率约为 87%,患卵巢癌的概率为 40%~60%,有专家建议实施双侧预防性乳房切除术和卵巢切除术,但是美国国家综合癌症网络(National Comprehensive Cancer Network,NCCN)指南中关于预防性手术切除尚无明确结论。

4. 慢性病的精准预测与精准干预　精准医学的理念和工具延伸到公共卫生领域,产生了精准公共卫生的概念,主要着眼于慢性病早期检测和预防,包括个体化营养干预和疾病预防。一些与疾病风险相关的生物学通路以及代谢产物的分子网络,如位于神经酰胺代谢通路上的血清代谢产物浓度与心血管疾病的发病风险呈极强的正相关,可用来预测心血管疾病发生,而地中海膳食可明显缓解这些代谢产物对心血管系统的不良影响。靶向、个体化预防的一个发展领域是个体化膳食营养干预,即根据与营养素代谢有关的基因型制订相应的膳食营养方案,如具有酒精(乙醇)代谢缓慢基因型的个体应该限制酒精的摄入,而具有叶酸代谢障碍基因型的个体则应该补充叶酸,通过预测个体对血糖的反应来进行个体化饮食干预从而预防餐后血糖过高。

(二)精准诊断

精准诊断应用现代分子生物学、分子病理学、分子遗传学、分子影像技术、生物信息技术以及大数据技术、人工智能技术等,结合患者生活环境和临床数据,实现精准的疾病分类和诊断。目前常用的精准诊断技术主要是分子病理诊断。

分子诊断是利用患者某些基因的突变、基因表达水平以及蛋白质结构改变等特性从分子水平对疾病进行分型,从而制订精准的治疗策略。例如,乳腺癌的分子分型是制订治疗方案的基础,根据免疫组化雌激素受体(estrogen receptor,ER)、孕激素受体(progesterone receptor,PR)、人表皮生长因子受体 2(human epidermal growth factor receptor-2,HER2)和增殖细胞核抗原 Ki-67 表达,将乳腺癌分为 4 个亚型,包括 LuminalA 型、LuminalB 型、HER2 阳性型和三阴性乳腺癌(triple negative breast cancer,TNBC),根据不同亚型选择手术、化疗、内分泌治疗的不同治疗组合。其中,HER2 阳性表达的乳腺癌患者约占 20%,靶向药物治疗效果良好。

恶性肿瘤的液体活检技术是精准医学在疾病早期诊断方面的代表性应用,使过去在外周血中难以检测到的肿瘤 DNA、核糖核酸(ribonucleic acid,RNA)等标志性分子可被检出。其代表性方法有循环肿瘤细胞(circulating tumor cell,CTC)检测、循环肿瘤 DNA(circulating tumor DNA,ctDNA)检测和外泌体检测。与传统的组织活检相比,液体活检具备无创检测、实时动态监测肿瘤进展、预测肿瘤转移行为等优势,在肿瘤的早期筛查、靶向药物用药指导、耐药性监测以及术后复发检测等领域均有较好的应用前景。

(三)精准治疗

1. 恶性肿瘤的精准治疗 其核心是分子靶向治疗,即将药物、抗体等有效成分定向作用于肿瘤相关分子靶点以治疗肿瘤。精准医学在恶性肿瘤治疗中的任务是通过对基因组与转录组测序分析,预测肿瘤对不同治疗方法的反应,为患者选择效果最好、不良反应最小、成本最低的治疗方法。例如,非小细胞肺癌(nonsmall-cell lung cancer,NSCLC)有表皮生长因子受体(epidermal growth factor receptor,EGFR)、间变性淋巴瘤激酶(anaplastic lymphoma kinase,ALK)、*ROS1*、*RET* 和 *BRAF* 等多个分子靶点。研究发现,ALK 阳性患者使用克唑替尼治疗,中位无进展生存期为 11.1 个月,4 年总生存率达 56.6%,而其他类型的患者则获益较少。

在肿瘤分子分型的基础上,有学者提出了"功能精准肿瘤学"的新概念。肿瘤分子分型关注的是肿瘤基线的、静态的基因组结构,而"功能精准肿瘤学"是通过药物向肿瘤细胞施加刺激,根据肿瘤对药物的反应模式进行分类,以匹配最佳的治疗方法。它观察的是高度可操作的功能性信息,更贴近实际治疗情况,并能动态调整诊疗方案,为肿瘤的精准治疗开拓更广阔的应用前景。

2. 慢性病的精准治疗 糖尿病、高血压、高脂血症及心脑血管病等慢性病是多病因疾病,发病机制复杂、疾病异质性大,因此应对患者的分子生物学特征和临床表型进行分型,合理选择药物(包括剂量)等治疗方法,达到安全、有效、经济的目的。虽然有许多有效的降压药物,但由于耐药性和依从性差,高血压病控制率仍不理想。研究发现,NEDD4L 基因多态性 rs4149601 (G>A)与上皮钠通道(epithelial Na$^+$ channel,ENaC)表达降低引起水钠潴留,这类患者对噻嗪类利尿剂的敏感性更高。

(四)精准用药

由于遗传、营养、免疫等因素的差异,对同种疾病的患者采取相同治疗的效果和预后有较大差异。通过评估基因分型、生物标志物进行药物敏感性和预后的预测,选择敏感的药物和适当的剂量,可提高疗效和改善预后。精准用药根据个体基因的特征和差异确定某种药物的适应证、适宜剂量、疗效差异、不良反应风险及干预措施等,从而针对个体进行精确的药物治疗,其核心目的是实现疗效最大化、损害最小化、资源最优化。

精准用药在极大提高治疗安全性和有效性的同时,显著降低了医疗费用。截至 2018 年 10 月底,由美国国立卫生研究院(National Institute of Health,NIH)资助斯坦福大学遗传学系建立的药物基因组学知识库(PharmGKB)中收载的各国药物管理机构的药物说明书已经有 265 种,均标明了与疗效或不良反应有关的靶点基因或代谢酶基因,其中已有 132 种在中国上市。我国已经运用精准用药理念的药物主要包括抗凝及抗血小板药物、降脂药、一般抗肿瘤药、靶向抗肿瘤药、抗风湿药、镇静催眠药、抗抑郁药、抗癫痫药、支气管扩张药、止吐药、口服降糖药、解热镇痛药等。

根据基因信息的证据等级、基因对药物疗效或不良反应的影响,各国家的药品管理机构对药物是否要求基因检测进行了分级。A 类药物:使用前必须进行基因检测,否则会导致严重的不良反应,其中 A1 为肿瘤靶向药物(23 种),A2 为与严重不良反应相关药物(4 种)。例如,华裔人群中卡马西平不良反应的发生和患者体内的 HLA-B1502 等位基因之间存在很强的相关性,在治疗前必须检测患者是否携带 HLA-B1502 等位基因,否则会有出现史蒂文斯 - 约翰逊综合征和中毒性表皮坏死松解症的严重风险。B 类药物:强烈建议进行检测的药物(共 12 种),包括氯吡格雷、西酞普兰、顺铂等药物。C 类药物:指使用前建议检测的药物(共 127 种),其中 C1 为使用的医院应具备相关检测技术和平台的药物,C2 为使用较少,可采用区域实验室开展集中检测的药物。

另外,精准用药不仅指导药物选择,同时精确了某些药物的用药剂量,如塞来昔布是非甾体抗炎药,通过特异性抑制环氧合酶 -2,发挥解热、镇痛和抗炎作用,其不良反应涉及心血管系统、胃肠道等多系统。塞来昔布在肝脏中主要由 CYP2C9 代谢。建议携带 CYP2C9 低酶活性基因型的患者降低塞来昔布的用药剂量,从而减少不良反应的发生风险。

二、精准医学面临的问题与对策

(一) 生物的复杂性和生态变化挑战

慢性病的发病取决于遗传因素和外界环境的共同作用,而表观遗传学主要聚焦于遗传因素在外界环境作用下产生的可遗传变化。随着我国生态和人们生活方式发生的巨大变化,近 30 年来糖尿病、高血压等慢性病的患病率飙升,肺癌、甲状腺癌等肿瘤也越来越高发,且有年轻化趋势。所以,能否紧跟时代的发展和变化,能否根据人类生存环境与生活方式的变化调整治疗策略,能否运用表观遗传学等先进理念指导治疗手段的革新,是精准医学面临的巨大挑战。

(二) 基因测序解决临床实际问题

基因测序结果和临床表型资料有无生物学对应关系,需要我们深入研究。近年来,临床跨组学(clinical trans-omics)的概念应运而生。临床跨组学研究整合基因组学等分子多组学研究结果,并与临床表型资料进行关联分析,挖掘潜在的疾病特异性生物标志物与药物作用靶点,揭示药物作用的分子机制,将其应用于患者个体化治疗策略的设计、选择及预后的判断。然而,将组学大数据与临床表型资料进一步整合及关联仍需要临床医生与科学家进一步努力。

(三) 基因测序结果解释与应用

虽然精准医学依托的基因检测技术日益成熟,但我们尚不能完全掌握每个基因的功能、其对疾病或健康的影响,尤其是基因之间、细胞信号通路之间的相互影响和作用。近年来出现了生物信息学(bioinformatics)这一新兴学科,而我国这方面人才短缺,所以基因测序的结果及蛋白质组学、转录组学、代谢组学等资料该如何解释、如何应用是我们面临的一大问题。

(四) 精准医学对医学大数据的要求

医学大数据的五大特征包括巨大容量(volume)、多样性和变异性(variety)、低价值密度(value)、高增长和高处理速度(velocity)以及真实性和正确性(veracity)。在数据的结构设计、提取、挖掘和利用上,医学研究数据需要结构化、格式化、定量化,精准医学研究的表型资料数据应精确、真实、可靠,这样才能找到和基因检测结果及其他组学资料之间的相关关系,去发现疾病亚群(组)的规律与特点。

（五）建立研究队列

目前国家科技重点研发专项已开展精准医学队列研究,包括不同地区、不同人群的健康队列,同时针对重大疾病的专病队列研究也在开展。需要注意的是,这些队列中的疾病资料需要进行分层,数据需要结构化、格式化和定量化,决不能盲目追求所谓的"大数据"。例如肺癌的研究,如果仅用生物样本进行精准医学基因检测,没有对临床、影像和病理分型、分期等数据资料进行分层,就很难找到疾病发生发展的规律,也难以体现研究结果价值。

基于对以上问题的思考,不难看出,精准医学一定要引入系统生物学以及系统医学的观点和方法。

（六）用于精准医学研究的生物样本库

生物样本库的数据采集过程中,临床表型资料至关重要。没有格式化、结构化与定量化的资料将会误导后续研究,很难找到基因测序结果与疾病亚型之间的对应规律。

（七）伦理问题

精准医学作为新的医学模式尚存在诸多伦理问题。首先是隐私权,即如何保护个体基因组信息不被泄露和滥用;其次是知情权,即如何使患者理解个体基因差异的临床意义,了解精准医疗的疗效和潜在风险,获得有效的信息并做出理性判断等。这些问题的解决均需要相关技术和制度的完善。

三、精准医学的基本原则

（一）精确

"对合适的患者,在合适的时间,给予合适的治疗。"这是目前肿瘤靶向药物治疗领域中遵循的"精确"原则。在针对乳腺癌患者的治疗中,如 HER2 基因过度表达,可使用曲妥珠单抗进行靶向治疗。针对 EGFR 发生敏感突变的肺癌患者,使用酪氨酸激酶抑制剂吉非替尼,可获得良好疗效,延长生存期;而 EGFR 未发生突变的肺癌患者服用此类药物则不能从中获益,并且会延误治疗时机,引发许多不良反应。

（二）准时

"准时"原则不仅要求诊断出疾病类型,更要精准地判定疾病阶段,即对疾病进行分期,对不同分期给予相应的诊疗方案。按照疾病不同阶段进行分层,可分为潜伏期、疾病前期、临床期和恢复期,其中临床期又可分为轻、中、重 3 型。利用不同的诊断标志物或病理组织学特性,可将其精确分期,进而采用不同的诊断性治疗策略,否则将会导致治疗不足或治疗过度。

（三）共享

精准医学的要旨是使"我们自己和所有人都更加健康",这一"共享"原则鼓励科学家将科研仪器、研究平台、研究数据与科研成果与学术界共享。目前,人类基因组数据库、肿瘤基因表达谱数据库等医学大数据均已通过互联网开放共享,人们可以随时获取并用于进一步研究。与此同时,精准医学也提倡医学与其他学科开展交叉学科及跨领域协作。

(四) 个体化

精准医学也称个体化医学。精准治疗安全性和有效性的差异是疾病发生的内因(遗传因素)和外因(生活方式和环境因素)共同作用的结果,这是个体化诊疗的科学依据。随着检测技术的发展及检测成本的降低,遗传特征和表型资料已经不再是制约诊断的瓶颈,个体化诊治需要引入分层的理念,全面收集患者临床资料,并根据其生活方式及遗传因素的差异将患者纳入不同亚组中,给予个体化方案。

总之,精准医学的战略目标是实现个体化健康维护和精确诊疗,构建以"个体为中心"的生物学数据库必然成为其核心任务。在此基础上,逐步建立基于分子分型的疾病分类新标准。"不仅能将目前生物医学研究的能力提高到一个崭新的水平,而且在未来相当长的时间里,将给临床医学水平带来难以估量的提高",这一战略目标的实现对医学和健康领域的影响将是巨大而深远的。

精准医学将基因特征、环境、生活方式等个体差异纳入考虑,制订个性化疾病预防与治疗策略,使我们在合适的时间为合适的个体提供最合理的预防或治疗方案,使个体获益最大,不良反应最小。通过精准筛查与预防、精准诊断、精准治疗及精准用药,将精准医学应用于临床;通过发展精准医学技术,建设精准医疗体系,使精准医疗可推广、可普及。精准医疗模式下的个体化治疗将是未来医学的发展方向。

(姚树坤　崔　勇　左先波)

第1节　抗凝和抗血小板药物

一、华法林

（一）药物简介

华法林（warfarin）为香豆素类抗凝剂的一种，具有对抗维生素 K 的作用，通过抑制维生素 K 参与凝血因子在肝脏的合成而发挥抗凝作用。本药主要用于预防和治疗静脉血栓、肺血栓栓塞、心房纤维性颤动和心脏瓣膜置换术等所致的血栓并发症。其不良反应主要为剂量过度导致的出血和剂量不足导致的血栓。

（二）相关基因

目前已经发现与华法林相关的基因有 12 种，包括 *CYP2C9*、*VKORC1*、*CYP4F2*、*CALU*、*NR1I3*、*EPHX1*、*GGCX*、*STX4*、*PRSS53*、*NQO1* 等。其中，*CYP2C9*、*VKORC1* 和 *CYP4F2* 的相关研究较多，证据较充分（表 4-1）。

表 4-1　华法林的主要相关基因

基因	染色体定位	主要功能	药物相关性	来源
CYP2C9（细胞色素酶 CYP450 第二亚家族 C 成员 9）	Chr10q24	是 CYP450 酶第二亚家族中的重要成员；是人体重要的药物代谢酶	华法林主要由 CYP2C9 代谢，CYP2C9 酶活性下降会导致华法林在体内蓄积	FDA HCSC CPIC CPNDS
VKORC1（维生素环氧化物还原酶复合体 1）	Chr16p11.2	是维生素 K 依赖性凝血因子生成的限速酶，将体内环氧型维生素 K 还原为氢醌型维生素 K	华法林主要通过抑制该酶而发生作用	FDA HCSC CPIC CPNDS

CPNDS：加拿大药物安全的药物基因组学网络（Canadian Pharmacogenomics Network for Drug Safety）。

（三）主要相关基因对药物疗效或不良反应的影响

根据 PharmGKB 数据库中华法林相关基因的证据级别以及国内临床实践经验，影响华法林疗效的主要相关基因为 *CYP2C9*、*VKORC1* 和 *CYP4F2*。具体疗效和不良反应影响见表 4-2。

表 4-2 主要相关基因多态性对华法林疗效或不良反应的影响

基因	SNP 位点	基因型	白种人分布频率 /%	中国人群分布频率 /%	影响环节	证据级别	临床相关性
CYP2C9	rs1799853[#]	CC	79.2	100	剂量	1A	CC 基因型患者维持正常剂量;CT 基因型患者减少剂量;TT 基因型患者进一步减少剂量
		CT	20.8	0			
		TT	0	0			
	rs1057910[&]	AA	88.5	89.4	剂量 / 不良反应	1A	AA 基因型患者维持正常剂量,发生不良反应风险较低;AC 基因型患者需减少剂量,不良反应发生风险增高;CC 基因型患者需进一步减少剂量,不良反应风险进一步增高
		AC	11.5	10.6			
		CC	0	0			
VKORC1	rs9923231	CC	39.8	0	剂量	1A	CC 基因型患者维持正常剂量;CT 基因型患者减少剂量;TT 基因型患者进一步减少剂量
		CT	40.7	9.8			
		TT	19.5	90.2			
CYP4F2	rs2108622	CC	57.8	61.8	剂量	1A	CC 基因型、CT 基因型患者需要的剂量比 TT 基因型患者低
		CT	36.5	33.6			
		TT	5.8	4.6			

[#] rs1799853 为 CYP2C9*2,目前证据显示它在中国人群中无突变。

[&] rs1057910 为 CYP2C9*3。

(四) 临床用药指导

1. 指导临床用药的基因检测　根据相关基因与药物剂量、疗效及不良反应的关系以及在中国人群的分布频率,建议检测 CYP2C9 以及 VKORC1 相关基因型,以指导华法林的精准治疗。

2. 指导临床用药的剂量

(1) 起始剂量:基于 CYP2C9 和 VKORC1 相应 SNP 位点的基因型,华法林的起始剂量建议见表 4-3。

表 4-3 基于 CYP2C9 和 VKORC1 基因型的华法林起始剂量调整 /mg

VKORC1	CYP2C9		
	*1/*1	*1/*2 或 *1/*3	*2/*2、*2/*3 或 *3/*3
CC	10[#]	10[#]	7.5[&]
CT	10[#]	7.5[&]	5[&]
TT	5[&]	5[&]	5[&]

[#] 体重 <60kg 的患者,华法林维持剂量调整至 7.5mg。

[&] 体重 <45kg 的患者,华法林维持剂量调整至 2.5mg。

(2) 维持剂量:基于 *CYP2C9* 和 *VKORC1* 相应 SNP 位点的基因型,华法林的维持用量建议见表4-4。

表4-4 基于 *CYP2C9* 和 *VKORC1* 基因型的华法林维持剂量调整 /(mg·d⁻¹)

VKORC1	CYP2C9					
	*1/*1	*1/*2	*1/*3	*2/*2	*2/*3	*3/*3
CC	5~7	5~7	3~4	3~4	3~4	0.5~2
CT	5~7	3~4	3~4	3~4	0.5~2	0.5~2
TT	3~4	3~4	0.5~2	0.5~2	0.5~2	0.5~2

3. 其他因素对疗效和不良反应的影响 遗传性或获得性蛋白C(PROC)或其辅因子蛋白S(PROS1)缺乏者,在接受华法林治疗时,可能发生组织坏死。故 FDA 要求在华法林治疗前进行 PROC 和 PROS1 的检测。有报道称,在开始华法林治疗的 5~7d 内,联合使用肝素,可减少发生组织坏死的风险。当出现疑似组织坏死表现时,应停止使用华法林,改用肝素抗凝。

【资料来源】

[1] https://www.pharmgkb.org/chemical/PA451906/overview.

[2] http://www.ncbi.nlm.nih.gov/gene/1559.

[3] http://www.ncbi.nlm.nih.gov/gene/79001.

[4] http://www.accessdata.fda.gov/drugsatfda_docs/label/2011/009218s107lbl.pdf.

[5] https://www.PharmGKB.org/download.do?objCls=Attachment&objId=Warfarin_HCSC_06_08_15.pdf.

[6] https://www.PharmGKB.org/download.do?objCls=Attachment&objId=Warfarin_CPIC_guidelines.pdf.

[7] JOHNSON JA1,GONG L,WHIRL-CARRILLO M,et al. Clinical pharmacogenetics implementation consortium guidelines for CYP2C9 and VKORC1 genotypes and warfarin dosing. Clin Pharmacol Ther,2011,90(4):625-629.

[8] http://www.ncbi.nlm.nih.gov/projects/SNP/snp_ref.cgi?rs=1799853.

[9] http://www.ncbi.nlm.nih.gov/projects/SNP/snp_ref.cgi?rs=1057910.

[10] http://www.ncbi.nlm.nih.gov/projects/SNP/snp_ref.cgi?rs=9923231.

[11] https://www.ncbi.nlm.nih.gov/snp/rs2108622#frequency_tab.

二、氯吡格雷

(一) 药物简介

氯吡格雷(clopidogrel)属于抗血小板药,能选择性地抑制二磷酸腺苷(adenosine diphosphate,ADP)与血小板受体的结合,随后抑制激活 ADP 与糖蛋白 GPⅡb/Ⅲa 复合物,从而抑制血小板的聚集,也可抑制非 ADP 引起的血小板聚集。本药可用于预防动脉粥样硬化血栓形成事件。其常见不良反应为标准剂量下氯吡格雷抵抗所致的血栓及超快代谢者抗血小板过度所致出血。

(二) 相关基因

目前已经发现与氯吡格雷相关的基因有 27 种,包括 *CYP2C19*、*CES1*、*CYP2B6*、*P2RY12*、*ABCB1*、*CYP2C9*、*CYP3A4*、*CES1P1*、*ITGB3*、*PON1*、*CYP1A2* 等。其中,*CYP2C19*、*CES1*、*PON1* 和 *ABCB1* 相关研究较多,证据较充分(表 4-5)。

表 4-5　氯吡格雷的主要相关基因

基因	染色体定位	主要功能	药物相关性	来源
CYP2C19(细胞色素酶 CYP450 第二亚家族 C 成员 19)	Chr10q24.2	是 CYP45 酶第二亚家族中的重要成员;是人体重要的药物代谢酶	氯吡格雷主要由 CYP2C19 和 PON1 代谢,CYP2C19 酶活性下降会导致氯吡格雷的血小板抑制作用减弱	FDA HCSC EMA PMDA CPIC DPWG
CES1(羧酸酯酶家族成员 1)	Chr16q22.2	负责各种外源性化学物质的水解和酯交换反应	*CES1* 基因型与氯吡格雷的疗效相关	PharmGKB
PON1(对氧磷酶 -1)	Chr7q21.3	是氯吡格雷肝脏生物活化的关键酶之一	氯吡格雷主要由 CYP2C19 和 PON1 代谢,PON1 酶活性下降会导致氯吡格雷的血小板抑制作用减弱	PharmGKB
ABCB1(磷酸腺苷结合盒转运体超家族 B1)	Chr7q21.12	属于多耐药基因,利用 ATP 水解产生的能量将与其结合的底物(包括化学物质和药物等)主动泵出细胞外	影响肠道吸收氯吡格雷	PharmGKB

(三) 主要相关基因对药物疗效或不良反应的影响

根据 PharmGKB 数据库中氯吡格雷相关基因的证据级别以及国内临床实践经验,影响氯吡格雷疗效的主要相关基因为 *CYP2C19*、*PON1* 和 *ABCB1*。具体疗效和不良反应影响见表 4-6、表 4-7。

此外,在 PharmGKB 数据库中,CES1 的证据级别为 2B,但目前证据显示它的 rs71647871 位点在中国人群中无突变。

表 4-6　*CYP2C19* 代谢型对氯吡格雷疗效或不良反应的影响

基因	代谢型	双倍型	影响环节	证据级别	临床相关性
CYP2C19#	UM	*1/*17、*17/*17	代谢、剂量、疗效、毒性/不良反应	1A	（1）相对于 EM 患者，UM 患者接受氯吡格雷治疗时：①可能增加酶活性；②可能增加出血的风险；③可能降低不良心血管事件的风险 （2）相对于 EM 患者，IM 和 PM 患者接受氯吡格雷治疗时：①代谢减慢、活性代谢物减少，从而应答减弱；②可能增加二级心血管事件的风险
	EM	*1/*1			
	IM	*1/*2、*1/*3、*2/*17			
	PM	*2/*2、*2/*3、*3/*3			

#*CYP2C19* 具体单倍型分布频率及与代谢型的对应关系见附录 2。

UM：超快代谢型（ultrarapid metabolizer）；EM：快代谢型（extensive metabolizer）；IM：中间代谢型（intermediate metabolizer）；PM：慢代谢型（poor metabolizer）。

表 4-7　其他基因多态性对氯吡格雷疗效或不良反应的影响

基因	SNP 位点	基因型	白种人分布频率/%	中国人群分布频率/%	影响环节	证据级别	临床相关性
CYP2C19	rs4986893	AA	0	0.3	疗效、毒性/不良反应	1A	相对于 GG 基因型，AA 和 AG 基因型患者在使用氯吡格雷治疗时：①代谢减慢、活性代谢物生成少导致应答较差；②二级心血管事件的发生风险更高
		AG	0	11.6			
		GG	100	89.1			
PON1	rs662	CC	9.7	32.6	代谢、疗效、剂量	3	相对于 CT 或 TT 基因型，CC 基因型患者接受氯吡格雷治疗时：①代谢减慢、活性代谢物增加，从而使应答增强；②支架血栓形成或二级心血管事件的发生风险更低
		CT	46.9	48.8			
		TT	43.4	18.6			
ABCB1	rs1045642	AA	29.2	21.4	疗效，毒性/不良反应	3	相对于 AG 或 GG 基因型，AA 基因型急性冠状动脉综合征或心肌梗死患者接受氯吡格雷治疗时，出现心血管不良事件（如心肌梗死等）风险更高
		AG	55.8	40.5			
		GG	15.0	38.1			

（四）临床用药指导

1. 指导临床用药的基因检测　国内临床实践发现,仅检测 *CYP2C19*2*、*CYP2C19*3* 和 *CYP2C19*17*,无法解释很多使用氯吡格雷患者反复出现血栓的原因,因此无法指导用药。而很多患者反复出现血栓与 *PON1* 基因和 *ABCB1* 基因突变相关。因此,根据以上基因与药物剂量、疗效和不良反应的关系以及在中国人群的分布频率,建议检测 *CYP2C19* 相关代谢型和 *PON1*、*ABCB1* 相关基因型,以指导氯吡格雷的精准治疗。

2. 指导临床用药的剂量调整　CPIC 指南基于 *CYP2C19* 代谢型,建议根据风险程度调整氯吡格雷给药剂量或换用其他药物(表 4-8)。

表 4-8　CPIC 基于 *CYP2C19* 代谢型对氯吡格雷给药剂量调整的建议

代谢型	氯吡格雷应用的影响	治疗推荐	推荐级别
UM	血小板抑制作用强	使用说明书推荐剂量:75mg/d	强
EM	血小板抑制作用正常	使用说明书推荐剂量:75mg/d	强
IM	血小板抑制作用减弱,心血管事件发生风险增加	考虑换用其他药物,如替格瑞洛等	中等
PM	血小板抑制作用显著减弱,心血管事件发生风险增加	考虑换用其他药物,如替格瑞洛等	强

3. 药物相互作用对疗效和不良反应的影响　与 *CYP2C19* 抑制药(如奥美拉唑等)联用可导致本药活性代谢物水平以及临床有效性降低。因此,应避免此类药物与氯吡格雷联合应用。

【资料来源】

[1] https://www. PharmGKB. org/chemical/PA449053.

[2] http://www. ncbi. nlm. nih. gov/gene/1557.

[3] http://www. ncbi. nlm. nih. gov/gene/1066.

[4] http://www. ncbi. nlm. nih. gov/gene/5444.

[5] http://www. ncbi. nlm. nih. gov/gene/5243.

[6] https://www. PharmGKB. org/download. do?objCls=Attachment&objId=Clopidogrel_10_15_13. pdf.

[7] https://www. PharmGKB. org/download. do?objCls=Attachment&objId=Clopidogrel_EMA_EPAR_10_08_12. pdf.

[8] https://www. PharmGKB. org/download. do?objCls=Attachment&objId=Clopidogrel_PMDA_11_17_14. pdf.

[9] https://www. PharmGKB. org/download. do?objCls=Attachment&objId=Clopidogrel_HCSC_05_21_15. pdf.

[10] https://www. PharmGKB. org/redirect. jsp?p=https%3A%2F%2Fgithub. com%2FPharmGKB%2Fcpic-guidelines%2Fraw%2Fmaster%2Fclopidogrel%2F2013%

2F23698643.pdf.

[11] SWEN JJ,NIJENHUIS M,BOER A,et al. Pharmacogenetics:from bench to byte—an update of guidelines,Clinical Pharmacology & Therapeutics,2011,89(5):662-673.

[12] http://browser.1000genomes.org/Homo_sapiens/Variation/Population?db=core; v=rs71647871;vdb=variation.

[13] http://www.ncbi.nlm.nih.gov/projects/SNP/snp_ref.cgi?rs=662.

[14] http://www.ncbi.nlm.nih.gov/projects/SNP/snp_ref.cgi?rs=1045642.

[15] https://58.30.139.200/$domain=www.uptodate.com$key=1455896269$/contents/zh-Hans/92903?source=search_result&search=%E6%B0%AF%E5%90%A1%E6%A0%BC%E9%9B%B7&selectedTitle=0%7E150#H23.

三、替格瑞洛

(一) 药物简介

替格瑞洛(ticagrelor)属于抗血小板药。本药及其主要代谢物可与血小板 P2Y12ADP 受体发生相互作用,阻止信号传导和血小板活化。本药可用于降低急性冠状动脉综合征(acute coronary syndromes,ACS)患者发生血栓性心血管事件的风险,还可用于降低经皮冠状动脉内支架置入术(percutaneous coronary intervention,PCI)后支架内血栓形成的发生率。其不良反应包括呼吸困难、头痛、心室停搏和出血等。

(二) 主要相关基因对药物疗效或不良反应的影响

根据 PharmGKB 数据库中替格瑞洛相关基因的证据级别以及国内临床实践经验,影响替格瑞洛疗效的主要相关基因为 *CYP3A4*。其中,替格瑞洛的用药禁忌与代谢酶 CYP3A4 被诱导或抑制相关。暂无与 *CYP3A4* 基因多态性相关的证据。

(三) 临床用药指导

1. 指导临床用药的基因检测暂不需要进行基因检测。

2. 药物相互作用对疗效和不良反应的影响

(1) FDA 说明书中提到,替格瑞洛主要经 CYP3A4 代谢,应避免与 CYP3A4 的诱导剂或抑制剂联用。

(2) 辛伐他汀和洛伐他汀也被 CYP3A4 代谢,联用替格瑞洛会导致此二药血药浓度升高。因此,联用替格瑞洛时,应避免辛伐他汀、洛伐他汀剂量超过 40mg。

(3) 替格瑞洛抑制多耐药基因 *ABCB1*,因此与地高辛联用时,应该监测地高辛的血药浓度。

【资料来源】

[1] https://www.PharmGKB.org/chemical/PA165374673.

[2] http://www.ncbi.nlm.nih.gov/gene/1576.

［3］http://www.ncbi.nlm.nih.gov/gene/1557.

［4］https://www.PharmGKB.org/download.do?objCls=Attachment&objId=Ticagrelor_10_14_2013.pdf.

［5］https://www.PharmGKB.org/download.do?objCls=Attachment&objId=Brilique_EMA_EPAR_Oct_29_2013.pdf.

［6］Hulot JS,Collet JP,Montalescot G. Genetic substudy of the PLATO trial. Lancet,2011,377(9766):637.

［7］DIETMAR T,WILLIBALD H. Genetics of platelet inhibitor treatment. British Journal of Clinical Pharmacology,2014,77(4):642-653.

（杜雯雯　王晓伟　林　艳　陈文倩　薛　珂）

第 2 节　解热镇痛药

一、曲马多

（一）药物简介

曲马多(tramadol)为阿片类中枢性镇痛药,但与阿片受体有很弱的亲和力,能够抑制去甲肾上腺素和 5- 羟色胺的再摄取。本药主要用于缓解癌症疼痛、骨折或术后疼痛等各种中度至重度疼痛。其主要不良反应为恶心、呕吐、出汗、口干、眩晕、嗜睡等。

（二）相关基因

目前已经发现与盐酸曲马多相关的基因有 *CYP2D6*、*CYP3A4*、*ABCB1*、*SLC22A1* 和 *OPRM1*,其中 *CYP2D6*、*OPRM1* 和 *ABCB1* 相关研究较多、证据较充分(表 4-9)。

表 4-9　曲马多的主要相关基因

基因	染色体定位	主要功能	药物相关性	来源
CYP2D6(细胞色素酶 CYP450 第二亚家族 D 成员 6)	Chr 22q13.1.	是 CYP450 酶第二亚家族中的重要成员;是人体重要的药物代谢酶	曲马多主要由 *CYP2D6* 代谢,CYP2D6 酶活性下降,会导致药物在体内蓄积	FDA HCSC DPWG
OPRM1(μ 阿片受体 1)	Chr 6q24-q25	阿片类作用于受体,产生镇痛作用	该基因多态性与曲马多的疗效相关	PharmGKB
ABCB1(磷酸腺苷结合盒转运体超家族 B1)	Chr 7q21.12	属于多耐药基因,利用 ATP 水解产生的能量将与其结合的底物(包括化学物质和药物等)主动泵出细胞外	该基因多态性与曲马多治疗剂量相关	PharmGKB

（三）主要相关基因对药物疗效或不良反应的影响

根据 PharmGKB 数据库中曲马多相关基因的证据级别以及国内临床实践经验,影响曲马多疗效的主要相关基因为 *CYP2D6*、*OPRM1*、*ABCB1* 和 *COMT*。具体疗效和不良反应影响见表 4-10、表 4-11。

表 4-10　*CYP2D6* 代谢型对曲马多疗效或不良反应的影响

基因	代谢型	双倍型	影响环节	证据级别	临床相关性
CYP2D6[#]	UM	详见附录 1	剂量、疗效、毒性 / 不良反应	1B	UM 患者:建议降低 30% 剂量,同时关注不良反应(恶心、呕吐、便秘、呼吸抑制、意识障碍、尿潴留);或换用其他药物,如非甾体抗炎药、吗啡类(除羟考酮和可待因外)
	IM	详见附录 1			IM 患者:药效可能会减弱,建议增加剂量,如果疗效仍然不佳,应考虑换用其他药物(除羟考酮和可待因外)
	PM	详见附录 1			PM 患者:建议换用其他药物(除羟考酮和可待因外),应关注患者疼痛是否有效缓解

[#] *CYP2D6* 基因较为复杂,具体单倍型分布频率及与代谢型的对应关系见附录 1。

表 4-11　其他基因多态性对曲马多疗效或不良反应的影响

基因	SNP 位点	基因型	白种人分布频率 /%	中国人群分布频率 /%	影响环节	证据级别	临床相关性
OPRM1	rs1799971	AA	70.8	41.7	疗效	2B	相对于 AG 或 GG 基因型,AA 基因型患者接受曲马多治疗的疗效更好,因此可能需要降低剂量
		AG	27.4	44.2			
		GG	2.8	10.1			
ABCB1	rs1045642	AA	29.2	21.4	剂量	2B	AA 基因型患者接受曲马多治疗的效果更好,因此可能需要降低剂量;AG 基因型患者次之,可能需要相应增加剂量;GG 基因型患者疗效相对较差,需要进一步增加剂量
		AG	55.8	40.5			
		GG	15.0	38.1			
COMT	rs4680	AA	14.4	7.8	剂量、疗效	2B	AA 基因型患者使用曲马多治疗效果更好;与 AG 和 GG 基因型患者相比,可能较低剂量即可缓解疼痛;AG 基因型患者所需剂量居中;GG 基因型患者可能对曲马多应答较低,需要更高的剂量来缓解疼痛
		AG	47.1	40.3			
		GG	38.4	51.8			

（四）临床用药指导

1. 指导临床用药的基因检测　根据相关基因对药物剂量、疗效、不良反应的影响以及其在中国人群的分布频率，建议检测 *CYP2D6* 相关代谢型及 *OPRM1*、*ABCB1*、*COMT* 相关基因型，以指导曲马多的精准治疗。

2. 指导临床用药的剂量调整　DPWG 基于 *CYP2D6* 代谢型对给药剂量调整的建议见表4-12。建议据此调整曲马多治疗方案。

表 4-12　DPWG 基于 *CYP2D6* 代谢型对曲马多给药剂量调整的建议

代谢型	剂量调整建议
UM	发生恶心等胃肠道不良反应、呼吸抑制以及心血管毒性的风险较高，患者需减少 30% 剂量或换用其他药物，如对乙酰氨基酚、非甾体抗炎药（non-steroidal anti-inflammatory drug，NSAID）、其他吗啡类药物（羟考酮及可待因除外）
IM	应用曲马多疗效下降，考虑升高剂量，如果患者反应仍不好，换用其他镇痛药（羟考酮及可待因除外），需要警惕镇痛效果不理想
PM	换用其他镇痛药（羟考酮及可待因除外），需警惕镇痛效果不理想

3. 药物相互作用对疗效和不良反应的影响　FDA 及 HCSC 说明书中提到近 7% 的群体 CYP2D6 活性下降，基于 I 期群体 PK 分析，PM 患者体内曲马多浓度比 EM 患者高近 20%，而其活性代谢物 M1 降低 40%。在体外药物相互作用研究中，CYP2D6 抑制剂氟西汀、阿米替林、奎尼丁不同程度抑制了曲马多的代谢，其对于药物的有效性和安全性未知。联用 5-羟色胺摄取抑制剂和单胺氧化酶（monoamine oxidase，MAO）抑制剂可能增加不良反应的发生风险。

【资料来源】

[1] https://www.PharmGKB.org/chemical/PA451735.

[2] http://www.ncbi.nlm.nih.gov/gene/4988.

[3] http://www.ncbi.nlm.nih.gov/gene/5243.

[4] http://www.ncbi.nlm.nih.gov/gene/1565.

[5] https://www.PharmGKB.org/download.do?objCls=Attachment&objId=Acetaminophen_and_tramadol_FDA_drug_label_Oct-15-2013.pdf.

[6] https://www.PharmGKB.org/download.do?objCls=Attachment&objId=Acetaminophen_and_Tramadol_HCSC_05_04_15.pdf.

[7] https://www.PharmGKB.org/download.do?objCls=Attachment&objId=Tramadol_HCSC_06_05_15.pdf.

[8] SWEN JJ,NIJENHUIS M,BOER A,et al.Pharmacogenetics:from bench to byte—an update of guidelines.Clinical Pharmacology & Therapeutics,2011,89(5):662-673.

[9] http://www.ncbi.nlm.nih.gov/projects/SNP/snp_ref.cgi?rs=1799971.

[10] http://www.ncbi.nlm.nih.gov/projects/SNP/snp_ref.cgi?rs=1045642.

二、对乙酰氨基酚

(一) 药物简介

对乙酰氨基酚(acetaminophen)为苯胺类解热镇痛药,其镇痛机制可能是通过抑制中枢神经系统中前列腺素的合成以及阻断痛觉神经末梢的冲动而产生镇痛作用。本药可用于治疗普通感冒或流行性感冒引起的发热,缓解轻度至中度疼痛,如头痛、关节痛、偏头痛、牙痛、肌肉痛、神经痛等。FDA 说明书黑框警告:当对乙酰氨基酚的日剂量超过 4 000mg 时,会引发急性肝损伤,甚至需要进行肝移植或导致死亡。

(二) 相关基因

目前已发现的与对乙酰氨基酚相关的基因有 23 种,包括 *HLA-DQB1*、*UGT1A*、*UGT1A9*、*UGT1A6*、*PLA2G4A*、*TNFRSF11A*、*PLCG1* 等,但证据级别较低。FDA 和 HCSC 的药物说明书所针对的药物是对乙酰氨基酚和曲马多的复合制剂,因此主要针对与曲马多有相关性的 *CYP2D6* 基因进行介绍。对乙酰氨基酚经 *CYP2E1*、*CYP1A2*、*CYP3A4* 代谢,但 PharmGKB 数据库中未提到以上基因,也无相关证据级别的资料。

(三) 主要相关基因对药物疗效或不良反应的影响

暂无级别 2B 以上的基因多态性证据。但是已有研究表明,对乙酰氨基酚的急性肝损伤与尿苷二磷酸葡萄糖醛酸基转移酶家族成员 1(*UGT1A* 基因)的基因多态性有关,但证据级别仅为 3 级(表 4-13)。

表 4-13　主要相关基因多态性对对乙酰氨基酚疗效或不良反应的影响

基因	SNP 位点	基因型	白种人分布频率/%	中国人群分布频率/%	影响环节	证据级别	临床相关性
UGT1A	rs10929303	CC	61	72.1	毒性/不良反应	3	相对于 CT 或 TT 基因型,CC 基因型患者对乙酰氨基酚过量所致肝毒性风险较高
		CT	36.3	23.3			
		TT	2.7	4.6			
	rs1042640	CC	58.6	73.3	毒性/不良反应	3	相对于 CG 或 GG 基因型,CC 基因型患者对乙酰氨基酚过量所致肝毒性风险较高
		CG	39.7	22.2			
		GG	2.7	4.5			
	rs8330	CC	55	73.2	毒性/不良反应	3	相对于 CG 或 GG 基因型,CC 基因型患者对乙酰氨基酚过量所致肝毒性风险较高
		CG	43.3	22.2			
		GG	1.7	4.6			

（四）临床用药指导

UGT1A 基因多态性可能有助于判断使用对乙酰氨基酚出现肝毒性的风险。必要时，建议检测 *UGT1A* 相关基因型。

当使用对乙酰氨基酚和曲马多的复合制剂时，建议检测 *CYP2D6* 相关基因型（具体请参照"曲马多"部分），PM 患者发生不良反应的风险可能增高。

【资料来源】

［1］https://www. PharmGKB. org/chemical/PA448015.

［2］https://www. PharmGKB. org/download. do?objCls=Attachment&objId=Acetaminophen_and_tramadol_FDA_drug_label_Oct-15-2013. pdf.

［3］https://www. PharmGKB. org/download. do?objCls=Attachment&objId=Acetaminophen_and_Tramadol_HCSC_05_04_15. pdf.

［4］https://www. PharmGKB. org/chemical/PA451735.

三、氟比洛芬

（一）药物简介

氟比洛芬（flurbiprofen）为丙酸类解热镇痛抗炎药，主要通过抑制前列腺素合成酶起作用，具有镇痛、抗炎及解热作用。本药主要用于治疗类风湿关节炎、骨性关节炎及强直性脊柱炎等，也可用于治疗软组织病（如扭伤、劳损）以及轻、中度疼痛（如手术后疼痛、痛经和牙痛等）。其不良反应主要为可增加血栓、心肌梗死、脑卒中和严重胃肠道不良反应（如胃肠出血、胃肠溃疡和胃肠穿孔）的风险。

（二）相关基因

目前已经发现与氟比洛芬相关的基因有 *CYP2C9*（表 4-14）。

表 4-14　氟比洛芬的主要相关基因

基因	染色体定位	主要功能	药物相关性	来源
CYP2C9（细胞色素酶 CYP450 第二亚家族 C 成员 9）	Chr10q24	是 CYP450 酶第二亚家族中的重要成员；是人体重要的药物代谢酶	*CYP2C9* 基因在氟比洛芬代谢过程中发挥重要作用	FDA

（三）主要相关基因对药物疗效或不良反应的影响

FDA 药物说明书中指出，使用该药物的患者如果之前在接受其他药物治疗时（如华法林、苯妥英）已证明属于 *CYP2C9* 慢代谢型，应注意可能由于药物蓄积导致血药浓度升高。并且，说明书明确指出为了减少氟比洛芬的不良反应，应该使用最小剂量，尽量缩短用药时间。关于 *CYP2C9* 双倍型与氟比洛芬剂量的关系见表 4-15。

表 4-15 *CYP2C9* 双倍型与氟比洛芬剂量的关系

基因	单倍型	影响环节	证据级别	临床相关性
CYP2C9	*1/*1	代谢/药动学	3	与 *1/*2 或 *1/*3 基因型人群相比,*1/*1 基因型健康人群在使用氟比洛芬时,代谢更快,药物暴露量更低
	*1/*2			与 *1/*1 基因型人群相比,*1/*2 基因型健康人群在使用氟比洛芬时,代谢减慢,药物暴露量更高
	*1/*3			与 *1/*1 基因型人群相比,*1/*3 基因型健康人群在使用氟比洛芬时,代谢减慢,药物暴露量更高

已知中国人仅携带 *CYP2C9*3 慢代谢型等位基因,分布频率为 10.6%,代谢活性下降,出现不良反应风险较高。

(四)临床用药指导

暂无相关基因检测的证据。但有 *CYP2C9*3 等位基因突变者,应注意由于药物蓄积可能导致血药浓度升高及由此引起的不良反应。

【资料来源】

[1] https://www.PharmGKB.org/chemical/PA449683.

[2] http://www.ncbi.nlm.nih.gov/gene/1559.

[3] https://www.PharmGKB.org/download.do?objCls=Attachment&objId=Flurbiprofen_10_18_2013.pdf.

四、塞来昔布

(一)药物简介

塞来昔布(celecoxib)是昔布类非甾体抗炎药,能特异性抑制环氧酶 -2(cyclooxygenase-2,COX-2),阻止炎性前列腺素类物质的产生,达到抗炎、镇痛及解热作用。本药主要用于缓解骨性关节炎和成人类风湿关节炎的症状和体征,治疗成人急性疼痛,辅助治疗家族性腺瘤息肉(familial adenomatous polyposis,FAP)。其主要不良反应为持续使用可增加血栓、心肌梗死、脑卒中和严重胃肠道不良反应风险。

(二)相关基因

目前已经发现,与塞来昔布相关的基因有 5 种,即 *ALOX12*、*CYP2C9*、*IL23R*、*PTGER4*、*PTGES*,其中 *CYP2C9* 相关研究较多、证据较充分(表 4-16)。

表 4-16　塞来昔布的主要相关基因

基因	染色体定位	主要功能	药物相关性	来源
CYP2C9（细胞色素酶 CYP450 第二亚家族成员 9）	Chr10q24	是 CYP450 酶第二亚家族中的重要成员;是人体重要的药物代谢酶	塞来昔布主要由 *CYP2C9* 代谢,CYP2C9 酶活性下降会导致塞来昔布在体内蓄积	FDA PMDA HCSC

（三）主要相关基因对药物疗效或不良反应的影响

根据 PharmGKB 数据库中塞来昔布相关基因的证据级别以及国内临床实践经验,影响塞来昔布疗效的主要相关基因为 *CYP2C9*。具体疗效和不良反应影响见表 4-17。

表 4-17　CYP2C9 基因多态性对塞来昔布疗效或不良反应的影响

基因	SNP 位点	基因型	白种人分布频率 /%	中国人群分布频率 /%	影响环节	证据级别	临床相关性
CYP2C9	rs1057910[#]	AA	88.5	89.4	剂量、毒性 / 不良反应	2A	AA 基因型(*1/*1)患者发生消化道出血的风险较低,AC 基因型(*1/*3)和 CC 基因型(*3/*3)患者发生消化道出血的风险增高,建议考虑降低剂量
		AC	11.5	10.6			
		CC	0	0			

[#]rs1057910 为 CYP2C9*3。

（四）临床用药指导

1. 指导临床用药的基因检测　根据相关基因与药物疗效及不良反应的关系以及在中国人群的分布频率,建议检测 *CYP2C9**3 基因型,以指导塞来昔布的精准治疗。

2. 指导临床用药的剂量调整　对于塞来昔布的剂量调整,FDA 说明书指出,对已知或怀疑为 CYP2C9 慢代谢的患者应减少 50% 的常规剂量或更换其他治疗方案;HCSC 说明书建议,CYP2C9 慢代谢者起始剂量应为最低推荐使用剂量的 1/2,最大剂量为 100mg/d。

3. 药物相互作用对疗效和不良反应的影响　氟康唑可抑制塞来昔布的 CYP2C9 代谢,使其血药浓度升高,因此同时接受氟康唑治疗者应给予本药最低推荐量。

【资料来源】

[1] https://www.PharmGKB.org/chemical/PA448871.

[2] http://www.ncbi.nlm.nih.gov/gene/1559.

[3] https://www.PharmGKB.org/download.do?objCls=Attachment&objId=FDA_Highlighted_Celecoxib_label_2013_10_dailymed.pdf.

[4] https://www.PharmGKB.org/download.do?objCls=Attachment&objId=Celecoxib_PMDA_11_14_14.pdf.

[5] https://www.PharmGKB.org/download.do?objCls=Attachment&objId=Celecoxib_

HCSC_05_19_15.pdf.

[6] http://www.ncbi.nlm.nih.gov/projects/SNP/snp_ref.cgi?rs=1057910.

五、可待因

(一) 药物简介

可待因(codeine)是中枢性镇咳药,可直接抑制延脑的咳嗽中枢,镇咳作用迅速而强大;也是阿片类镇痛药,镇痛作用为吗啡的 1/12~1/7,但强于一般解热镇痛药。本药主要用于较剧烈的频繁干咳时镇咳,中度以上疼痛时镇痛,以及局部麻醉或全身麻醉时镇静。其主要不良反应为心率或快或慢、异常,低钙血症,呼吸微弱、缓慢或不规则,肌肉强直,重症肌无力等。

(二) 相关基因

目前已经发现与可待因相关的基因有 5 种,包括 *ABCB1*、*CYP2D6*、*UGT2B7*、*CYP3A5* 和 *ORPM1*,其中 *CYP2D6* 相关研究较多、证据较充分(表 4-18)。

表 4-18 可待因的主要相关基因

基因	染色体定位	主要功能	药物相关性	来源
CYP2D6(细胞色素酶 CYP450 第二亚家族 D 成员 6)	Chr22q13	是 CYP450 酶第二亚家族中的重要成员;是人体重要的药物代谢酶	可待因由 CYP2D6 代谢为吗啡产生疗效,CYP2D6 酶活性升高或降低可能导致可待因毒性升高或疗效下降	FDA HCSC PMDA CPIC CPNDS DPWG

(三) 主要相关基因对药物疗效或不良反应的影响

根据 PharmGKB 数据库中可待因相关基因的证据级别以及国内临床实践经验,影响可待因疗效的主要相关基因为 *CYP2D6*。具体疗效和不良反应影响见表 4-19。

表 4-19 *CYP2D6* 代谢型对可待因疗效或不良反应的影响

基因	代谢型	双倍型	影响环节	证据级别	临床相关性
CYP2D6[#]	UM	详见附录 1	疗效、毒性/不良反应	1A	相对于 EM 患者,UM 患者使用可待因后可能增加吗啡的形成,发生毒性的风险升高。UM 患者应避免使用可待因
	EM	详见附录 1			EM 患者按正常剂量用药
	IM	详见附录 1			相对于 EM 患者,IM 患者的药物代谢和清除率降低,可待因疗效降低,应密切监测疗效,并且提供替代镇痛方案
	PM	详见附录 1			相对于 EM 患者,PM 患者药物代谢和清除率降低,可待因疗效降低,应避免使用可待因

[#] *CYP2D6* 基因较为复杂,具体单倍型分布频率及与代谢型的对应关系见附录 1。

（四）临床用药指导

1. 指导临床用药的基因检测　根据相关基因与药物疗效、毒性、不良反应的关系以及在中国人群的分布频率，建议检测 *CYP2D6* 相关代谢型，以指导可待因的精准治疗。

2. 指导临床用药的剂量调整　DPWG 基于 *CYP2D6* 代谢型对给药剂量调整的建议见表 4-20。建议据此调整可待因治疗方案。

表 4-20　CPIC 基于 *CYP2D6* 代谢型对可待因给药剂量调整的建议

代谢型	剂量调整建议
UM	易产生毒性，避免使用可待因
EM	按照说明书用药
IM	按照说明书用药，若无效则考虑吗啡或其他非阿片类镇痛药替代方案
PM	疗效差，避免使用可待因

【资料来源】

［1］https://www. PharmGKB. org/chemical/PA449088.

［2］http://www. ncbi. nlm. nih. gov/gene/1565.

［3］https://www. PharmGKB. org/download. do?objCls=Attachment&objId=Codeine_10_11_13. pdf.

［4］https://www. PharmGKB. org/download. do?objCls=Attachment&objId=Codeine_HCSC_05_21_15. pdf.

［5］https://www. PharmGKB. org/redirect. jsp?p=https%3A%2F%2Fgithub. com%2FPharmGKB%2Fcpic-guidelines%2Fraw%2Fmaster%2Fcodeine%2F2014%2F24458010. pdf.

［6］MADADI P，AMSTUTUZ U，RIEDER M，et al. Clinical practice guideline：CYP2D6 genotyping for safe and efficacious codeine therapy. J Popul Ther Clin Pharmacol，2013，20（3）：e369-e396.

［7］SWEN JJ，NIJENHUIS M，DE BOER A，et al. Pharmacogenetics：from bench to byte-an update of guidelines. Clin Pharmacol Ther，2011，89（5）：662-673.

（杜雯雯　杨依磊　林　艳　宋燕青　陈文倩　薛　珂）

第 3 节　镇静催眠药

地西泮

（一）药物简介

地西泮（diazepam）属于苯二氮䓬类抗焦虑药物，可选择性作用于大脑边缘系统，与中枢苯二氮䓬受体结合而促进 γ-氨基丁酸(gamma aminobutyric acid,GABA)的释放或突触传递功能。本药主要用于抗焦虑、镇静催眠、抗癫痫、抗惊厥以及酒精戒断时的震颤、谵妄和幻觉症的治疗。其主要不良反应包括嗜睡、疲劳、肌肉无力和共济失调等。

(二)相关基因

目前已经发现与地西泮相关的基因包括 *CYP2C19*、*CYP2C9* 和 *CYP3A4*,其中研究较多的基因主要为 *CYP2C19*(表4-21)。

表4-21 地西泮的主要相关基因

基因	染色体定位	主要功能	药物相关性	来源
CYP2C19(细胞色素酶 CYP450 第二亚家族成员 19)	Chr10q24	是 CYP450 酶第二亚家族中的重要成员;是人体重要的药物代谢酶	地西泮主要由 CYP2C19 代谢,CYP2C19 酶活性下降会导致地西泮在体内蓄积	FDA

(三)主要相关基因对药物疗效或不良反应的影响

根据 PharmGKB 数据库中地西泮相关基因的证据级别以及国内临床实践经验,影响地西泮疗效的主要相关基因为 *CYP2C19*。具体疗效和不良反应影响见表4-22。

表4-22 *CYP2C19* 代谢型对地西泮疗效或不良反应的影响

基因	代谢型	双倍型	影响环节	证据级别	临床相关性
CYP2C19#	EM	*1/*1	其他	3	EM 患者可较快从麻醉中苏醒;IM 患者和 PM 患者苏醒速度较普通代谢者慢
	IM	*1/*2、*1/*3			
	PM	*2/*2、*2/*3、*3/*3			

\# *CYP2C19* 具体单倍型分布频率及与代谢型的对应关系见附录2。

(四)临床用药指导

1. **指导临床用药的基因检测** 根据相关基因与药物疗效的关系以及在中国人群中的分布频率,考虑到证据级别仅为3级,建议必要时检测 *CYP2C19* 相关代谢型,以指导地西泮的精准治疗。

2. **药物相互作用对疗效和不良反应的影响** CYP2C19 和 CYP3A4 是参与地西泮代谢的主要酶。因此,与可能抑制 CYP2C19 酶活性(如西咪替丁、奎尼丁和反苯环丙胺等)和 CYP3A4 酶活性(如酮康唑、醋竹桃霉素和克霉素等)的药物联用,可能会降低地西泮的清除率;而与 CYP2C19(如利福平等)和 CYP3A4 酶诱导剂(如卡马西平、苯妥英、地塞米松和苯巴比妥等)联用,能升高地西泮的清除率。

此外,地西泮与其他抗精神病药物或中枢神经系统抑制剂联用,应仔细考虑这些药物(如吩噻嗪类药物、麻醉药物、MAO 抑制剂和其他抗抑郁药物等)可能会增加地西泮的药理作用。丙戊酸能增强地西泮的中枢神经系统抑制作用。

【资料来源】

[1] https://www. PharmGKB. org/chemical/PA449283.

[2] http://www. ncbi. nlm. nih. gov/gene/1557.

[3] https://www. PharmGKB. org/download. do?objCls=Attachment&objId=Diazepam_10_16_2013.pdf.

[4] http://www. ncbi. nlm. nih. gov/projects/SNP/snp_ref. cgi?rs=4244285.

[5] http://www. ncbi. nlm. nih. gov/projects/SNP/snp_ref. cgi?rs=4986893.

（杜雯雯　林　艳　左先波）

第 4 节　抗癫痫药

一、卡马西平

（一）药物简介

卡马西平(carbamazepine)是临床常用的抗癫痫药物之一。其主要抗癫痫机制可能为依赖性地阻滞各种可兴奋细胞膜的 Na^+ 通道,故能明显抑制异常高频放电的发生和扩散。卡马西平适用于各种癫痫发作和癫痫持续状态,也可用于治疗三叉神经痛。其较常见的不良反应有视物模糊或复视,主要严重不良反应为过敏反应,包括中毒性表皮坏死松解症(toxic epidermal necrolysis,TEN)和 Stevens-Johnson 综合征(Stevens-Johnson syndrome,SJS)等。

（二）相关基因

目前已经发现与卡马西平相关的基因有 15 种,包括 *HLA-B*、*HLA-A*、*EPHX1*、*SCN1A*、*SCN2A*、*NR1I2*、*GABRA1*、*ABCB1*、*TNF*、*HSPA1L* 等,其中 *HLA-B*、*HLA-A*、*EPHX1* 和 *SCN1A* 相关研究较多、证据较充分(表 4-23)。

表 4-23　卡马西平的主要相关基因

基因	染色体定位	主要功能	药物相关性	来源
HLA-B(人类白细胞抗原 B)	Chr6p21.3	主要负责免疫系统中细胞之间的相互识别和诱导免疫反应,调节免疫应答	卡马西平过敏反应的发生与 *HLA-B* 存在很强的相关性	FDA PMDA HCSC CPIC CPNDS

基因	染色体定位	主要功能	药物相关性	来源
HLA-A（人类白细胞抗原 A）	Chr6p21.3	主要负责免疫系统中细胞之间的相互识别和诱导免疫反应,调节免疫应答	卡马西平过敏反应的发生与 *HLA-A* 存在很强的相关性	FDA PMDA HCSC CPIC CPNDS
EPHX1（环氧化酶 1）	Chr1q42.1	具有环氧化酶和过氧化氢酶活性,是催化花生四烯酸转化为前列腺素的关键酶	影响卡马西平的使用剂量	PharmGKB
SCN1A（电压门控钠通道 α 亚基 1）	Chr2q24.3	编码钠通道 α 亚基,而钠通道主导动作电位的产生和传播	影响卡马西平的使用剂量	PharmGKB

（三）主要相关基因对药物疗效或不良反应的影响

根据 PharmGKB 数据库中卡马西平相关基因的证据级别以及国内临床实践经验,影响卡马西平疗效的主要相关基因为 *HLA-B*、*HLA-A*、*EPHX1* 和 *SCN1A*。具体疗效和不良反应影响见表 4-24。

表 4-24　主要相关基因多态性对卡马西平疗效或不良反应的影响

基因	单倍型	SNP 位点	基因型	白种人分布频率 /%	中国人群分布频率 /%	影响环节	证据级别	临床相关性
HLA-B	*15:02:01	/	/	0.1	8.5~17.7	毒性/不良反应	1A	与不携带者相比,携带 1 个或 2 个 *HLA-B**15:02:01 等位基因者服用卡马西平时会增加 SJS/TEN 的风险
HLA-A	*31:01:02	/	/	<6	2.8~7.1	毒性/不良反应	1A	与不携带者相比,携带 1 个或 2 个 *HLA-A**31:01:02 等位基因者服用卡马西平会增加 SJS/TEN 的风险
HLA-B	*40:01:01	/	/	13.6	15.2	毒性/不良反应	2A	与不携带者相比,携带 1 个或 2 个 *HLA-B**40:01:01 等位基因者服用卡马西平会降低发生 SJS/TEN 的风险

续表

基因	单倍型	SNP位点	基因型	白种人分布频率 /%	中国人群分布频率 /%	影响环节	证据级别	临床相关性
HLA-B	*15∶11∶01	/	/	0	1.4	毒性/不良反应	2A	与不携带者相比,携带 1 个或 2 个 *HLA-B**15∶11∶01 等位基因者服用卡马西平会增加 SJS/TEN 的风险
EPHX1	/	rs1051740	CC	10	26.7	剂量	2B	CC 和 CT 基因型癫痫患者对卡马西平代谢增加,所需剂量较 TT 基因型患者高
			CT	45	40			
			TT	45	33.3			
	/	rs2234922	AA	63.8	88.4	剂量	2B	CC 基因型患者维持正常剂量;CT 基因型患者增加剂量;TT 基因型患者进一步增加剂量
			AG	31	11.6			
			GG	5.2	0			
SCN1A	/	rs3812718	CC	21.2	20.9	剂量、疗效	2B	(1) CC 基因型患者所需卡马西平剂量比 CT 和 TT 基因型患者低;CT 基因型患者所需剂量居中;TT 基因型所需剂量最高 (2) CC 和 CT 基因型的癫痫患者在使用卡马西平治疗时,与 TT 基因型患者相比,更不容易产生耐药
			CT	49.6	51.2			
			TT	29.2	27.9			

(四)临床用药指导

1. 指导临床用药的基因检测　根据相关基因与药物剂量、不良反应的关系以及在中国人群的分布频率,建议检测 *HLA-B* 和 *HLA-A* 相关等位基因以及 *EPHX1* 和 *SCN1A* 相关基因型,以指导卡马西平的精准治疗。

注意:

(1) 在华裔人群中,不良反应的发生和患者体内的 *HLA-B**1502 等位基因之间存在很强的相关性。在启用卡马西平治疗前,必须检测患者是否携带 *HLA-B**1502 等位基因。携带 *HLA-B**1502 等位基因者,应避免使用卡马西平,除非收益明显高于风险;不携带 *HLA-B**1502 等位基因者,发生 TEN/SJS 的风险较低。

(2) *HLA-A**3101 等位基因与卡马西平的过敏反应有中度相关性,包括 SJS/TEN、斑疹、药疹伴嗜酸粒细胞增多症和系统症状(drug reaction with eosinophilia and systemic symptoms,DRESS)。携带 *HLA-A**3101 的患者服用卡马西平要权衡利弊。

(3) 按照 PharmGKB 数据库的要求,检测 *HLA-B**1502 能判断绝大多数(77% 以上)SJS 病例风险,但不能除外其他基因所致 SJS 风险。较为全面的检测是上述 HLA 基因型均检测,能判断 90% 以上的 SJS 病例风险。还有其他因素会导致 SJS,因此,不排除尚有极少数人的上述基因风险均为阴性时,也可能发生 SJS。

(4) 对于已经服用卡马西平数月并且无任何不良反应的患者,仍建议进行基因检测。

2. 指导临床用药的剂量　根据 *EPHX1* 以及 *SCN1A* 基因型检测结果,酌情调整用药剂量。

【资料来源】

[1] https://www.pharmgkb.org/chemical/PA448785/overview.

[2] http://www.ncbi.nlm.nih.gov/gene/3106.

[3] http://www.ncbi.nlm.nih.gov/gene/3105.

[4] http://www.ncbi.nlm.nih.gov/gene/2052.

[5] http://www.ncbi.nlm.nih.gov/gene/6323.

[6] https://www.PharmGKB.org/download.do?objCls=Attachment&objId=Carbamazepine_FDA_label_Oct_18_2013.pdf.

[7] https://www.PharmGKB.org/download.do?objCls=Attachment&objId=Carbamazepine_PMDA_11_14_14.pdf.

[8] https://www.PharmGKB.org/download.do?objCls=Attachment&objId=Carbamazepine_HCSC_05_15_15.pdf.

[9] https://www.PharmGKB.org/redirect.jsp?p=https%3A%2F%2Fgithub.com%2FPharmGKB%2Fcpic-guidelines%2Fraw%2Fmaster%2Fcarbamazepine%2F2013%2F23695185.pdf.

[10] Hsiao YH,Hui RC,Wu T,et al. Genotype-phenotype association between HLA and carbamazepine-induced hypersensitivity reactions:Strength and clinical correlations. Journal of Dermatological Science,2014,73(2):101-109.

[11] SANDEEP G,RITUSHREE K. HLA alleles and hypersensitivity to carbamazepine:an updated systematic review with meta-analysis. Pharmacogenetics & Genomics,2014,24(2):94-112.

[12] http://www.ncbi.nlm.nih.gov/projects/SNP/snp_ref.cgi?rs=2234922.

[13] http://www.ncbi.nlm.nih.gov/projects/SNP/snp_ref.cgi?rs=1051740.

[14] http://www.ncbi.nlm.nih.gov/projects/SNP/snp_ref.cgi?rs=3812718.

［15］http://www.allelefrequencies.net/.

二、奥卡西平

（一）药物简介

奥卡西平(oxcarbazepine)是临床常用的抗癫痫药物之一,为卡马西平的 10- 酮基衍生物。其作用机制为阻断脑细胞的电压依赖性钠通道,从而稳定过度兴奋的神经细胞膜,抑制神经元重复放电,减少神经冲动的突触传递。此外,本药亦作用于钾、钙离子通道而起作用。奥卡西平可用于治疗原发性癫痫全面性强直 - 阵挛发作和部分性发作、伴有或不伴有继发性全面性发作。其较常见的不良反应有恶心、呕吐、低钠血症、抑郁、感情淡漠、痤疮、皮疹等;主要严重不良反应为过敏反应,包括中毒性表皮坏死松解症(TEN)和 Stevens-Johnson 综合征(SJS)等。

（二）相关基因

目前已经发现与奥卡西平相关的基因有 7 种,包括 *HLA-B*、*GABRA1*、*GABRA3*、*ABCC2*、*SCN2A*、*SCN1A*、*UGT2B7*,其中 *HLA-B* 相关研究较多、证据较充分(表 4-25)。

表 4-25　奥卡西平的主要相关基因

基因	染色体定位	主要功能	药物相关性	来源
HLA-B（人类白细胞抗原 B）	Chr6p21.3	主要负责免疫系统中细胞之间的相互识别和诱导免疫反应,调节免疫应答	奥卡西平过敏反应的发生和 *HLA-B* 之间存在很强的相关性	FDA CPIC

（三）主要相关基因对药物疗效或不良反应的影响

根据 PharmGKB 数据库中奥卡西平相关基因的证据级别以及国内临床实践经验,影响奥卡西平疗效的主要相关基因为 *HLA-B*。具体疗效和不良反应影响见表 4-26。

表 4-26　主要相关基因多态性对奥卡西平疗效或不良反应的影响

基因	单倍型	白种人分布频率/%	中国人群分布频率/%	影响环节	证据级别	临床相关性
HLA-B	*15:02:01	0.1	8.5~17.7	毒性 / 不良反应	1A	与不携带者相比,携带 1 个或 2 个 *HLA-B**15:02:01 等位基因者服用奥卡西平时会增加 SJS/TEN 的风险

（四）临床用药指导

根据相关基因与药物剂量、不良反应的关系以及在中国人群的分布频率,建议检测 *HLA-B* 相关等位基因,以判断奥卡西平发生不良反应的风险。

在华裔人群中,不良反应的发生和患者是否携带 *HLA-B* *1502 等位基因之间存在很强的相关性。在启用奥卡西平治疗前,必须检测是否携带 *HLA-B* *1502 等位基因。携带

HLA-B *1502 等位基因者应避免使用奥卡西平；不携带 *HLA-B* *1502 等位基因者，发生 TEN/SJS 的风险较低。

【资料来源】

[1] https://www. PharmGKB. org/chemical/PA450732.

[2] http://www. ncbi. nlm. nih. gov/gene/3106.

[3] https://www. PharmGKB. org/download. do?objCls=Attachment&objId=Oxcarbazepine_03_08_16_FDA.pdf.

[4] http://www. ncbi. nlm. nih. gov/projects/SNP/snp_ref. cgi?rs=2234922.

[5] http://www. allelefrequencies. net/.

三、苯妥英

(一) 药物简介

苯妥英 (phenytoin) 是常用的抗癫痫药物之一。其具体机制尚不明确。一般认为，本药主要通过增加细胞钠离子外流，减少钠离子内流，从而使神经细胞膜稳定，提高兴奋阈，减少病灶高频放电的扩散。苯妥英适用于各种癫痫发作和癫痫持续状态，也可用于治疗三叉神经痛。其主要严重不良反应为过敏反应，包括中毒性表皮坏死松解症 (TEN) 和 Stevens-Johnson 综合征 (SJS) 等，发生率高。

(二) 相关基因

目前已经发现与苯妥英相关的基因有 17 种，包括 *HLA-B*、*CYP2C9*、*SCN1A*、*SCN2A*、*EPHX1*、*GABRA1*、*ABCB1* 等，其中 *HLA-B*、*CYP2C9* 和 *SCN1A* 相关研究较多、证据较充分 (表 4-27)。

表 4-27 苯妥英的主要相关基因

基因	染色体定位	主要功能	药物相关性	来源
HLA-B(人类白细胞抗原 B)	Chr6p21.3	主要负责免疫系统中细胞之间的相互识别和诱导免疫反应，调节免疫应答	苯妥英过敏反应的发生和 *HLA-B* 之间存在很强的相关性	FDA HCSC CPIC
CYP2C19(细胞色素酶 CYP450 第二亚家族 C 成员 19)	Chr10q24.2	是 CYP45 酶第二亚家族中的重要成员；是人体重要的药物代谢酶	苯妥英由 CYP2C19 代谢	FDA
CYP2C9(细胞色素酶 CYP450 第二亚家族 C 成员 9)	Chr10q24	是 CYP450 酶第二亚家族中的重要成员；是人体重要的药物代谢酶	苯妥英主要由 CYP2C9 代谢，CYP2C9 酶活性下降会导致苯妥英在体内蓄积	CPIC DPWG
SCN1A(电压门控钠通道 α 亚基 1)	Chr2q24.3	编码钠通道 α 亚基，而钠通道主导动作电位的产生和传播	影响苯妥英的使用剂量	PharmGKB

（三）主要相关基因对药物疗效或不良反应的影响

根据 PharmGKB 数据库中苯妥英相关基因的证据级别以及国内临床实践经验，影响苯妥英疗效的主要相关基因为 *HLA-B*、*CYP2C9* 和 *SCN1A*。具体疗效和不良反应影响见表 4-28。

表 4-28　主要相关基因多态性对苯妥英疗效或不良反应的影响

基因	单倍型	SNP 位点	基因型	白种人分布频率 /%	中国人群分布频率 /%	影响环节	证据级别	临床相关性
HLA-B	*15:02:01	/	/	0.1	8.5~17.7	不良反应	1A	与不携带者相比，携带 1 个或 2 个 *HLA-B**15：02：01 等位基因者服用苯妥英会增加 SJS/TEN 的发生风险
CYP2C9	*2#	rs1799853	CC	79.2	100	剂量 / 不良反应	1A	与携带 *1/*1 基因型的患者相比较，携带 *1/*3、*2/*3、*2/*2 或 *3/*3 基因型的患者服用苯妥英后体内代谢较慢，血药浓度较高，发生不良反应的风险较高
			CT	20.8	0			
			TT	0	0			
	*3	rs1057910	AA	88.5	89.4			
			AC	11.5	10.6			
			CC	0	0			
SCN1A	/	rs3812718	CC	21.2	20.9	剂量	2B	CC 基因型患者在接受苯妥英治疗时，所需剂量比 CT 和 TT 基因型患者低；CT 基因型患者所需剂量比 CC 基因型高；TT 基因型患者所需剂量最高
			CT	49.6	51.2			
			TT	29.2	27.9			

\#rs1799853 为 *CYP2C9**2，目前证据显示它在中国人群中无突变，可以不予检测。

（四）临床用药指导

1. 指导临床用药的基因检测　根据相关基因与药物剂量、不良反应的关系以及在中国人群的分布频率，建议检测 *HLA-B* 相关等位基因，以判断服用苯妥英发生不良反应的风险。对于已经服用苯妥英数月并且无任何不良反应的患者，仍建议检测 *HLA-B* *15:02:01 等位基因，以避免不良反应的发生。在患者可安全使用苯妥英时，建议检测 *CYP2C9* 和 *SCN1A* 相关基因型，来指导用药剂量的调整。

2. 指导临床用药的剂量调整　CPIC 和 DPWG 基于 *CYP2C9* 代谢型对给药剂量调整的建议见表 4-29。建议据此调整苯妥英给药方案。

此外，可根据 *SCN1A* 相关基因型酌情调整剂量。

表 4-29　CPIC 和 DPWG 基于 *CYP2C9* 代谢型对苯妥英给药剂量调整的建议

基因	基因型	代谢型	临床相关性
CYP2C9	*1/*1	EM	维持常规剂量
	*1/*2	IM	起始剂量减少 25%，7~10d 后评价疗效及血清浓度
	*1/*3	IM	起始剂量减少 25%，7~10d 后评价疗效及血清浓度
	*2/*2	PM	起始剂量减少 50%，7~10d 后评价疗效及血清浓度
	*2/*3	PM	起始剂量减少 50%，7~10d 后评价疗效及血清浓度
	*3/*3	PM	起始剂量减少 50%，7~10d 后评价疗效及血清浓度

注：警惕有害药物事件（adverse drug events，ADEs），如运动失调、眼球震颤、发音困难、镇静等症状发生。

【资料来源】

［1］https://www.PharmGKB.org/chemical/PA450947.

［2］http://www.ncbi.nlm.nih.gov/gene/3106.

［3］http://www.ncbi.nlm.nih.gov/gene/1559.

［4］http://www.ncbi.nlm.nih.gov/gene/6323.

［5］https://www.PharmGKB.org/download.do?objCls=Attachment&objId=phenytoin_10_17_2013.pdf.

［6］https://www.PharmGKB.org/download.do?objCls=Attachment&objId=Phenytoin_HCSC_06_04_15.pdf.

［7］https://www.PharmGKB.org/redirect.jsp?p=https%3A%2F%2Fgithub.com%2FPharmGKB%2Fcpic-guidelines%2Fraw%2Fmaster%2Fphenytoin%2F2014%2F25099164.pdf.

［8］SWEN JJ,NIJENHUIS M,DE BOER A,et al. Pharmacogenetics:from bench to byte-an update of guidelines. Clin Pharmacol Ther. 2011,89（5）:662-673.

［9］http://www.ncbi.nlm.nih.gov/projects/SNP/snp_ref.cgi?rs=1799853.

［10］http://www.ncbi.nlm.nih.gov/projects/SNP/snp_ref.cgi?rs=1057910.

［11］http://www.ncbi.nlm.nih.gov/projects/SNP/snp_ref.cgi?rs=3812718.

[12] https://www.PharmGKB.org/haplotype/PA165954769#tabview=tab3&subtab=.

四、丙戊酸

(一) 药物简介

丙戊酸(valproic acid)是常用的抗癫痫药物之一,主要通过增加抑制性神经递质 γ- 氨基丁酸(GABA)合成和减少 GABA 降解,从而升高 GABA 浓度,降低神经元的兴奋性来抑制发作。本药通常用于治疗各种类型的癫痫发作。其常见不良反应包括胰腺炎、肝衰竭和死亡,以及对胎儿的致畸作用,如神经管缺陷等不良的事件。

(二) 相关基因

目前已经发现与丙戊酸相关的基因有 33 种,包括 *OTC*、*CPS1*、*POLG*、*LEPR*、*SCN2A*、*UGT1A10*、*UGT1A6*、*UGT1A7*、*UGT1A8*、*UGT1A9* 等,其中 *OTC*、*CPS1* 和 *POLG* 相关研究较多、证据较充分(表 4-30)。

表 4-30　丙戊酸的主要相关基因

基因	染色体定位	主要功能	药物相关性	来源
OTC(鸟氨酸氨甲酰转移酶)	ChrXp21.1	是尿素循环所需要的 5 种酶之一	*OTC* 基因缺陷患者在应用丙戊酸后可能出现高血氨脑病	FDA PMDA HCSC
CPS1(氨甲酰磷酸合成酶 1)	Chr2q35	是尿素循环所需要的 5 种酶之一	*CPS1* 基因缺陷患者在应用丙戊酸后可能出现高血氨脑病	PMDA
POLG(线粒体 DNA 聚合酶)	Chr15q25	是唯一已知位于线粒体、参与线粒体 DNA 复制与修复的酶	*POLG* 基因突变患者应用丙戊酸后可能诱导急性肝衰竭	FDA HCSC

(三) 主要相关基因对药物疗效或不良反应的影响

根据 PharmGKB 数据库中丙戊酸相关基因的证据级别以及国内临床实践经验,影响丙戊酸疗效的主要相关基因为 *OTC*、*CPS1* 和 *POLG*。

FDA 和 HCSC 药物说明书中均指出,约 2/3 的常染色体隐性 *POLG* 相关疾病是由 A467T 和 W748S 这两个突变位点导致的,携带任何一个位点突变的患者均为用药禁忌人群。

OTC 和 *CPS1* 基因缺陷与尿素循环障碍(urea cycle disorders,UCD)有关。UCD 是一种罕见的遗传性疾病,由 *OTC* 或 *CPS1* 基因突变引起鸟氨酸氨甲酰转移酶和氨甲酰磷酸合成酶缺乏所致。UCD 较为常见的临床表现为有不明原因的脑病史、原因不明的智力低下或既往高血氨或谷氨酰胺。

(四) 临床用药指导

根据相关基因与药物不良反应的关系,建议检测 *POLG*［A467T(rs113994095)和

W748S(rs113994097)]基因型,以指导丙戊酸的精准治疗。

在丙戊酸治疗开始之前,应对患者是否患有 UCD 进行评估,有 UCD 风险时,可进行 *OTC* 和 *CPS1* 基因检测。

【资料来源】

[1] https://www.PharmGKB.org/chemical/PA451846.

[2] http://www.ncbi.nlm.nih.gov/gene/5009.

[3] http://www.ncbi.nlm.nih.gov/gene/1373.

[4] http://www.ncbi.nlm.nih.gov/gene/5428.

[5] https://www.PharmGKB.org/download.do?objCls=Attachment&objId=Valproic_acid_10_17_13.pdf.

[6] https://www.PharmGKB.org/download.do?objCls=Attachment&objId=Valproic_acid_PMDA_11_17_14.pdf.

[7] https://www.PharmGKB.org/download.do?objCls=Attachment&objId=Valproic_acid_HCSC_06_08_15.pdf.

[8] NAOKI O,JUNJI S,HIROO N,et al.Impact of the superoxide dismutase 2 Val16Ala polymorphism on the relationship between valproic acid exposure and elevation of γ-glutamyltransferase in patients with epilepsy:a population pharmacokinetic-pharmacodynamic analysis.Plos One,2014,9(11):e111066.

五、唑尼沙胺

(一) 药物简介

唑尼沙胺(zonisamide)是一种磺胺类抗癫痫药,通过与钠离子通道和电压依赖性钙通道结合,抑制神经元去极化和超同步放电,对碳酸酐酶也有较弱的抑制作用。本药主要适用于治疗癫痫大发作、小发作、局限性发作、精神运动性发作及癫痫持续状态。其主要不良反应为困倦、食欲不振、乏力等,偶见过敏性皮疹,甚至发生中毒性表皮坏死松解症。

(二) 相关基因

目前已经发现与唑尼沙胺相关的基因主要为 *HLA-A*、*HLA-B*、*HLA-DRB1*、*CA12* 和 *CYP3A4*,但尚无级别较高的证据。EMA 提示唑尼沙胺主要通过 CYP3A4 代谢(表4-31)。

表 4-31　唑尼沙胺的主要相关基因

基因	染色体定位	主要功能	药物相关性	来源
CYP3A4(细胞色素酶 CYP450 第三亚家族 A 成员 4)	Chr 7q21.1	是 CYP450 酶第三亚家族中的重要成员;是人体重要的药物代谢酶	唑尼沙胺主要通过 CYP3A4 代谢	EMA

（三）主要相关基因对药物疗效或不良反应的影响

唑尼沙胺的药物相互作用与代谢酶 CYP3A4 被诱导或抑制相关。暂无与 *CYP3A4* 基因多态性相关的证据。

（四）临床用药指导

1. 指导临床用药的基因检测　暂无需要进行基因检测的证据。

2. 涉及代谢酶 CYP3A4 的用药注意事项　EMA 报告中提到，唑尼沙胺经 CYP3A4 代谢，如果同时使用 CYP3A4 诱导剂则需调整剂量。与其他 CYP3A4 诱导剂（如苯妥英钠、卡马西平和苯巴比妥）联用可降低唑尼沙胺的血药浓度。*CYP3A4* 抑制剂对唑尼沙胺影响较小。由于唑尼沙胺的不良反应可能与碳酸酐酶抑制作用有关，故尽量不与其他碳酸酐酶抑制剂（如乙酰唑胺、托吡酯）联用。

【资料来源】

［1］https://www.PharmGKB.org/chemical/PA451978.

［2］http://www.ncbi.nlm.nih.gov/gene/1576.

［3］https://www.PharmGKB.org/download.do?objCls=Attachment&objId=zonisamide_EMA_EPAR_Aug_6_2014_1_.pdf.

（杜雯雯　林　艳　陈　琛　王鹤尧　代华平）

第 5 节　抗抑郁药

一、氟西汀

（一）药物简介

氟西汀（fluoxetine）是一种选择性 5- 羟色胺再摄取抑制剂（selective serotonin reuptake inhibitor，SSRI）类抗抑郁药物，可特异性抑制 5- 羟色胺的再摄取，增加突触间隙 5- 羟色胺的浓度，从而起到抗抑郁的作用。本药主要用于治疗抑郁症、强迫症、神经性贪食症、惊恐障碍，与奥氮平联合治疗难治性或双相 I 型抑郁症。其不良反应主要为胃肠道症状（食欲减退、恶心、腹泻、便秘、口干）、性功能异常、中枢神经系统症状（失眠或镇静、激越、震颤、头痛、头晕）和自主神经系统（出汗）等。

（二）相关基因

目前已经发现与氟西汀相关的基因有 22 种，包括 *FKBP5*、*CYP2D6*、*ABCB1*、*GSK3B*、*HTR1A*、*SRP19*、*REEP5*、*SERPINE1*、*TPH1*、*BDNF* 等，其中 *FKBP5* 和 *CYP2D6* 相关研究较多、证据较充分（表 4-32）。

表 4-32　氟西汀的主要相关基因

基因	染色体定位	主要功能	药物相关性	来源
FKBP5（FK506 结合蛋白家族成员 5）	Chr6p21.31	是免疫亲和蛋白家族的一员，在免疫调节中发挥作用	*FKBP5* 基因多态性可能影响重度抑郁症和心境障碍患者对 SSRI 类抗抑郁药的反应	PharmGKB
CYP2D6（细胞色素酶 CYP450 第二亚家族 D 成员 6）	Chr22q13.1	是 CYP450 酶第二亚家族中的重要成员；是人体重要的药物代谢酶	氟西汀能抑制 CYP2D6 的活性，可能使 CYP2D6 代谢活性正常的个体类似于 PM 个体	FDA

（三）主要相关基因对药物疗效或不良反应的影响

根据 PharmGKB 数据库中氟西汀相关基因的证据级别以及国内临床实践经验，影响氟西汀疗效的主要相关基因为 *FKBP5* 和 *CYP2D6*。具体疗效和不良反应影响见表 4-33。其中，*CYP2D6* 基因与氟西汀的药物相互作用相关。

表 4-33　主要相关基因多态性对氟西汀疗效或不良反应的影响

基因	SNP 位点	基因型	白种人分布频率 /%	中国人群分布频率 /%	影响环节	证据级别	临床相关性
FKBP5	rs4713916	AA	12.5	8.3	疗效	2B	AA 基因型患者应答较 GG 基因型患者好；AG 基因型患者应答居中；GG 基因型患者应答较 AA 基因型差
		AG	45.8	37.5			
		GG	41.7	54.2			

（四）临床用药指导

1. 指导临床用药的基因检测　根据相关基因与药物剂量、不良反应的关系以及在中国人群的分布频率，建议检测 *FKBP5* 的相关基因型，以指导氟西汀的精准治疗。

2. 药物相互作用对疗效和不良反应的影响　FDA 说明书中指出，氟西汀主要经 CYP2D6 代谢，同时还是 CYP2D6 的抑制剂，可使 CYP2D6 代谢活性从快代谢型转为慢代谢型。氟西汀与其他经 CYP2D6 代谢的药物联用时会影响该药物的代谢。如果患者同时服用氟西汀或在前 5 周内曾经服用过氟西汀，在使用主要由 CYP2D6 代谢并且治疗指数相对较窄的药物（如氟卡尼、普罗帕酮、长春碱和三环类抗抑郁药）时，需要多关注药物安全性，并考虑降低相关药物的剂量。

由于存在可能与硫利哒嗪血浆浓度升高相关的严重心律失常和猝死风险，硫利哒嗪不应当与氟西汀同时使用，至少应当在停用氟西汀后 5 周后给药。

【资料来源】

［1］https://www. PharmGKB. org/chemical/PA449673.

［2］http://www. ncbi. nlm. nih. gov/gene/2289.

［3］http://www. ncbi. nlm. nih. gov/gene/1565.

［4］https://www. PharmGKB. org/download. do?objCls=Attachment&objId=Fluoxetine_9_6_11_1. pdf.

［5］https://www. PharmGKB. org/download. do?objCls=Attachment&objId=Fluoxetine_Olanzapine_10_18_2013. pdf.

［6］http://www. uptodate. com/contents/zh-Hans/92402?source=search_result&search=%E6%B0%9F%E8%A5%BF%E6%B1%80&selectedTitle=0%7E150#H25.

［7］http://browser. 1000genomes. org/Homo_sapiens/Variation/Population?db=core;v=rs4713916;vdb=variation.

二、阿米替林

(一)药物简介

阿米替林(amitriptyline)为三环类抗抑郁药,能选择性抑制中枢神经突触部位对去甲肾上腺素(noradrenaline,NA)和5-羟色胺(5-hydroxytryptamine,5-HT)的再摄取,使突触间NA和5-HT的含量增加,并增强突触后膜5-HT$_2$受体的敏感性。本药的抗抑郁作用类似丙米嗪,可使抑郁患者情绪提高,改善思维迟缓、行为迟缓及食欲缺乏等症状。其镇静作用及抗胆碱作用也较明显。本药口服制剂可用于治疗各种抑郁症,因镇静作用较强,主要用于治疗焦虑性或激动性抑郁症。其不良反应主要为心悸、排尿困难、口干、便秘等。

(二)相关基因

目前已经发现与阿米替林相关的基因有3种,包括*CYP2C19*、*CYP2D6*和*ABCB1*,其中*CYP2C19*和*CYP2D6*相关研究较多、证据较充分(表4-34)。

表4-34　阿米替林的主要相关基因

基因	染色体定位	主要功能	药物相关性	来源
CYP2D6(细胞色素酶 CYP450 第二亚家族 D 成员 6)	Chr22q13.1	是 CYP450 酶第二亚家族中的重要成员;是人体重要的药物代谢酶	阿米替林经 CYP2D6 代谢,与阿米替林的剂量、毒性/不良反应相关	FDA CPIC DPWG
CYP2C19(细胞色素酶 CYP450 第二亚家族 C 成员 19)	Chr10q24.2	是 CYP450 酶第二亚家族中的重要成员;是人体重要的药物代谢酶	阿米替林经 CYP2C19 代谢,与阿米替林的剂量、毒性/不良反应相关	CPIC

(三)主要相关基因对药物疗效或不良反应的影响

根据 PharmGKB 数据库中阿米替林相关基因的证据级别以及国内临床实践经验,影响阿米替林疗效的主要相关基因为 *CYP2C19* 和 *CYP2D6*。具体疗效和不良反应影响见表 4-35。

表 4-35　*CYP2D6* 和 *CYP2C19* 代谢型对阿米替林疗效或不良反应的影响

基因	代谢型	双倍型	影响环节	证据级别	临床相关性
CYP2D6#	UM	详见附录1	疗效、毒性/不良反应	1A	UM 患者对阿米替林的代谢加快,应答降低
	IM	详见附录1			IM 患者阿米替林代谢减慢,去甲替林浓度增加,不良反应风险增加
	PM	详见附录1			PM 患者阿米替林代谢减慢,去甲替林浓度增加,不良反应风险增加
CYP2C19&	UM	*1/*17、*17/*17	代谢,毒性/不良反应	1A	对于服用阿米替林的患者的代谢:UM>EM>IM>PM
	EM	*1/*1			
	IM	*1/*2、*1/*3、*2/*17			
	PM	*2/*2、*2/*3、*3/*3			

CYP2D6 基因较为复杂,具体单倍型分布频率及与代谢型的对应关系见附录 1。
& *CYP2C19* 具体单倍型分布频率及与代谢型的对应关系见附录 2。

(四) 临床用药指导

1. 指导临床用药的基因检测　根据以上基因与药物剂量、疗效、不良反应的关系以及在中国人群的分布频率,建议检测 *CYP2C19* 和 *CYP2D6* 相关代谢型,以指导阿米替林的精准治疗。

2. 指导临床用药的剂量调整　CPIC 和 DPWG 指南中均建议基于 *CYP2C19*、*CYP2D6* 代谢型对阿米替林初始给药剂量进行调整(表 4-36、表 4-37)。根据相关代谢型调整阿米替林初始给药剂量或换用其他药物。

表 4-36　CPIC 基于 *CYP2D6* 和 *CYP2C19* 代谢型对阿米替林给药剂量调整的建议

代谢型	剂量调整建议			
	CYP2D6(UM)	*CYP2D6*(EM)	*CYP2D6*(IM)	*CYP2D6*(PM)
CYP2C19(UM)	避免使用三环类药物;必须使用时,监测阿米替林的血药浓度	建议换用不经 CYP2D6 代谢的药物;必须使用时,监测阿米替林的血药浓度	建议换用不经 CYP2D6 代谢的药物;必须使用时,监测阿米替林的血药浓度	避免使用三环类药物;必须使用时,监测阿米替林的血药浓度
CYP2C19(EM)	避免使用三环类药物;必须使用时,应考虑增加起始剂量,并监测阿米替林的血药浓度	使用说明书推荐初始剂量	建议初始剂量降低 25%,并监测阿米替林的血药浓度	避免使用三环类药物;必须使用时,建议初始剂量降低 50%,并监测阿米替林的血药浓度

代谢型	剂量调整建议			
	CYP2D6（UM）	*CYP2D6*（EM）	*CYP2D6*（IM）	*CYP2D6*（PM）
CYP2C19（IM）	避免使用三环类药物；必须使用时，监测阿米替林的血药浓度	使用说明书推荐初始剂量	建议初始剂量降低25%，并监测阿米替林的血药浓度	避免使用三环类药物；必须使用时，建议初始剂量降低50%，并监测阿米替林的血药浓度
CYP2C19（PM）	避免使用三环类药物；必须使用时，监测阿米替林的血药浓度	建议初始剂量降低50%，并监测阿米替林的血药浓度	避免使用三环类药物；必须使用时，监测阿米替林的血药浓度	避免使用三环类药物；必须使用时，监测阿米替林的血药浓度

表 4-37　DPWG 基于 *CYP2D6* 代谢型对阿米替林给药剂量调整的建议

代谢型	剂量调整建议
UM	换用其他药物（西酞普兰、舍曲林）或监测（E-10-羟基）阿米替林的血药浓度
IM	建议初始剂量降低25%或换用其他药物（西酞普兰、舍曲林）
PM	换用其他药物（西酞普兰、舍曲林）或监测阿米替林和去甲替林的血药浓度

3. 药物相互作用对疗效和不良反应的影响　与巴比妥类药物、其他酶诱导药（如利福平和某些抗癫痫药）联用，可使三环类药的血药浓度降低、作用减弱。

【资料来源】

［1］https://www. PharmGKB. org/chemical/PA448385.

［2］http://www. ncbi. nlm. nih. gov/gene/1565.

［3］http://www. ncbi. nlm. nih. gov/gene/1557.

［4］https://www. PharmGKB. org/download. do?objCls=Attachment&objId=amitriptyline_FDA_drug_label_Dec-13-2013. pdf.

［5］https://www. PharmGKB. org/redirect. jsp?p=https%3A%2F%2Fgithub. com%2FPharmGKB%2Fcpic-guidelines%2Fraw%2Fmaster%2FTCA%2F2013%2F23486447. pdf.

［6］https://www. PharmGKB. org/download. do?objCls=Attachment&objId=Amitriptyline_CYP2D6. pdf.

［7］https://58. 30. 139. 200/$domain=www. uptodate. com$key=1460957505$/contents/zh-Hans/92411?source=search_result&search=%E9%98%BF%E7%B1%B3%E6%9B%BF%E6%9E%97&selectedTitle=1%7E125#H22.

三、丙米嗪

（一）药物简介

丙米嗪（imipramine）属于三环类抗抑郁药，能阻滞去甲肾上腺素和 5- 羟色胺的再摄取，增加突触间隙中去甲肾上腺素和 5- 羟色胺的含量，具有较强的抗抑郁、抗胆碱能作用，镇静作用较弱。本药主要用于治疗各种抑郁症,尤以情感性障碍抑郁症疗效显著。其常见不良反应为口干、心动过速、出汗、视物模糊、眩晕等,偶见白细胞减少。

(二) 相关基因

目前已经发现与丙米嗪相关的基因为 CYP2D6 和 CYP2C19。这两种基因研究较多、证据较充分(表 4-38)。

表 4-38 丙米嗪的主要相关基因

基因	染色体定位	主要功能	药物相关性	来源
CYP2D6(细胞色素酶 CYP450 第二亚家族 D 成员 6)	Chr22q13.1	是 CYP 酶系中重要的一种氧化代谢酶;参与多种药物的代谢	与丙米嗪的剂量、毒性 / 不良反应相关	FDA CPIC DPWG
CYP2C19(细胞色素酶 CYP450 第二亚家族 C 成员 19)	Chr10q24	是 CYP450 酶第二亚家族中的重要成员;是人体重要的药物代谢酶	与丙米嗪的代谢有关	CPIC DPWG

(三) 主要相关基因对药物疗效和不良反应的影响

根据 PharmGKB 数据库中丙米嗪相关基因的证据级别以及国内临床实践经验,影响丙米嗪疗效的主要相关基因为 CYP2D6 和 CYP2C19。具体疗效和不良反应影响见表 4-39。

表 4-39 *CYP2D6* 和 *CYP2C19* 代谢型对丙米嗪疗效或不良反应的影响

基因	代谢型	双倍型	影响环节	证据级别	临床相关性
CYP2D6[#]	PM	*1/*4、*4/*4	剂量、毒性 / 不良反应	1A	剂量:在接受三环类抗抑郁药治疗时,*1/*1 型抑郁症患者维持正常剂量,*1/*4 型患者减少剂量,*4/*4 型进一步减少剂量 毒性 / 不良反应:在接受三环类抗抑郁药治疗时,相对于 *1/*1 型,携带 *4 的患者由于不良反应风险增加,换药的可能性较高
	UM	详见附录 1	剂量	2A	服用丙米嗪的重度抑郁症患者可能会:①需要的剂量:UM>EM>IM 或 PM;②治疗应答:EM 患者应答最好
	EM	详见附录 1			
	IM	详见附录 1			
	PM	详见附录 1			
CYP2C19[&]	UM	*1/*17、*17/*17	其他	2A	*1/*1 的重度抑郁症患者:①与 *1/*2、*2/*2 的患者相比,丙米嗪剂量校正后的血药浓度可能会降低;②与 *2/*3 的患者相比,丙米嗪的代谢加快;③与 *1/*17、*17/*17 的患者相比,丙米嗪剂量校正后的血药浓度可能会增高
	EM	*1/*1			
	IM	*1/*2、*1/*3、*2/*17			
	PM	*2/*2、*2/*3、*3/*3			

[#]CYP2D6 基因较为复杂,具体单倍型分布频率及与代谢型的对应关系见附录 1。

[&]CYP2C19 具体单倍型分布频率及与代谢型的对应关系见附录 2。

（四）临床用药指导

1. 指导临床用药的基因检测　根据相关基因与药物疗效、不良反应的关系以及在中国人群的分布频率，建议检测 *CYP2D6* 和 *CYP2C19* 相关代谢型，以指导丙米嗪的精准治疗。

2. 指导临床用药的剂量调整　FDA 药物说明书以及 CPIC、DPWG 指南中均指出，基于 *CYP2C19*、*CYP2D6* 代谢型对丙米嗪的剂量调整。建议根据相关代谢型调整丙米嗪给药剂量或换用其他药物。

（1）CPIC 在指南中提出，三环类抗抑郁药具有相似的药动学特征，因此可以将关于阿米替林和 *CYP2C19*、*CYP2D6* 的指南应用到其他三环类抗抑郁药中，其中包括丙米嗪。在阿米替林的指南中提到，推荐 *CYP2D6* 和 *CYP2C19* 超快代谢者、*CYP2D6* 慢代谢者换用其他药物。推荐 *CYP2C19* 慢代谢者降低 50% 的剂量，*CYP2D6* 中间代谢者降低 25% 的剂量（具体见阿米替林章节）。

（2）DPWG 指南中推荐根据 *CYP2C19* 和 *CYP2D6* 代谢型来调整丙米嗪的剂量，详见表 4-40、表 4-41。

表 4-40　DPWG 基于 *CYP2C19* 代谢型对丙米嗪的剂量调整的建议

代谢型	剂量调整建议
UM	无
IM	数据不足以支持进行剂量调整，选择其他药物（如氟伏沙明、米氮平）
PM	降低 30% 的剂量，同时监测血浆中丙米嗪和去甲丙米嗪的血药浓度或选择其他药物（如氟伏沙明、米氮平）

表 4-41　DPWG 基于 *CYP2D6* 代谢型对丙米嗪的剂量调整的建议

代谢型	剂量调整建议
UM	选择其他药物（如西酞普兰、舍曲林）或增加 70% 的剂量，同时监测丙米嗪和去甲丙米嗪的血药浓度
IM	降低 30% 的剂量，同时监测丙米嗪和去甲丙米嗪的血药浓度
PM	降低 70% 的剂量，同时监测丙米嗪和去甲丙米嗪的血药浓度

（3）FDA 药物说明书中提出，*CYP2D6* 慢代谢者在给予常规剂量三环类抗抑郁药时，血药浓度可能会高于常规值，需要降低剂量。

3. 药物相互作用对疗效和不良反应的影响　三环类抗抑郁药与 CYP2D6 抑制剂联用时需要同时降低这两种药的剂量，同时监测三环类抗抑郁药的血药浓度；与单胺氧化酶抑制剂联用可导致高血压危象，一般应在单胺氧化酶抑制剂停用 2 周后，再使用三环类药。三环类药物与巴比妥类、非巴比妥类、抗癫痫药联用，可加快肝脏代谢，从而降低三环类药的治疗效果。

【资料来源】

［1］https://www.PharmGKB.org/chemical/PA449969.

［2］http://www.ncbi.nlm.nih.gov/gene/1565.

［3］http://www.ncbi.nlm.nih.gov/gene/1557.

［4］https://www.PharmGKB.org/download.do?objCls=Attachment&objId=Imipramine_10_16_2013.pdf.

［5］https://www.PharmGKB.org/download.do?objCls=Attachment&objId=CPIC_TCAguideline2012.pdf.

［6］SWEN JJ,NIJENHUIS M,BOER A,et al. Pharmacogenetics:from bench to byte—an update of guidelines. Clinical Pharmacology & Therapeutics,2011,89(5):662-673.

四、多塞平

（一）药物简介

多塞平（doxepin）属于三环类抗抑郁药,主要通过抑制中枢神经系统对 5- 羟色胺及去甲肾上腺素的再摄取,从而使突触间隙中这两种神经递质浓度增高而发挥抗抑郁作用。本药也具有抗焦虑和镇静作用。多塞平主要用于治疗抑郁症及焦虑性神经症,还可用于缓解过敏性疾病的瘙痒症状。其常见不良反应为嗜睡和抗胆碱能反应,如多汗、口干、震颤、眩晕、视物模糊、排尿困难、便秘等。

（二）相关基因

目前已经发现与多塞平相关的基因包括 *CYP2D6*、*CYP2C19*、*CYP1A2* 和 *CYP2C9*,其中 *CYP2D6* 和 *CYP2C19* 相关研究较多、证据较充分（表 4-42）。

表 4-42　多塞平的主要相关基因

基因	染色体定位	主要功能	药物相关性	来源
CYP2D6（细胞色素酶 CYP450 第二亚家族 D 成员 6）	Chr22q13.1	是 CYP 酶系中重要的一种氧化代谢酶,参与多种药物的代谢	与多塞平的剂量、毒性 / 不良反应相关	FDA CPIC DPWG
CYP2C19（细胞色素酶 CYP450 第二亚家族 C 成员 19）	Chr10q24	是 CYP450 酶第二亚家族中的重要成员;是人体重要的药物代谢酶	与多塞平的代谢有关	FDA CPIC

（三）主要相关基因对药物疗效和不良反应的影响

根据 PharmGKB 数据库中多塞平相关基因的证据级别以及国内临床实践经验,影响多塞平疗效的主要相关基因为 *CYP2D6* 和 *CYP2C19*。具体疗效和不良反应影响见表 4-43。

表 4-43　*CYP2D6* 和 *CYP2C19* 代谢型对多塞平疗效或不良反应的影响

基因	代谢型	双倍型	影响环节	证据级别	临床相关性
CYP2D6[#]	PM	*1/*4、*4/*4	剂量、毒性 / 不良反应	1A	(1) 剂量:在接受三环类抗抑郁药治疗时,*1/*1 型抑郁症患者维持正常剂量,*1/*4 型患者减少剂量,*4/*4 型进一步减少剂量 (2) 毒性 / 不良反应:在接受三环类抗抑郁药治疗时,相对于 *1/*1 型,携带 *4 的患者由于不良反应风险增加导致换药的可能性较高
	UM	详见附录 1	疗效	2A	(1) 需要的剂量:UM>EM>IM 或 PM (2) 毒性不良反应:相对于 IM 和 PM 患者,EM 患者出现不良反应的风险最小
	EM	详见附录 1			
	IM	详见附录 1			
	PM	详见附录 1			
CYP2C19[&]	EM	*1/*1	其他	3	与 *1/*2、*2/*2 型患者相比,*1/*1 型抑郁症患者使用多塞平后,体内药物清除率较高
	IM	*1/*2			
	PM	*2/*2			

[#]*CYP2D6* 基因较为复杂,具体单倍型分布频率及与代谢型的对应关系见附录 1。
[&]*CYP2C19* 具体单倍型分布频率及与代谢型的对应关系见附录 2。

(四) 临床用药指导

1. 指导临床用药的基因检测　根据相关基因与药物疗效、不良反应的关系以及在中国人群的分布频率,建议检测 *CYP2D6* 和 *CYP2C19* 相关代谢型,以指导多塞平的精准治疗。此外,PharmGKB 数据库指出,因为多塞平相关研究证据较为缺乏,所以涉及具体临床用药时,可参考其他三环类抗抑郁药物(如阿米替林和丙米嗪等)。

2. 指导临床用药的剂量调整　FDA、CPIC、DPWG 指南中均指出,基于 *CYP2C19*、*CYP2D6* 代谢型对丙米嗪的剂量调整建议。建议根据相关代谢型调整多塞平给药剂量或换用其他药物。

(1) CPIC 在指南中提出,三环类抗抑郁药具有相似的药动学特征,因此可以将关于阿米替林和 *CYP2C19*、*CYP2D6* 的指南应用于其他三环类抗抑郁药(包括多塞平)。阿米替林的指南中提到,推荐 *CYP2D6* 和 *CYP2C19* 超快代谢者、*CYP2D6* 慢代谢者换用其他药物。推荐 *CYP2C19* 慢代谢者降低 50% 剂量,CYP2D6 中间代谢者降低 25% 剂量(具体见阿米替林章节)。

(2) DPWG 指南中推荐根据 *CYP2D6* 代谢型来调整多塞平的剂量(表 4-44)。

表 4-44　DPWG 基于 *CYP2D6* 代谢型对多塞平剂量调整的建议

代谢型	剂量调整建议
UM	选择其他药物(如西酞普兰、舍曲林)或增加 100% 的剂量,同时监测多塞平血药浓度调整维持剂量
EM	按照药物说明书用药
IM	降低 20% 的剂量,同时监测多塞平血药浓度调整维持剂量
PM	降低 60% 的剂量,同时监测多塞平血药浓度调整维持剂量

(3) FDA 药物说明书中提出,*CYP2D6* 慢代谢者在给予常规剂量的三环类抗抑郁药时,可能血药浓度要高于常规值,需要降低剂量。

3. 药物相互作用对疗效和不良反应的影响　三环类抗抑郁药与 *CYP2D6* 抑制剂联用时需要同时降低这两种药的剂量,同时监测三环类抗抑郁药的血药浓度;与单胺氧化酶抑制剂联用可导致高血压危象,一般应在单胺氧化酶抑制剂停用 2 周后,再使用三环类药。三环类药物与巴比妥类、非巴比妥类、抗癫痫药联用,可加快肝脏代谢,从而降低三环类药的治疗效果。

【资料来源】

[1] https://www.PharmGKB.org/chemical/PA449409.

[2] http://www.ncbi.nlm.nih.gov/gene/1565.

[3] http://www.ncbi.nlm.nih.gov/gene/1557.

[4] https://www.PharmGKB.org/download.do?objCls=Attachment&objId=doxepin10_15_2013.pdf.

[5] https://www.PharmGKB.org/download.do?objCls=Attachment&objId=CPIC_TCAguideline2012.pdf.

[6] SWEN JJ,NIJENHUIS M,BOER A,et al. Pharmacogenetics:from bench to byte—an update of guidelines. Clinical Pharmacology & Therapeutics,2011,89(5):662-673.

五、帕罗西汀

(一) 药物简介

帕罗西汀(paroxetine)是选择性 5-HT 再摄取抑制剂抗抑郁药,能选择性抑制 5-HT 的再摄取,提高神经突触间隙内 5-HT 的浓度,从而产生抗抑郁作用。本药主要用于治疗各种类型的抑郁症(包括伴有焦虑的抑郁症及反应性抑郁症)、强迫性神经症、伴有或不伴有广场恐怖的惊恐障碍、社交恐怖症/社交焦虑症。其主要不良反应为头晕、头痛、失眠、嗜睡、激动、震颤、口干、恶心、呕吐、多汗、皮疹、停药综合征等。

(二) 相关基因

目前已经发现与帕罗西汀相关的基因有 27 种,包括 *ABCB1*、*ABCB6*、*ABCG1*、*ADM*、

BDNF、*HTR1A*、*CYP1A2*、*CYP2C19*、*CYP2D6*、*FKBP5* 等，其中 *CYP2D6*、*HTR1A*、*FKBP5* 相关研究较多、证据较充分（表 4-45）。

表 4-45　帕罗西汀的主要相关基因

基因	染色体定位	主要功能	药物相关性	来源
CYP2D6（细胞色素酶 CYP450 第二亚家族 D 成员 6）	Chr22q13.1	是 CYP450 酶第二亚家族中的重要成员；是人体重要的药物代谢酶	帕罗西汀部分通过 CYP2D6 代谢，CYP2D6 酶活性升高或降低可能导致帕罗西汀在体内清除率增加或减少	FDA CPIC DPWG
HTR1A（5- 羟色胺受体家族 1A）	Chr5q11	编码 5- 羟色胺 G 蛋白 - 偶联受体，属于 5- 羟色胺受体家族	*HTR1A* 基因突变患者对帕罗西汀的应答降低	PharmGKB
FKBP5（FK506 结合蛋白家族成员 5）	Chr6q21	编码的蛋白属于免疫亲和素家族，在免疫调节和基本细胞活动中发挥作用	*FKBP5* 基因与抑郁症相关，可增加对抗抑郁药的应答	PharmGKB

（三）主要相关基因对药物疗效或不良反应的影响

根据 PharmGKB 数据库中帕罗西汀相关基因的证据级别以及国内临床实践经验，影响帕罗西汀疗效的主要相关基因为 *CYP2D6*、*HTR1A* 和 *FKBP5*。具体疗效和不良反应影响见表 4-46、表 4-47。

表 4-46　*CYP2D6* 代谢型对帕罗西汀疗效或不良反应的影响

基因	代谢型	双倍型	影响环节	证据级别	临床相关性
CYP2D6[#]	UM	详见附录 1	疗效、毒性 / 不良反应、代谢 /PK	1A	相对于 EM 患者，UM 患者接受帕罗西汀治疗后代谢及清除速率过快从而影响疗效
	EM	详见附录 1			EM 患者正常代谢帕罗西汀
	IM	详见附录 1			相对于 EM 患者，IM 患者接受帕罗西汀治疗后：①代谢及清除速率减慢；②不良反应发生风险增加
	PM	详见附录 1			相对于 EM 患者，PM 患者接受帕罗西汀治疗后：①代谢及清除速率减慢；②不良反应发生风险增加

[#] *CYP2D6* 基因较为复杂，具体单倍型分布频率及与代谢型的对应关系见附录 1。

表 4-47　其他基因多态性对帕罗西汀疗效或不良反应的影响

基因	SNP 位点	基因型	白种人分布频率 /%	中国人群分布频率 /%	影响环节	证据级别	临床相关性
HTR1A	rs6295	CC	27.3	7.8	疗效	2B	相对于 CC 或 CG 基因型,GG 基因型患者接受帕罗西汀治疗 4 周后的应答更好
		CG	46.5	45.6			
		GG	26.2	46.6			
FKBP5	rs4713916	AA	12.5	8.3	疗效	2B	相对于 GG 基因型,AA 或 AG 基因型患者抗焦虑效果更好
		AG	45.8	37.5			
		GG	41.7	54.2			

（四）临床用药指导

1. 指导临床用药的基因检测　根据相关基因与药物剂量、疗效、不良反应的关系以及在中国人群的分布频率,建议检测 *CYP2D6* 相关代谢型以及 *HTR1A* 和 *FKBP5* 相关基因型,以指导帕罗西汀的精准治疗。

2. 指导临床用药的剂量调整　CPIC、DPWG 基于 *CYP2D6* 代谢型对给药剂量调整的建议见表 4-48 和表 4-49。建议据此调整帕罗西汀的治疗方案。

表 4-48　CPIC 基于 *CYP2D6* 代谢型对帕罗西汀给药剂量调整的建议

代谢型	剂量调整建议
UM	换用一个不主要经过 CYP2D6 代谢的药物
EM	按照说明书正常剂量用药
IM	按照说明书正常剂量用药,关注潜在的不良反应
PM	换用一个不主要经过 CYP2D6 代谢的药物;若继续使用帕罗西汀,则须高度警惕不良反应,同时初始剂量降低 50%,逐渐滴定至应答剂量

表 4-49　DPWG 基于 *CYP2D6* 代谢型对帕罗西汀给药剂量调整的建议

代谢型	剂量调整建议
UM	临床数据不足以进行剂量推荐,建议换用其他药物治疗(如西酞普兰、舍曲林)
IM	无推荐
PM	无推荐

3. 药物相互作用对疗效和不良反应的影响　联用其他通过 CYP2D6 代谢的药物(如硫利达嗪、利培酮、普罗帕酮)会增加药物的浓度,需要谨慎。

【资料来源】

[1] https://www.PharmGKB.org/chemical/PA450801.

[2] http://www.ncbi.nlm.nih.gov/gene/1565.

［3］http://www.ncbi.nlm.nih.gov/gene/3350.

［4］http://www.ncbi.nlm.nih.gov/gene/2289.

［5］https://www.PharmGKB.org/download.do?objCls=Attachment&objId=paroxetine_12_18_2012.pdf.

［6］https://www.PharmGKB.org/redirect.jsp?p=https%3A%2F%2Fgithub.com%2FPharmGKB%2Fcpic-guidelines%2Fraw%2Fmaster%2FSSRI%2F2015%2F25974703.pdf.

［7］SWEN JJ,NIJENHUIS M,BOER A,et al. Pharmacogenetics:from bench to byte—an update of guidelines. Clinical Pharmacology & Therapeutics,2011,89(5):662-673.

［8］http://browser.1000genomes.org/Homo_sapiens/Variation/Population?db=core;v=rs6295;vdb=variation.

［9］http://browser.1000genomes.org/Homo_sapiens/Variation/Population?db=core;v=rs4713916;vdb=variation.

六、西酞普兰

(一) 药物简介

西酞普兰(citalopram)是为选择性 5-HT 再摄取抑制剂。本药通过抑制中枢神经系统神经元对 5-HT 的再摄取,增强中枢 5-HT 能神经的功能从而产生抗抑郁作用。西酞普兰主要用于治疗多种类型的抑郁症。其不良反应多发生在开始治疗后第 1~2 周,可出现多汗、口干、失眠、嗜睡、腹泻、恶心和乏力等,持续治疗后不良反应的严重程度和发生率均降低。

(二) 相关基因

目前已经发现与西酞普兰相关的基因有 38 种,包括 *ABCB1*、*ABCB6*、*ABCG1*、*ADRB1*、*CYP2C19*、*CYP2D6*、*CYP3A4*、*CYP3A5*、*GLDC*、*GRIA3*、*GRIK2*、*GRIK4*、*GRK5*、*GSK3B*、*METTL21A* 等,其中 *CYP2C19*、*GRIK4*、*SLC6A4*、*FKBP5* 和 *HTR2A* 相关研究较多、证据较充分(表 4-50)。

表 4-50　西酞普兰的主要相关基因

基因	染色体定位	主要功能	药物相关性	来源
CYP2C19(细胞色素 酶 CYP450 第二亚家族成员 19)	Chr10q24	是 CYP450 酶第二亚家族中的重要成员;是人体重要的药物代谢酶	西酞普兰主要由 CYP2C19 代谢,CYP2C19 酶活性下降会导致西酞普兰血药浓度增高,不良反应风险增加	FDA HCSC CPIC DPWG
SLC6A4(编码完整的膜蛋白)	Chr17q11.2	神经递质 - 羟色胺从突触到突触前神经元的转运	*SLC6A4* 基因型与西酞普兰的疗效相关	PharmGKB
CYP2D6	Chr22q13.1	是 CYP450 酶第二亚家族中的重要成员;是人体重要的药物代谢酶	西酞普兰部分通过 CYP2D6 代谢,CYP2D6 酶活性升高或降低可能导致西酞普兰在体内清除率增加或减少	FDA CPIC DPWG

续表

基因	染色体定位	主要功能	药物相关性	来源
FKBP5（抑免蛋白家族成员）	Chr6p21.31	免疫调节的作用，包括蛋白折叠和转运	*FKBP5* 基因型与西酞普兰的疗效相关	PharmGKB
HTR2A（5- 羟色胺受体）	Chr13q14-q21	一种神经传递递质	*HTR2A* 基因型与西酞普兰的疗效相关	PharmGKB

（三）主要相关基因对药物疗效或不良反应的影响

根据 PharmGKB 数据库中西酞普兰相关基因的证据级别以及国内临床实践经验,影响西酞普兰疗效的主要相关基因为 *CYP2C19*、*GRIK4*、*SLC6A4*、*FKBP5* 和 *HTR2A*。具体疗效和不良反应影响见表 4-51、表 4-52。

表 4-51　CYP2C19 代谢型对西酞普兰疗效或不良反应的影响

基因	代谢型	双倍型	影响环节	证据级别	临床相关性
CYP2C19[#]	UM	*1/*17、*17/*17	疗效,毒性 /不良反应	1A	（1）相对于 EM 患者,UM 患者接受西酞普兰治疗时:①代谢变快;②血药浓度更低;③发生不良反应风险降低 （2）相对于 EM 患者,IM 和 PM 患者接受西酞普兰治疗时:①代谢变慢;②血药浓度升高;③耐受性降低
	EM	*1/*1			
	IM	*1/*2、*1/*3、*2/*17			
	PM	*2/*2、*2/*3、*3/*3			

[#] *CYP2C19* 具体单倍型分布频率及与代谢型的对应关系见附录 2。

表 4-52　其他基因多态性对疗效或不良反应的影响

基因	SNP 位点	基因型	白种人分布频率 /%	中国人群分布频率 /%	影响环节	证据级别	临床相关性
SLC6A4	HTTLPR long form（L 等位基因）& short form（S 等位基因）[#]	L/L	/	/	疗效	2A	相对于 L/S 或 S/S 基因型,LL 基因型患者对西酞普兰的应答增加,不良反应风险降低
		L/S	/	/			
		S/S	/	/			
FKBP5	rs4713916	AA	9.1	4.9	疗效	2B	AA 基因型患者对西酞普兰的应答最佳,AG 基因型次之,GG 基因型最差
		AG	38.4	29.1			
		GG	52.5	66.0			

基因	SNP 位点	基因型	白种人分布频率 /%	中国人群分布频率 /%	影响环节	证据级别	临床相关性
HTR2A	rs7997012	AA	10.4	13.3	疗效	2B	相对于 GG 基因型,AA 或 AG 基因型抑郁症患者接受西酞普兰治疗后,症状改善更明显
		AG	51.7	28.9			
		GG	37.9	57.8			

#L 为 HTTLPR long form,又称 L 等位基因;S 为 HTTLPR short form,又称 S 等位基因。

(四)临床用药指导

1. 指导临床用药的基因检测　根据相关基因与药物剂量、疗效、不良反应的关系以及在中国人群的分布频率,建议检测 *CYP2C19* 相关代谢型以及 *GRIK4*、*SLC6A4*、*FKBP5* 和 *HTR2A* 相关基因型,以指导西酞普兰的精准治疗。

2. 指导临床用药的剂量调整　CPIC 基于 *CYP2C19* 代谢型对给药剂量调整的建议见表 4-53。建议据此调整西酞普兰的治疗方案。

表 4-53　CPIC 基于 *CYP2C19* 代谢型对西酞普兰给药剂量调整的建议

代谢型	西酞普兰应用的影响	治疗推荐	推荐级别
UM	与 EM 相比代谢增加,血浆浓度低则药物治疗失败率增加	考虑换为不以 CYP2C19 代谢为主的药物	强
EM	代谢快	使用说明书推荐剂量	强
IM	与 EM 相比代谢减少	使用说明书推荐剂量	中等
PM	与 EM 相比代谢显著减少,血浆浓度高可能增加,产生不良反应风险	考虑将推荐起始剂量降低 50% 并逐步调整剂量至起效,或考虑换为不以 CYP2C19 代谢为主的药物	强

DPWG 基于 *CYP2C19* 代谢型对给药剂量调整的建议见表 4-54。建议据此调整西酞普兰的治疗方案。

表 4-54　DPWG 基于 *CYP2C19* 代谢型对西酞普兰给药剂量调整的建议

代谢型	剂量调整建议
UM(CYP2C19*17/*17)	监测血药浓度,考虑到疗效和毒副作用可以滴定剂量至最大剂量的 150% 或换用其他药物(如氟西汀或帕罗西汀)
IM(CYP2C19*1/*2、*1/*3、*17/*2、*17/*3)	无剂量推荐
PM(*2/*2、*2/*3、*3/*3)	无剂量推荐

【资料来源】

［1］https://www.PharmGKB.org/chemical/PA449015.

［2］http://www.ncbi.nlm.nih.gov/gene/1557.

［3］http://www.ncbi.nlm.nih.gov/gene/2900.

［4］http://www.ncbi.nlm.nih.gov/gene/6532.

［5］http://www.ncbi.nlm.nih.gov/gene/2289.

［6］http://www.ncbi.nlm.nih.gov/gene/3356.

［7］https://www.PharmGKB.org/download.do?objCls=Attachment&objId=Citalopram_10_17_13.pdf.

［8］https://www.PharmGKB.org/download.do?objCls=Attachment&objId=Citalopram_HCSC_05_20_15.pdf.

［9］https://www.PharmGKB.org/redirect.jsp?p=https%3A%2F%2Fgithub.com%2FPharmGKB%2Fcpic-guidelines%2Fraw%2Fmaster%2FSSRI%2F2015%2F25974703.pdf.

［10］SWEN JJ,NIJENHUIS M,BOER A,et al. Pharmacogenetics:from bench to byte—an update of guidelines. Clinical Pharmacology & Therapeutics,2011,89(5):662-673.

［11］https://www.ncbi.nlm.nih.gov/projects/SNP/snp_ref.cgi?rs=1954787.

［12］http://browser.1000genomes.org/Homo_sapiens/Variation/Population?db=core;v=rs4713916;vdb=variation.

［13］http://browser.1000genomes.org/Homo_sapiens/Variation/Population?db=core;v=rs7997012;vdb=variation.

七、氟伏沙明

(一) 药物简介

氟伏沙明(fluvoxamine)是选择性 5-HT 再摄取抑制剂类抗抑郁药。本药不影响对去甲肾上腺素的再摄取,无明显兴奋、镇静作用,亦无抗胆碱、抗组胺作用,主要用于治疗抑郁症及相关症状和强迫症。其不良反应主要为胃肠道症状(食欲减退、恶心、腹泻、便秘、口干)、性功能异常、中枢神经系统症状(失眠或镇静、激越、震颤、头痛、头晕)、自主神经系统(出汗)。

(二) 相关基因

目前已经发现与氟伏沙明相关的基因有 11 种,包括 *CYP2D6*、*CYP2C19*、*FGF2*、*HTR1A*、*ABCB1*、*HTR2A*、*HTR3A*、*MDGA2*、*COMTS*、*LC6A4* 等,其中 *CYP2D6* 相关研究较多、证据较充分(表 4-55)。

(三) 主要相关基因对药物疗效或不良反应的影响

根据 PharmGKB 数据库中氟伏沙明相关基因的证据级别以及国内临床实践经验,影响氟伏沙明疗效的主要相关基因为 *CYP2D6*。具体疗效和不良反应影响见表 4-56。

表 4-55　氟伏沙明的主要相关基因

基因	染色体定位	主要功能	药物相关性	来源
CYP2D6（细胞色素酶 CYP450 第二亚家族成员 6）	Chr22q13.1	是 CYP450 酶第二亚家族中的重要成员；是人体重要的药物代谢酶	氟伏沙明是一种相对较弱的 CYP2D6 抑制剂	FDA CPIC

表 4-56　*CYP2D6* 代谢型对氟伏沙明疗效或不良反应的影响

基因	代谢型	双倍型	影响环节	证据级别	临床相关性
CYP2D6#	UM	详见附录 1	疗效、毒性/不良反应、代谢/PK	1A	相关信息暂无证据支持
	EM	详见附录 1			EM 患者正常代谢氟伏沙明
	IM	详见附录 1			相对于 EM 患者，IM 患者稳态血药浓度/剂量（C/D）比率高，血药浓度高，肠道不良反应发生风险高
	PM	详见附录 1			相对于 EM 患者，PM 患者氟伏沙明的药时曲线下面积（area under curve，AUC）、峰浓度和半衰期增高

#*CYP2D6* 基因较为复杂，具体单倍型分布频率及与代谢型的对应关系见附录 1。

（四）临床用药指导

1. 指导临床用药的基因检测　根据相关基因与药物疗效、不良反应的相关性以及在中国人中的分布频率特点，建议检测 *CYP2D6* 相关代谢型，以指导氟伏沙明的精准治疗。

2. 指导临床用药的剂量调整　CPIC 基于 *CYP2D6* 代谢型对给药剂量调整的建议见表 4-57。建议据此调整氟伏沙明的治疗方案。

表 4-57　CPIC 基于 *CYP2D6* 代谢型对氟伏沙明给药剂量调整的建议

代谢型	剂量调整建议
UM	无推荐剂量，但仍建议选用其他不经 CYP2D6 代谢的药物
EM	使用药物说明书推荐的初始剂量
IM	使用药物说明书推荐的起始剂量
PM	减少推荐起始剂量的 25%~50%，或逐渐调整至有疗效，或选用其他不经 CYP2D6 代谢的药物

3. 药物相互作用对疗效和不良反应的影响　氟伏沙明可抑制其他细胞色素 P450 同工酶的活性，如 CYP1A2（如华法林、茶碱、普萘洛尔、替扎尼定）、CYP2C9（如华法林）、CYP3A4（如阿普唑仑）和 CYP2C19（奥美拉唑）。因此，氟伏沙明与这些药物联用时会发生相互作用。体外实验数据提示，氟伏沙明是 CYP2D6 的一个相对较弱的抑制剂，*CYP2D6* 慢代谢型患者同时使用肝药酶抑制剂奎尼丁时，应更加关注不良反应或慎用。

【资料来源】

［1］https://www.PharmGKB.org/chemical/PA449690.

［2］http://www.ncbi.nlm.nih.gov/gene/1565.

［3］https://www.PharmGKB.org/download.do?objCls=Attachment&objId=Fluvoxamine_10_18_2013.pdf.

［4］https://www.PharmGKB.org/redirect.jsp?p=https%3A%2F%2Fgithub.com%2FPharmGKB%2Fcpic-guidelines%2Fraw%2Fmaster%2FSSRI%2F2015%2F25974703.pdf.

八、文拉法辛

(一)药物简介

文拉法辛(venlafaxine)属于治疗抑郁症及广泛性焦虑症药物,主要通过抑制突触前膜对 5-HT、去甲肾上腺素和多巴胺的再摄取,从而增加突触间隙 5-HT、去甲肾上腺素和多巴胺的浓度。本药可用于治疗各种类型抑郁症(包括伴有焦虑的抑郁症)及广泛性焦虑症。其主要不良反应为疲乏、高血压、心悸、口干、头疼、头晕、失眠、嗜睡多汗;少见不良反应为血管性水肿、低血压、腹泻、胃肠道出血、激越、晕厥、呼吸困难、尿潴留。

(二)相关基因

目前已经发现与文拉法辛相关的基因有 10 多种,包括 *CYP2D6*、*FKBP5*、*GABRQ*、*CYP2C19*、*COMT*、*HTR2A*、*ABCB1*、*DRD2*、*FKBP5*、*SLC6A3* 等,其中 *CYP2D6* 和 *FKBP5* 相关研究较多、证据较充分(表 4-58)。

表 4-58　文拉法辛的主要相关基因

基因	染色体定位	主要功能	药物相关性	来源
CYP2D6(细胞色素酶 CYP450 第二家族 D 亚族成员 6)	Chr22q13.1	是 CYP450 酶第二家族中的重要成员;是人体重要的药物代谢酶	文拉法辛及其代谢产物 O- 去甲基文拉法辛(O-demethylation-venlafaxine,ODV)都有抗抑郁作用,因此 CYP2D6 活性对疗效和不良反应影响不大	FDA DPWG
FKBP5(抑免蛋白家族成员)	Chr6p21.31	免疫调节的作用,包括蛋白折叠和转运	影响药物疗效	PharmG

(三)主要相关基因对药物疗效或不良反应的影响

根据 PharmGKB 数据库中文拉法辛相关基因的证据级别以及国内临床实践经验,影响文拉法辛疗效的主要相关基因为 *CYP2D6*。具体疗效和不良反应影响见表 4-59、表 4-60。

表 4-59　*CYP2D6* 代谢型对文拉法辛疗效或不良反应的影响

基因	代谢型	双倍型	影响环节	证据级别	临床相关性
CYP2D6[#]	UM	详见附录 1	疗效，毒性 / 不良反应	2A	相对于 EM 患者，UM 患者接受文拉法辛治疗后：①不良反应（呼吸抑制、心脏毒性及恶心等）发生风险增加；②需要减少剂量或换用其他药物
	EM	详见附录 1			EM 患者正常代谢文拉法辛
	IM	详见附录 1			相对于 EM 患者，IM 患者接受文拉法辛治疗：①代谢及清除速率减慢；②对大剂量的文拉法辛耐受减弱；③不良反应发生风险增加
	PM	详见附录 1			PM 患者接受文拉法辛治疗：①代谢及清除速率减慢；②对大剂量的文拉法辛耐受减弱；③不良反应发生风险增加

[#] *CYP2D6* 基因较为复杂，具体单倍型分布频率及与代谢型的对应关系见附录 1。

表 4-60　其他基因多态性对疗效或不良反应的影响

基因	SNP 位点	基因型	白种人分布频率 /%	中国人群分布频率 /%	影响环节	证据级别	临床相关性
FKBP5	rs4713916	AA	12.5	8.3	疗效	2B	AA 基因型患者对文拉法辛治疗应答最好，AG 基因型次之，GG 基因型最差
		AG	45.8	37.5			
		GG	41.7	54.2			

（四）临床用药指导

1. 指导临床用药的基因检测　根据相关基因与药物疗效、不良反应的关系以及在中国人群的分布频率，建议检测 *CYP2D6* 相关代谢型以及 *FKBP5* 相关基因型，以指导文拉法辛的精准治疗。

2. 指导临床用药的剂量调整　DPWG 基于 *CYP2D6* 代谢型对给药剂量调整的建议见表 4-61。建议据此调整文拉法辛治疗方案。

表 4-61　DPWG 基于 *CYP2D6* 代谢型对文拉法辛给药剂量调整的建议

代谢型	剂量调整建议
UM	警惕文拉法辛血药浓度的减少及 ODV 血药浓度的增加，最大滴定剂量可达常规剂量的 150% 或选择换药（如西酞普兰、舍曲林）
IM	支持剂量调整的数据不足；选择替代药物（如西酞普兰、舍曲林）或根据临床应答和监测 ODV 血药浓度调整剂量
PM	支持剂量调整的数据不足；选择替代药物（如西酞普兰、舍曲林）或根据临床应答和监测文拉法辛血药浓度调整剂量

3. 药物相互作用对疗效和不良反应的影响　与 CYP2D6 抑制剂联用可导致本药的血浆浓度增加,但 ODV 的浓度降低,因此文拉法辛和 CYP2D6 抑制剂联用时不需要调整剂量。CYP 3A4 抑制剂会升高文拉法辛和 ODV 水平,所以此时应谨慎。

【资料来源】

[1] https://www.PharmGKB.org/guideline/PA166104968.

[2] http://www.ncbi.nlm.nih.gov/gene/1565.

[3] http://www.ncbi.nlm.nih.gov/gene/2289.

[4] https://www.PharmGKB.org/download.do?objCls=Attachment&objId=Venlafaxine_10_17_13.pdf.

[5] SWEN JJ,Ni\IJENHUIS M,BOER A,et al. Pharmacogenetics:from bench to byte—an update of guidelines. Clinical Pharmacology & Therapeutics,2011,89(5):662-673.

[6] http://browser.1000genomes.org/Homo_sapiens/Variation/Population?db=core; v=rs4713916;vdb=variation.

九、艾司西酞普兰

(一) 药物简介

艾司西酞普兰(escitalopram)主要用于治疗抑郁症,伴有或不伴有广场恐怖症的惊恐障碍。其作用机制是通过抑制 5-HT 的再摄取,增进中枢神经系统 5-HT 的作用。不良反应多发生在开始治疗的第 1~2 周,持续治疗后不良反应的严重程度和发生率都会降低。长期药物治疗突然停药后,有些患者会出现停药症状,表现为头晕、头痛和恶心,大部分表现轻微,且为自限性。为了避免出现停药症状,推荐 1~2 周或以上逐渐停药。

(二) 相关基因

目前已经发现的与艾司西酞普兰相关的基因包括 *CYP2D6*、*CYP2C19*、*CYP3A4* 和 *CYP1A2*,其中 *CYP2C19* 和 *CYP3A4* 是艾司西酞普兰的主要代谢酶,FDA 在说明书的药物基因组标记物部分提及 *CYP2C19* 和 *CYP2D6* 与药物相互作用和不良反应相关,基因相关信息见表 4-62。

表 4-62　艾司西酞普兰的主要相关基因

基因	染色体定位	主要功能	药物相关性	来源
CYP2C19(细胞色素酶 CYP450 第二亚家族 C 成员 19)	Chr10q24	是 CYP450 酶第二亚家族中的重要成员;是人体重要的药物代谢酶,在肝脏中有很多表达	CYP2C19 是艾司西酞普兰的主要代谢酶之一,活性缺失会导致艾司西酞普兰代谢降低	PMDA FDA
CYP3A4(细胞色素酶 CYP450 第三亚家族成员 4)	Chr7q21.1	是 CYP450 酶第三亚家族中的重要成员;是人体重要的药物代谢酶	CYP3A4 是艾司西酞普兰的主要代谢酶之一	FDA

续表

基因	染色体定位	主要功能	药物相关性	来源
CYP2D6(细胞色素酶 CYP450 第二亚家族 D 成员 6)	Chr22q13.1	是 CYP450 酶第二亚家族中的重要成员;是人体重要的药物代谢酶	CYP2D6 是艾司西酞普兰的代谢酶之一,也受艾司西酞普兰的抑制,但是目前证据尚不充分	PMDA FDA

(三) 主要相关基因对药物疗效或不良反应的影响

根据 PharmGKB 数据库中艾司西酞普兰相关基因的证据级别以及国内临床实践经验,影响艾司西酞普兰疗效的相关基因有 *CYP2C19*、*CYP1A2*、*CYP2D6*、*TSPAN5*、*ERICH3*、*IL11*、*HTR2A*、*GRK5*、*BDNF*、*BMP5*、*GNB3*、*FKBP5*、*RFK*、*HTR1B*、*GLDC*、*ABCB1*、*SLC6A4*、*HTTLPR*,其中对 *CYP2C19* 的研究最多。具体疗效和不良反应影响见表 4-63。

表 4-63　*CYP2C19* 代谢型对艾司西酞普兰疗效或不良反应的影响

基因	代谢型	双倍型	影响环节	证据级别	临床相关性
CYP2C19#	UM	*1/*17、*17/*17	疗效,代谢 / PK	2A	(1) 相对于 EM,UM 患者艾司西酞普兰清除速度更快,降低对艾司西酞普兰的暴露 (2) 相对于 EM,PM 患者对艾司西酞普兰的代谢降低,增加患者对艾司西酞普兰的暴露 (3) 相对于 EM,IM 患者艾司西酞普兰的暴露增加
	EM	*1/*1			
	IM	*1/*2、*1/*3、*2/*17			
	PM	*2/*2、*2/*3、*2/*4、*3/*3			

(四) 临床用药指导

1. 指导临床用药的基因检测　根据相关基因与药物疗效、不良反应的关系以及在中国人群中的分布频率,建议检测 *CYP2C19* 相关代谢型,以指导艾司西酞普兰的临床用药。

2. 指导临床用药的剂量调整　CPIC 和 DPWG 基于 *CYP2C19* 代谢型对给药剂量调整的建议见表 4-64 和表 4-65,建议据此调整埃艾司西酞普兰的治疗方案。

表 4-64　CPIC 基于 *CYP2C19* 代谢型对艾司西酞普兰给药剂量调整的建议

代谢型	剂量调整建议
UM	建议选择非 CYP2C19 底物的药物
EM	按推荐起始剂量进行治疗
IM	按推荐起始剂量进行治疗
PM	建议推荐剂量的 50% 进行治疗或根据患者的反应调整剂量

表 4-65 DPWG 基于 *CYP2C19* 代谢型对艾司西酞普兰给药剂量调整的建议

代谢型	剂量调整建议
UM	检测艾司西酞普兰的需要浓度,根据患者的反应调整给药剂量,最大给药剂量为推荐剂量的 150%
IM	不需要调整
PM	不需要调整

3. 药物相互作用对疗效和不良反应的影响 可抑制 CYP2C19 介导的艾司西酞普兰的代谢,从而影响药物治疗效果,因此应避免联用。

【资料来源】

[1] https://www.accessdata.fda.gov/drugsatfda_docs/label/2017/021323s047lbl.pdf#page=24.

[2] https://www.ncbi.nlm.nih.gov/gene/1565.

[3] https://www.ncbi.nlm.nih.gov/gene/1557.

[4] https://www.ncbi.nlm.nih.gov/gene/1576.

[5] CHANG M,TYBRING G,DAHL ML,et al. Impact of cytochrome P450 2C19 polymorphisms on citalopram/escitalopram exposure:a systematic review and meta-analysis. Clinical Pharmacokinetics,2014,53(9):801-811.

[6] ROSENBORG SO,MWINYI J,ANDERSSON M,et al. Kinetics of omeprazole and escitalopram in relation to the CYP2C19*17 allele in healthy subjects. European Journal of Clinical Pharmacology,2008,64(12):1175.

[7] NOEHR-JENSEN L,ZWISLER ST,LARSWEN F,et al. Impact of CYP2C19 phenotypes on escitalopram metabolism and an evaluation of pupillometry as a serotonergic biomarker. European Journal of Clinical Pharmacology,2009,65(9):887-894.

[8] MARIN M. Jukić,HASLEMO T,MOLDEN E,et al. Impact of CYP2C19 genotype on escitalopram exposure and therapeuticfailure:a retrospective study based on 2,087 patients. Am J Psychiatry,2018,175(5):463-470.

[9] https://www.pharmgkb.org/guideline/PA166127638.

[10] https://www.pharmgkb.org/guideline/PA166104975.

(杜雯雯 马 燕 林 艳 刘 蕾 陈文倩 李方捷 傅一笑 连雯雯 薛 珂)

第 6 节 抗精神病药

一、氯氮平

(一) 药物简介

氯氮平(clozapine)是非典型抗精神病药。其为 5-HT2A/ 多巴胺 D_2 拮抗剂,与 5-HT$_2$

受体的结合能力超过与多巴胺 D_2 的结合能力,并选择性作用于中脑边缘多巴胺通路。本药适用于急性与慢性精神分裂症的各个亚型,对幻觉妄想型、青春型效果好,也可以减轻与精神分裂症有关的情感症状(如抑郁、负罪感、焦虑),还可用于治疗躁狂症或其他精神障碍的兴奋、躁动和幻觉、妄想。其不良反应为体重增加、血糖和血脂升高等,严重时可出现粒细胞缺乏症及继发性感染。

(二) 相关基因

目前已经发现与氯氮平相关的基因有 55 种,包括 *CYP1A2*、*CYP2D6*、*HTR2C*、*ANKK1*、*MC4R*、*MTHFR*、*HLA-DRB3*、*ABCB1*、*NTRK2*、*GLP1R*、*TBC1D1* 等,其中 *HTR2C*、*ANKK1*、*MC4R* 相关研究较多、证据较充分,*CYP2D6* 为 FDA 和 DPWG 提出的基因(表 4-66)。

表 4-66　氯氮平的主要相关基因

基因	染色体定位	主要功能	药物相关性	来源
CYP2D6(细胞色素酶 CYP450 第二家族 D 亚族成员 6)	Chr22q13.1	是 CYP450 酶第二家族中的重要成员;是人体重要的药物代谢酶	氯氮平由 CYP2D6 代谢,*CYP2D6* 基因与氯氮平使用剂量相关	FDA DPWG
ANKK1(锚蛋白重复和激酶域 1)	Chr11q23.2	属于丝氨酸 / 苏氨酸蛋白激酶家族,参与信号转导途径	主要影响氯氮平使用后不良反应的发生,包括高泌乳素血症和体重增加	PharmGKB
HTR2C(5- 羟色胺 2C 受体)	ChrXq24	在抑郁症自杀者中检测到该基因的 RNA 编码异常;其自然发生在启动子、5'非编码和编码区域的变异可能与精神疾病和行为障碍相关	主要影响氯氮平使用后不良反应的发生,如体重增加	PharmGKB
MC4R(黑素皮质素受体 -4)	Chr18q22	编码蛋白质是一种膜结合受体,是破坏受体家族的成员之一;基因序列中不含内含子序列,其缺失是导致常染色体显性遗传肥胖的一个重要原因	主要影响氯氮平使用后不良反应的发生,如体重增加	PharmGKB

(三) 主要相关基因对药物疗效或不良反应的影响

根据 PharmGKB 数据库中氯氮平相关基因的证据级别以及国内临床实践经验,影响氯氮平疗效的主要相关基因为 *HTR2C*、*MC4R* 和 *ANKK1*。具体疗效和不良反应影响见表 4-67。

表 4-67　主要相关基因多态性对氯氮平疗效或不良反应的影响

基因	SNP 位点	基因型	白种人分布频率 /%	中国人群分布频率 /%	影响环节	证据级别	临床相关性
ANKK1	rs1800497	AA	5.3	20.9	毒性 /不良反应	2B	相对于 GG 基因型患者,AA 和 AG 基因型患者产生高催乳素血症及体重增加的不良反应风险较高,但发生迟发性运动障碍的风险较低
		AG	28.3	55.8			
		GG	66.4	23.3			
MC4R	rs489693	AA	11.1	2.9	毒性 /不良反应	2B	相对于 AC 和 CC 基因型患者,AA 基因型患者体重增加和患高甘油三酯血症的风险更高
		AC	48.5	35.9			
		CC	40.4	61.2			
HTR2C	rs1414334	CC	73.5	81.4	毒性 /不良反应	2B	位于 X 染色体:(1) 女性患者:相对于 CC 或 CG 基因型,GG 基因型发生代谢综合征的风险较低(2) 男性患者:G 基因型发生代谢综合征的风险较 C 基因型低
		CT	15	7			
		TT	11.5	11.6			

(四) 临床用药指导

1. 指导临床用药的基因检测　根据相关基因与药物不良反应的关系以及在中国人群的分布频率,建议检测 *HTR2C*、*ANKK1* 以及 *MC4R* 相关基因型,以指导氯氮平的精准治疗。此外,FDA 药物说明书强调,当患者为 *CYP2D6* 慢代谢型或有肝脏或肾脏损伤时,需要降低氯氮平使用剂量,但 CPIC 指南中尚缺乏剂量调整的建议。综上所述,氯氮平在临床用药时,需要检测 *CYP2D6* 相关代谢型(详见附录 1)。

2. 药物相互作用对疗效和不良反应的影响　同时使用 CYP1A2 诱导剂(如吸烟、卡马西平)、CYP1A2 抑制剂(如环丙沙星)、CYP2D6 或 CYP3A4 抑制剂(如西咪替丁、红霉素、帕罗西汀)和 CYP3A4 诱导剂(如苯妥英、卡马西平和利福平)时,需要适当调整氯氮平用量。

【资料来源】

[1] https://www.PharmGKB.org/chemical/PA450688.

[2] http://www.ncbi.nlm.nih.gov/gene/1565.

[3] http://www.ncbi.nlm.nih.gov/gene/255239.

[4] http://www.ncbi.nlm.nih.gov/gene/3358.

[5] https://www.PharmGKB.org/download.do?objCls=Attachment&objId=clozaril_10_15_2013.pdf.

[6] SWEN JJ,NIJENHUIS M,DE BOER A,et al. Pharmacogenetics:from bench to byte-an update of guidelines. Clin Pharmacol Ther,2011,89(5):662-73.

［7］http://www.ncbi.nlm.nih.gov/projects/SNP/snp_ref.cgi?rs=1800497.

［8］http://www.ncbi.nlm.nih.gov/projects/SNP/snp_ref.cgi?rs=1414334.

［9］http://www.ncbi.nlm.nih.gov/projects/SNP/snp_ref.cgi?rs=489693.

二、奥氮平

（一）药物简介

奥氮平（olanzapine）是非典型抗精神病药。其为 5-HT2A/ 多巴胺 D_2 拮抗剂,与 5-HT$_2$ 受体的结合能力超过与多巴胺 D_2 受体的结合能力,并选择性作用于中脑边缘多巴胺能通路。本药主要用于治疗精神分裂症和中度、重度躁狂发作,部分用于预防双相情感障碍。其主要不良反应是体重增加、血糖和血脂升高等。

（二）相关基因

目前已经发现与奥氮平相关的基因有 51 种,包括 *CYP1A2*、*CYP2D6*、*HTR2C*、*ANKK1*、*MTHFR*、*FAAH*、*GSTM3*、*RGS4*、*FMO3*、*FMO1* 等,其中 *HTR2C*、*ANKK1* 相关研究较多、证据较充分,*CYP1A2*、*CYP2D6* 为 FDA 和 EMA 指出的基因(表 4-68)。

表 4-68　奥氮平的主要相关基因

基因	染色体定位	主要功能	药物相关性	来源
CYP2D6(细胞色素酶 CYP450 第二家族 D 亚族成员 6)	Chr22q13.1	是 CYP450 酶第二家族中的重要成员;是人体重要的药物代谢酶	奥氮平由 CYP1A2 和 CYP2D6 代谢,CYP2D6 主要影响奥氮平使用后不良反应的发生,如体重增加	FDA EMA
CYP1A2(细胞色素酶 CYP450 第一家族 A 亚族成员 2)	Chr15q24.1	是 CYP450 酶第一家族中的重要成员;是人体重要的药物代谢酶	奥氮平由 CYP1A2 和 CYP2D6 代谢,CYP1A2 的诱导剂及抑制剂可能影响奥氮平的代谢及血药浓度,进而影响疗效	EMA
ANKK1(锚蛋白重复和激酶域 1)	Chr11q23.2	属于丝氨酸 / 苏氨酸蛋白激酶家族,参与信号转导途径	主要影响奥氮平使用后不良反应(包括高泌乳素血症和体重增加)的发生	PharmGKB
HTR2C(5- 羟色胺 2C 受体)	ChrXq24	在抑郁症自杀者中检测到该基因的 RNA 编码异常;此外,自然发生在启动子、5'非编码和编码区域的变异可能与精神疾病和行为障碍相关	主要影响奥氮平使用后不良反应(如体重增加)的发生	PharmGKB
MC4R(黑素皮质素受体 -4)	Chr18q22	编码蛋白质是一种膜结合受体,是破坏受体家族的成员之一;基因序列中不含内含子序列,其缺失是导致常染色体显性遗传肥胖的一个重要原因	主要影响奥氮平使用后不良反应(如体重增加)的发生	PharmGKB

（三）主要相关基因对药物疗效或不良反应的影响

根据 PharmGKB 数据库中奥氮平相关基因的证据级别以及国内临床实践经验,影响奥氮平疗效的主要相关基因为 *HTR2C*、*MC4R* 和 *ANKK1*。具体疗效和不良反应影响见表 4-69。

表 4-69 主要相关基因多态性对奥氮平疗效或不良反应的影响

基因	SNP 位点	基因型	白种人分布频率 /%	中国人群分布频率 /%	影响环节	证据级别	临床相关性
ANKK1	rs1800497	AA	5.3	20.9	毒性 / 不良反应	2B	相对于 AA、AG 基因型患者,GG 基因型患者体重增加和患高泌乳素血症的风险更高
		AG	28.3	55.8			
		GG	66.4	23.3			
MC4R	rs489693	AA	11.1	2.9	毒性 / 不良反应	2B	相对于 AC、CC 基因型患者,AA 基因型患者体重增加和患高甘油三酯血症的风险更高
		AC	48.5	35.9			
		CC	40.4	61.2			
HTR2C	rs3813929	CC	73.5	81.4	毒性 / 不良反应	2B	位于 X 染色体: (1) 女性患者:相对于 CC 或 CG 基因型,GG 基因型发生代谢综合征的风险较低 (2) 男性患者:G 基因型发生代谢综合征的风险较 C 基因型低
		CT	15.0	7.0			
		TT	11.5	11.6			

（四）临床用药指导

1. 指导临床用药的基因检测　根据相关基因与药物不良反应的关系以及在中国人群的分布频率,建议检测 *HTR2C*、*ANKK1* 以及 *MC4R* 的相关基因型,以指导奥氮平的精准治疗。此外,尽管 FDA 和 EMA 药物说明书强调 *CYP1A2* 和 *CYP2D6* 对奥氮平的影响,但未提及在使用奥氮平时检测 *CYP1A2* 和 *CYP2D6* 相关基因型。

2. 药物相互作用对疗效和不良反应的影响　同时使用 CYP1A2 诱导剂(如吸烟、卡马西平)可加快奥氮平的代谢;同时使用 CYP1A2 抑制剂(如环丙沙星)可抑制奥氮平的代谢,需适当减少奥氮平用量。氟伏沙明可显著抑制奥氮平的代谢,应特别加以关注。

【资料来源】

[1] https://www.PharmGKB.org/chemical/PA450688.

[2] http://www.ncbi.nlm.nih.gov/gene/1544.

[3] http://www.ncbi.nlm.nih.gov/gene/1565.

［4］http://www.ncbi.nlm.nih.gov/gene/255239.

［5］http://www.ncbi.nlm.nih.gov/gene/3358.

［6］https://www.PharmGKB.org/download.do?objCls=Attachment&objId=Fluoxetine_Olanzapine_10_18_2013.pdf.

［7］https://www.PharmGKB.org/download.do?objCls=Attachment&objId=Zalasta_EMA_EPAR_Jan_09_2012.pdf.

［8］http://www.ncbi.nlm.nih.gov/projects/SNP/snp_ref.cgi?rs=1800497.

［9］http://www.ncbi.nlm.nih.gov/projects/SNP/snp_ref.cgi?rs=3813929.

［10］http://www.ncbi.nlm.nih.gov/projects/SNP/snp_ref.cgi?rs=489693.

三、阿立哌唑

(一) 药物简介

阿立哌唑(aripiprazole)是一种非典型抗精神病药,通过对多巴胺 D_2 和 5-HT_{1A} 受体的部分激动作用及对 5-HT_{2A} 受体的拮抗而产生抗精神分裂症作用,用于治疗精神分裂症。其不良反应包括恶心、呕吐、消化不良、腹部不适和腹泻等。

(二) 相关基因

目前已经发现与阿立哌唑相关的基因有 12 种,包括 *CYP2D6*、*CYP3A4*、*DRD2*、*FAAH*、*ANKK1*、*CNR1*、*CYP3A5*、*DAOA*、*DRD3*、*DTNBP1*、*FAT1* 和 *MC4R*,其中 *CYP2D6*、*CYP3A4* 和 *MC4R* 相关研究较多、证据较充分(表 4-70)。

表 4-70　阿立哌唑的主要相关基因

基因	染色体定位	主要功能	药物相关性	来源
CYP2D6(细胞色素酶 CYP450 第二亚家族 D 成员 6)	Chr22q13.1	是 CYP450 酶第二亚家族中的重要成员;是人体重要的药物代谢酶	与阿立哌唑的代谢 / 清除相关	FDA EMA HCSC DPWG
CYP3A4(细胞色素酶 CYP450 第三亚家族 A 成员 4)	Chr7q21.1	是 CYP450 酶第三亚家族中的重要成员;是人体重要的药物代谢酶	与阿立哌唑的代谢 / 清除相关	EMA
MC4R(黑素皮质素受体 -4)	Chr18q22	编码蛋白质是一种膜结合受体,是破坏受体家族的成员之一;基因序列中不含内含子序列,其缺失是导致常染色体显性遗传肥胖的一个重要原因	主要影响阿立哌唑使用后不良反应(如体重增加)的发生	PharmGKB

(三) 主要相关基因对药物疗效或不良反应的影响

根据 PharmGKB 数据库中阿立哌唑相关基因的证据级别以及国内临床实践经验,影响阿立哌唑疗效的主要相关基因为 *CYP2D6* 和 *MC4R*。具体疗效和不良反应影响见表 4-71、

表 4-72。

表 4-71　*CYP2D6* 代谢型对阿立哌唑疗效或不良反应的影响

基因	代谢型	双倍型	影响环节	证据级别	临床相关性
CYP2D6#	UM	详见附录 1	其他	3	UM 相关信息暂无证据支持
	EM	详见附录 1			EM 患者正常代谢阿立哌唑
	IM	详见附录 1			相对于 EM 患者,IM 患者阿立哌唑的代谢 / 清除减慢
	PM&	详见附录 1			相对于 EM 患者,PM 患者阿立哌唑的代谢 / 清除减慢

CYP2D6 基因较为复杂,具体单倍型分布频率及与代谢型的对应关系见附录 1。

& HCSC 的说明书中提到,与 *CYP2D6* 快代谢者相比,*CYP2D6* 慢代谢者的阿立哌唑血药浓度会增加 80%,活性代谢物的血药浓度会降低 30%。

表 4-72　其他基因多态性对阿立哌唑疗效或不良反应的影响

基因	SNP 位点	基因型	白种人分布频率 /%	中国人群分布频率 /%	影响环节	证据级别	临床相关性
MC4R	rs489693	AA	16.7	0	毒性 / 不良反应	2B	AA 基因型患者出现体重增加和高甘油三酯血症的风险较高;AC 基因型和 CC 基因型患者出现风险较低
		AC	48.3	37.8			
		CC	35.0	62.2			

(四)临床用药指导

1. 指导临床用药的基因检测　根据相关基因与药物疗效、不良反应的关系以及在中国人群的分布频率,建议检测 *MC4R* 相关基因型以及 *CYP2D6* 相关代谢型,指导阿立哌唑的精准治疗。

2. 指导临床用药的剂量调整

(1) DPWG 基于 *CYP2D6* 代谢型对给药的剂量调整建议见表 4-73。建议据此调整阿立哌唑的治疗方案。

表 4-73　DPWG 基于 *CYP2D6* 代谢型对阿立哌唑给药的剂量调整建议

代谢型	剂量调整建议
UM	按照药物说明书正常剂量给药
IM	按照药物说明书正常剂量给药
PM	阿立哌唑的最大剂量降至 10mg/d(最大推荐剂量的 67%)

(2) FDA 说明书中提到,阿立哌唑主要经 CYP2D6 和 CYP3A4 代谢。*CYP2D6* 慢代谢者的初始剂量应减为常用剂量的 50%,之后调整至临床合适剂量。同时应用 CYP3A4 强抑制剂的 PM 患者在使用阿立哌唑时,剂量应为常规剂量的 25%。CYP3A4 强抑制剂(如酮康唑)或 CYP2D6 强抑制剂(如氟西汀)可以增加阿立哌唑的血药浓度,因此联合用药时应将阿立哌唑的剂量降为常规剂量的 50%。阿立哌唑用于抗抑郁药辅助治疗时不需要调整剂量。CYP3A3 诱导剂(如卡马西平)会降低阿立哌唑的血药浓度,联合用药时应将阿立哌唑的剂量增加 1 倍。

(3) EMA 推荐,*CYP2D6* 慢代谢者联用阿立哌唑与 CYP3A4 抑制剂,或同时应用 CYP3A4 或 CYP2D6 抑制剂,或联用 CYP3A4 诱导剂时,均应调整剂量。具体如下:①当同时应用 CYP3A4 或 CYP2D6 抑制剂时,应该减少阿立哌唑的剂量;当联合用药取消后,应增加阿立哌唑的剂量。②当与 CYP3A4 诱导剂联用时,应增加阿立哌唑的剂量;而当停用此诱导剂后,阿立哌唑的剂量应当增加至推荐剂量。

3. 药物相互作用对疗效和不良反应的影响　劳拉西泮可增强本药的镇静作用。本药可增强劳拉西泮的直立性低血压作用。两药联用时应监测过度镇静和直立性低血压的发生,并相应调整剂量。由于本药拮抗 α_1- 肾上腺素受体,可能增强某些降压药的降压作用,联用时应监测血压,并相应调整剂量。此外,本药与酒精联用时应谨慎。

【资料来源】

[1] https://www. PharmGKB. org/chemical/PA10026.

[2] http://www. ncbi. nlm. nih. gov/gene/1565.

[3] http://www. ncbi. nlm. nih. gov/gene/1576.

[4] https://www. PharmGKB. org/download. do?objCls=Attachment&objId=Aripiprazole_FDA_drug_label_Oct:15:2013. pdf.

[5] https://www. PharmGKB. org/download. do?objCls=Attachment&objId=aripiprazole_EMA_EPAR_10_15_2012. pdf.

[6] https://www. PharmGKB. org/download. do?objCls=Attachment&objId=Aripiprazole_HCSC_05_06_15. pdf.

[7] SWEN JJ,NIJENHUIS M,DE BOER A,et al. Pharmacogenetics:from bench to byte-an update of guidelines. Clin Pharmacol Ther,2011,89(5):662-673.

[8] http://www. ncbi. nlm. nih. gov/projects/SNP/snp_ref. cgi?rs=489693.

[9] https://58. 30. 139. 200/$domain=www. uptodate. com$key=1456162330$/contents/zh-Hans/92433?source=search_result&search=%E9%98%BF%E7%AB%8B%E5%93%8C%E5%94%91&selectedTitle=1%7E52.

四、奋乃静

(一) 药物简介

奋乃静(perphenazine)是与氯丙嗪相似的吩噻嗪类哌嗪衍生物,作用于中枢神经系统,是多巴胺 D_1、D_2 受体拮抗剂。本药对幻觉妄想、思维障碍、淡漠、木僵及焦虑、激动等症状有较好的疗效,用于治疗精神分裂症或其他精神病性障碍,以及各种原因所致的呕吐或顽固性呃逆。其不良反应主要是锥体外系反应。此外,奋乃静能使痴呆相关精神病老年患者的死亡率升高,因此禁用于此类患者。

(二) 相关基因

目前已经发现与奋乃静相关的基因有 7 种,包括 CDH13、MAML3、PRKCE、RGS4、SKOR2、CYP2D6 和 MCPH1。目前,RGS4 基因相关研究较多,另外 FDA 提示 CYP2D6 参与奋乃静的代谢(表 4-74)。

表 4-74　奋乃静的主要相关基因

基因	染色体定位	主要功能	药物相关性	来源
CYP2D6(细胞色素酶 CYP450 第二亚家族成员 6)	Chr22q13.1	是 CYP450 酶第二亚家族中的重要成员;是人体重要的药物代谢酶	与奋乃静的代谢 / 清除相关	FDA PMDA
RGS4(G- 蛋白信号转导调节子 4)	Chr1q23.3	RGS4 蛋白可能通过负性调节 G- 蛋白偶联受体(如代谢型谷氨酸受体),抑制谷氨酸、多巴胺等神经递质及其受体的相互作用	与某些精神分裂症的表型特征相关;与药物的疗效相关	PharmGKB

(三) 主要相关基因对药物疗效或不良反应的影响

FDA 药物说明书中指出,CYP2D6 慢代谢型患者使用常规剂量治疗时,可因药物蓄积导致不良反应的发生。另外,PharmGKB 数据库中收载的对奋乃静有影响的基因还有 RGS4。RGS4 基因多态性对奋乃静疗效和不良反应的影响见表 4-75。

表 4-75　主要相关基因多态性对奋乃静疗效或不良反应的影响

基因	SNP 位点	基因型	白种人分布频率 /%	中国人群分布频率 /%	影响环节	证据级别	临床相关性
RGS4	rs2842030	GG	15.6	20.0	疗效	3	相对于 GG、GT 基因型,TT 基因型精神分裂症患者服用奥氮平和奋乃静,临床症状改善情况较喹硫平、利培酮和齐拉西酮好
		GT	48.9	58.3			
		TT	35.5	21.7			

基因	SNP 位点	基因型	白种人分布频率 /%	中国人群分布频率 /%	影响环节	证据级别	临床相关性
RGS4	rs951439	CC	32.6	25.9	疗效	3	CC 基因型精神分裂症患者服用奥氮平和奋乃静疗效较好,而服用喹硫平和齐拉西酮疗效降低;CT 基因型患者服用奥氮平比奋乃静疗效好;TT 基因型患者服用喹硫平和齐拉西酮疗效较好
		CT	58.1	57.1			
		TT	9.3	17.0			

(四)临床用药指导

FDA 药物说明书中指出,慢代谢型患者使用常规剂量奋乃静治疗时,可因药物蓄积导致不良反应的发生。因此,建议在使用奋乃静抗精神病治疗之前,检测 *CYP2D6* 相关代谢型,了解是否为慢代谢型患者(尤其是老年人)。

此外,根据相关基因与药物疗效的关系以及在中国人群的分布频率,考虑到证据级别仅为 3 级,建议必要时检测 *RGS4* 相关基因型。

【资料来源】

[1] https://www. PharmGKB. org/chemical/PA450882.

[2] http://www. ncbi. nlm. nih. gov/gene/5999.

[3] https://www. PharmGKB. org/download. do?objCls=Attachment&objId=perphenazine_10_14_2013. pdf.

[4] http://www. ncbi. nlm. nih. gov/projects/SNP/snp_ref. cgi?rs=2842030.

[5] http://www. ncbi. nlm. nih. gov/projects/SNP/snp_ref. cgi?rs=951439.

五、利培酮

(一)药物简介

利培酮(risperidone)是苯丙异噁唑衍生物,属于非典型抗精神病药物,通过阻断边缘系统的 D_2 受体和中脑皮质束的 $5\text{-}HT_2$ 受体增加多巴胺传递发挥作用。本药主要用于治疗精神分裂症、I 型双向情感障碍和自闭症。其不良反应包括脑血管不良事件(卒中、短暂脑缺血发作等)、抗精神病药物所致恶性综合征、迟发性运动障碍、高血糖和糖尿病等。此外,利培酮能升高痴呆相关精神病老年患者的死亡率,因此禁用于痴呆相关精神病患者。

(二)相关基因

目前已经发现与利培酮相关的基因有 22 种,包括 *DRD2*、*CYP2D6*、*ANKK1*、*HTR2C*、*FAAH*、*RGS4*、*DRD3*、*NR1I2*、*ADRB2*、*CNR1* 等,其中 *CYP2D6*、*DRD2*、*ANKK1*、*HTR2C*

和 *MC4R* 相关研究较多、证据较充分（表 4-76）。

表 4-76　利培酮的主要相关基因

基因	染色体定位	主要功能	药物相关性	来源
CYP2D6（细胞色素酶 CYP450 第二亚家族 D 成员 6）	Chr22q13.1	是 CYP450 酶第二亚家族中的重要成员；是人体重要的药物代谢酶	利培酮及其代谢产物 9-羟利培酮均具有相似疗效，因此 *CYP2D6* 的不同代谢型对疗效和不良反应影响较小	FDA HCSC DPWG
DRD2（多巴胺受体 D2）	Chr11q23	编码多巴胺受体的 D_2 亚型（这个 G 蛋白耦合受体抑制腺苷酸环化酶）	可能与利培酮疗效有关	PharmGKB
ANKK1（锚蛋白重复和激酶域 1）	Chr11q23.2	编码蛋白属于对丝氨酸 / 苏氨酸蛋白激酶家族（该家族参与信号转导途径）	可能与利培酮致高催乳素血症及体重增加不良反应相关	PharmGKB
HTR2C（5- 羟色胺受体 2C）	ChrXq24	编码 7- 跨膜 G 蛋白偶联受体（该蛋白通过神经递质 5-羟色胺发出应答信号）	可能与利培酮致代谢综合征不良反应相关	PharmGKB
MC4R（黑素皮质素受体 -4）	Chr18q22	编码蛋白质是一种膜结合受体，是破坏受体家族的成员之一；基因序列中不含内含子序列，其缺失是导致常染色体显性遗传肥胖的一个重要原因	主要影响利培酮不良反应（如体重增加）的发生	PharmGKB

（三）主要相关基因对药物疗效或不良反应的影响

根据 PharmGKB 数据库中利培酮相关基因的证据级别以及国内临床实践经验，影响利培酮疗效的主要相关基因为 *CYP2D6*、*DRD2*、*ANKK1*、*MC4R* 和 *HTR2C*。具体疗效和不良反应影响见表 4-77。

虽然利培酮主要经过 CYP2D6 酶代谢，但利培酮及其代谢产物 9- 羟利培酮均具有相似疗效，因此 *CYP2D6* 的不同代谢型对疗效和不良反应影响较小。

表 4-77　主要相关基因多态性对利培酮疗效或不良反应的影响

基因	SNP 位点	基因型	白种人分布频率 /%	中国人群分布频率 /%	影响环节	证据级别	临床相关性
DRD2	rs1799978	CC	90.3	74.4	疗效	2A	相对于 CT 或 TT 基因型，CC 基因型患者疗效较差
		CT	9.7	20.9			
		TT	0	4.7			

基因	SNP 位点	基因型	白种人分布频率 /%	中国人群分布频率 /%	影响环节	证据级别	临床相关性
MC4R	rs489693	AA	16.7	0	毒性 /不良反应	2B	相对于 AC 或 CC 基因型, AA 基因型患者发生高甘油三酯血症及体重增加的不良反应风险较高
		AC	48.3	37.8			
		CC	35.0	62.2			
ANKK1/ DRD2	rs1800497	AA	5.3	20.9	毒性 /不良反应	2B	相对于 AG 或 GG 基因型, AA 基因型患者发生高泌乳素血症及体重增加的不良反应风险较高,但发生迟发性运动障碍的风险较低;相对于 GG 基因型,AG 基因型患者发生高泌乳素血症及体重增加的不良反应风险较高,但发生迟发性运动障碍的风险较低;相对于 AA 或 AG 基因型,GG 基因型患者发生高泌乳素血症及体重增加的不良反应风险较低,但发生迟发性运动障碍的风险较高
		AG	28.3	55.8			
		GG	66.4	23.3			
HTR2C	rs1414334	CC	8.9	2.3	毒性 /不良反应	2B	位于 X 染色体: ①对于女性患者,相对于 CC 或 CG 基因型,GG 基因型发生代谢综合征的风险较低; ②对于男性患者,G 基因型患者发生代谢综合征的风险较 C 基因型患者低
		CG	15.2	2.3			
		GG	75.9	95.4			

(四) 临床用药指导

1. 指导临床用药的基因检测　根据相关基因与药物疗效、不良反应的关系以及在中国人群的分布频率,建议检测 *DRD2*、*ANKK1*、*HTR2C* 和 *MC4R* 相关基因型,以指导利培酮的精准治疗。

2. 药物相互作用对疗效和不良反应的影响　联合应用 CYP2D6 抑制剂或诱导剂可影响利培酮的血浆浓度。例如,避免利培酮与其他作用于中枢系统的药物和酒精联用;利培酮可能会增强其他降压药物的降压作用;利培酮可能拮抗左旋多巴和多巴胺激动剂的作用;长期给予氯氮平和利培酮可能会降低利培酮的清除等。

【资料来源】

[1] https://www.PharmGKB.org/chemical/PA451257.

[2] http://www.ncbi.nlm.nih.gov/gene/1565.

[3] http://www.ncbi.nlm.nih.gov/gene/1813.

[4] http://www.ncbi.nlm.nih.gov/gene/255239.

[5] http://www.ncbi.nlm.nih.gov/gene/3358.

[6] https://www.PharmGKB.org/download.do?objCls=Attachment&objId=Rispiridone_7_14_2011.pdf.

[7] https://www.PharmGKB.org/download.do?objCls=Attachment&objId=Risperidone_HCSC_06_04_15.pdf.

[8] SWEN JJ,NIJENHUIS M,DE BOER A,et al.Pharmacogenetics:from bench to byte-an update of guidelines.Clin Pharmacol Ther,2011,89(5):662-673.

[9] RAN H,WEI Z,XIONG Y,et al.Association of dopamine receptor D1(DRD1) polymorphisms with risperidone treatment response in Chinese schizophrenia patients. Neuroscience Letters,2014,584:178-183.

[10] PATRICIA G,SERGI M,KATERINA P,et al.Effect of CYP2D6 on risperidone pharmacokinetics and extrapyramidal symptoms in healthy volunteers:results from a pharmacogenetic clinical trial.Pharmacogenomics,2014,15(1):17-28.

[11] http://www.ncbi.nlm.nih.gov/projects/SNP/snp_ref.cgi?rs=1799978.

[12] http://www.ncbi.nlm.nih.gov/projects/SNP/snp_ref.cgi?rs=489693.

[13] http://www.ncbi.nlm.nih.gov/projects/SNP/snp_ref.cgi?rs=1800497.

[14] http://www.ncbi.nlm.nih.gov/projects/SNP/snp_ref.cgi?rs=1414334.

（杜雯雯　林　艳　蒙　龙　段晓慧　李　红）

第7节　抗痴呆药

加兰他敏

（一）药物简介

加兰他敏（galantamine）是可逆性抗胆碱酯酶药,其作用与新斯的明相似,可产生较强的拟胆碱作用。本药毒蕈碱样作用短暂、微弱,但作用时间较长,能对抗阿片的呼吸抑制,但不影响其麻醉作用。加兰他敏主要用于治疗重症肌无力、脊髓灰质炎后遗症、神经系统疾病或外伤引起的感觉及运动障碍、多发性神经炎及脊神经炎,以及拮抗氯化筒箭毒碱及类似药物的非去极化肌松作用。本药口服制剂可用于治疗良性记忆障碍、轻至中度阿尔茨海默病。其主要不良反应为可见心动过缓、心律不齐、房室传导阻滞、房性心律失常、体重下降、脱水、低钾血症、鼻炎等。

（二）相关基因

目前已经发现与加兰他敏相关的基因约有 11 种,包括 *ABCB1*、*ACHE*、*APOE*、*CHAT*、*CHRNA7*、*CYP2D6*、*CYP3A4*、*CYP3A5*、*POR*、*PRKCE*、*SLC5A7* 等,其中 *CYP2D6* 有证据支持(表 4-78)。

表 4-78　加兰他敏的主要相关基因

基因	染色体定位	主要功能	药物相关性	来源
CYP2D6(细胞色素酶 CYP450 第二亚家族成员 19)	Chr22q13.1	是 CYP450 酶第二亚家族中的重要成员;是人体重要的药物代谢酶	加兰他敏主要由 CYP2D6 代谢,慢代谢型清除速率减慢 25%	FDA HCSC

（三）主要相关基因对药物疗效或不良反应的影响

根据 PharmGKB 数据库中加兰他敏相关基因的证据级别以及国内临床实践经验,影响加兰他敏疗效的主要相关基因为 *APOE E4*、*CHRNA7* 和 *CYP2D6*。*APOE E4* 等位基因降低患者对加兰他敏的治疗应答,引起疗效差;而 *CHRNA7 T* 等位基因可增加患者对加兰他敏的治疗应答,改善治疗效果。与 *CYP2D6* 快代谢型患者相比,慢代谢的患者体内加兰他敏清除率降低、AUC 增加。FDA 药物说明书中提示,*CYP2D6* 慢代谢型患者服用加兰他敏后,体内药物清除速率减慢 25%(*CYP2D6* 基因较为复杂,具体单倍型分布频率及与代谢型的对应关系见附录 1)。

（四）临床用药指导

1. 指导临床用药的基因检测　临床上需要根据患者耐受程度实施剂量滴定,因此虽然 CYP2D6 影响了加兰他敏的代谢,但是对于 *CYP2D6* 慢代谢的患者不需要特别调整剂量,不需要进行基因检测。

2. 药物相互作用对疗效和不良反应的影响　酮康唑、西咪替丁联用可提高本药的生物利用度。与 CYP2D6 酶抑制剂(阿米替林、氟西汀、氟伏沙明、帕罗西汀、奎尼丁)联用可使本药的清除减少,不良反应发生率增加,应减少本药剂量。

【资料来源】

[1] https://www. PharmGKB. org/chemical/PA450704.

[2] http://www. ncbi. nlm. nih. gov/gene/1565.

[3] https://www. PharmGKB. org/download. do?objCls=Attachment&objId=Galantamine_10_14_2013. pdf.

[4] https://www. PharmGKB. org/download. do?objCls=Attachment&objId=Galantamine_HCSC_06_01_15. pdf.

[5] https://www. pharmgkb. org/variantAnnotation/1184747974.

［6］https://www.pharmgkb.org/clinicalAnnotation/1444686893.

（连雯雯　陈文倩）

第 8 节　支气管扩张药

一、噻托溴铵

（一）药物简介

噻托溴铵（tiotropium bromide）属于 M 受体阻滞药，通过与平滑肌 M_3 受体结合，产生扩张支气管平滑肌的作用。本药用于慢性阻塞性肺疾病（chronic obstructive pulmonary disease，COPD）的维持治疗（包括慢性支气管炎和肺气肿），伴随呼吸困难的维持治疗及急性发作的预防。其不良反应常见口干、便秘和咽炎等。

（二）相关基因

目前已经发现的与噻托溴铵相关的基因包括 *CYP2D6*、*CYP3A4* 和 *ADRB2* 基因。FDA 曾在说明书中药物基因组标记物部分提及 *CYP2D6* 和 *CYP3A4*，但后来又移除了相关说明。目前，ADRB2 研究较多、证据较充分（表 4-79）。

表 4-79　噻托溴铵的主要相关基因

基因	染色体定位	主要功能	药物相关性	来源
ADRB2（$β_2$ 肾上腺素受体）	Chr5q32	编码 $β_2$- 肾上腺素能受体（$β_2$-AR）	影响噻托溴铵的疗效	PharmGKB

（三）主要相关基因对药物疗效或不良反应的影响

根据 PharmGKB 数据库中噻托溴铵相关基因的证据级别以及国内临床实践经验，影响噻托溴铵疗效的主要相关基因为 *ADRB2*。其具体疗效和不良反应影响见表 4-80。

表 4-80　主要相关基因多态性对噻托溴铵疗效或不良反应的影响

基因	SNP 位点	基因型	白种人分布频率 /%	中国人群分布频率 /%	影响环节	证据级别	临床相关性
ADRB2	rs1042713	AA	12.4	27.9	疗效	3	相对于 AG 或 GG 基因型，AA 基因型患者可能对噻托溴铵的应答更好
		AG	46.9	53.5			
		GG	40.7	18.6			

（四）临床用药指导

根据相关基因与药物疗效、不良反应的关系以及在中国人群的分布频率,并考虑证据级别仅为 3 级,建议必要时检测 *ADRB2*(rs1042713)基因型,以指导噻托溴铵的精准治疗。

【资料来源】

[1] https://www.PharmGKB.org/chemical/PA164769056.

[2] http://www.ncbi.nlm.nih.gov/gene/154.

[3] https://www.PharmGKB.org/download.do?objCls=Attachment&objId=Tiotropium_10_14_13.pdf.

[4] PARK HW,YANG MS,PARK CS,et al. Additive role of tiotropium in severe asthmatics and Arg16Gly in ADRB2 as a potential marker to predict response. Allergy,2009,64(5):778-783.

[5] http://www.ncbi.nlm.nih.gov/projects/SNP/snp_ref.cgi?rs=1042713.

二、茚达特罗

（一）药物简介

茚达特罗(indacaterol)是一种超长效吸入 β_2 受体激动剂(long acting β_2-agonists,LABA)类支气管舒张剂,通过作用于支气管平滑肌上的 β_2- 肾上腺素受体在肺内局部发挥支气管扩张作用。本药主要用于 COPD、哮喘成年患者的维持治疗。其常见不良反应为鼻咽炎、上呼吸道感染、咳嗽、头痛以及肌肉痉挛等。

（二）相关基因

目前已经发现与茚达特罗相关的基因有 *UGT1A1*、*ADRB2*、*CYP3A4* 和 *ABCB1*。FDA、EMA 和 PMDA 均提及 *UGT1A1* 基因,但未提出相应基因检测(表 4-81)。

表 4-81　茚达特罗的主要相关基因

基因	染色体定位	主要功能	药物相关性	来源
UGT1A1(尿苷二磷酸葡糖醛酸转移酶 1A1)	Chr2q37	使各种不同外源性药物和内生底物葡萄糖醛酸化,使其更好地从体内被清除	*UGT1A1* 是唯一能将茚达特罗代谢成酚醛衍生物的 UGT 酶类	FDA PMDA HCSC

（三）主要相关基因对药物疗效或不良反应的影响

各国说明书中均提到:(TA)7/TA(7)*UGT1A1* 低表达,即 *28/*28 基因型(rs8175347)患者的稳态 AUC 和峰浓度比(TA)6/TA(6)基因型的患者高 1.2 倍,但目前研究并未发现不同基因型对茚达特罗疗效或不良反应的影响。

（四）临床用药指导

1. 指导临床用药的基因检测　FDA、EMA 和 PMDA 均提及 *UGT1A1* 基因,但未提出相应基因检测,目前暂无需要对 *UGT1A1* 进行基因检测的证据,但若临床需要,在必要时可对 rs8175347 进行检测。

2. 药物相互作用对疗效和不良反应的影响　CYP3A4 是负责茚达特罗羟基化的主要同工酶。与细胞色素 P450(CYP)3A4 和 P- 糖蛋白(P-gp)抑制药(如酮康唑、红霉素、维拉帕米、利托那韦)联用时,茚达特罗的药物清除率受到 P-gp 和 CYP 3A4 活性的影响(其中强效双重抑制药酮康唑的抑制作用最强),使生物利用度增加 1.9 倍,应该注意其不良反应的发生。

【资料来源】

[1] https://www.PharmGKB.org/chemical/PA165958348.

[2] http://www.ncbi.nlm.nih.gov/gene/54658.

[3] https://www.PharmGKB.org/download.do?objCls=Attachment&objId=Indacaterol_10_16_2013.pdf.

[4] https://www.PharmGKB.org/download.do?objCls=Attachment&objId= Indacaterol_EMA_EPAR_April18th2013.pdf.

[5] https://www.PharmGKB.org/download.do?objCls=Attachment&objId= Indacaterol_PMDA_11_17_14.pdf.

[6] KYUSHU UNIVERSITY,Fukuoka. Differences in pharmacogenomic biomarker information in package inserts from the United States,the United Kingdom and Japan. J Clin Pharm Ther,2013,38(6):468-475.

[7] http://www.uptodate.com/contents/zh-Hans/92125?source=search_result&search=%E8%8C%9A%E8%BE%BE%E7%89%B9%E7%BD%97&selectedTitle=1%7E9.

三、福莫特罗

(一) 药物简介

福莫特罗为选择性 β_2- 肾上腺素受体激动药,能松弛支气管平滑肌,对气道可逆性阻塞的患者和因直接(醋甲胆碱)或间接(如运动)刺激造成呼吸道痉挛的患者有支气管扩张作用,用于缓解支气管哮喘、急性支气管炎、哮喘性支气管炎或肺气肿等气道阻塞性疾病引起的呼吸困难等症状。

(二) 相关基因

目前与福莫特罗相关的基因主要为 *CYP2D6*、*CYP2C19*(表 4-82)。

表 4-82　福莫特罗的主要相关基因

基因	染色体定位	主要功能	药物相关性	来源
CYP2D6(细胞色素酶 CYP450 第二亚家族 D 成员 6)	Chr10q24	是 CYP450 酶第二亚家族中的重要成员;是人体重要的药物代谢酶	影响福莫特罗代谢过程,但研究证据不充分	FDA

续表

基因	染色体定位	主要功能	药物相关性	来源
CYP2C19(细胞色素酶 CYP450 第二亚家族 C 成员 19)	Chr10q23.33	是 CYP450 酶第二亚家族中的重要成员;是人体重要的药物代谢酶	影响福莫特罗代谢过程,但研究证据不充分	FDA

(三)主要相关基因对药物疗效或不良反应的影响

FDA 药物说明书中指出,体外研究显示 *UGT1A1*、*UGT 1A8*、*UGT 1A9*、*UGT 2B7*、*UGT 2B15*、*CYP2D6*、*CYP2C19*、*CYP2C9* 和 *CYP2A6* 参与福莫特罗的代谢,福莫特罗在常规治疗剂量对 CYP450 酶系无抑制作用,*CYP2D6* 或 *CYP2C19* 是否导致福莫特罗全身性暴露升高或全身性不良反应增强尚不完全清楚,有待进一步研究。

(四)临床用药指导

1. 指导临床用药的基因检测　目前尚无可用于指导临床用药的基因检测。

2. 药物相互作用的影响　与其他拟交感胺类药联用可加重本药的不良反应,与黄嘌呤类药、皮质激素、利尿药联用可能因低血钾而导致心律不齐。联用奎尼丁、丙吡胺、普鲁卡因胺、吩噻嗪、抗组胺药(如特非那定)、单胺氧化酶抑制药、三环类抗抑郁药等可延长 QT 间期,增加出现室性心律失常的风险。与单胺氧化酶抑制药、呋喃唑酮联用还可使高血压加重。β- 肾上腺素受体阻滞药(尤其是非选择性 β- 肾上腺素受体阻滞药)可能部分或完全抑制福莫特罗药理作用。联用左旋多巴、左甲状腺素、缩宫素可降低心脏对 β₂- 拟交感神经药的耐受性。

【资料来源】

[1] http://10.200.10.129:10000/pc/cpr/info?cprid=2074&st=CPR_Name&key=%E7%A6%8F%E8%8E%AB%E7%89%B9%E7%BD%97.

[2] https://www.pharmgkb.org/chemical/PA134687907/label.

(连雯雯　陈文倩　秦　伟)

第 9 节　抗心绞痛、心律失常、降压药

一、美托洛尔

(一)药物简介

美托洛尔(metoprolol)属于抗心绞痛、抗高血压及抗心律失常药物。本药可选择性阻滞 β₁ 肾上腺素受体,降低心排血量,抑制肾素释放,使心肌收缩力下降而降低血压,并可阻断交感神经活性增加、降低起搏细胞的自律性、延长室上性传导时间而使心率减慢。本药主要用于治疗

高血压、心绞痛、心肌梗死、肥厚型心肌病、主动脉夹层、心律失常、甲状腺功能亢进、心脏神经官能症等,还可用于心力衰竭的治疗。其主要不良反应有低血压、心动过缓、Ⅰ度房室传导阻滞、心力衰竭等。

(二) 相关基因

目前已经发现与美托洛尔相关的基因有 13 种,包括 *ACE*、*ADRA2C*、*ADRB1*、*ADRB2*、*ADRB3*、*CYP2C19*、*CYP2D6*、*GRK4*、*LRRC15*、*PPARA*、*SLC25A31*、*UGT1A1* 和 *ZMAT4*,其中 *CYP2D6* 相关研究较多、证据较充分(表 4-83)。

表 4-83　美托洛尔的主要相关基因

基因	染色体定位	主要功能	药物相关性	来源
CYP2D6 (细胞色素酶 CYP450 第二亚家族 D 成员 6)	Chr22q13.1	编码细胞色素 P450 家族中重要的代谢酶,影响多种临床常用药物的代谢	美托洛尔主要由 CYP2D6 代谢,其基因多态性可导致对药物的代谢作用丧失、下降或增强	FDA HCSC DPWG

(三) 主要相关基因对药物疗效或不良反应的影响

FDA 的美托洛尔说明书中强调,*CYP2D6* 的慢代谢型和快代谢型患者联用 CYP2D6 抑制剂时,美托洛尔的血药浓度会升高数倍,从而降低对心血管的选择性,导致不良反应增强。

在 PharmGKB 数据库中,相比于野生型等位基因(*1/*1)携带者,*CYP2D6* *10 等位基因可以降低美托洛尔的清除率;*CYP2D6* *4/*20 基因型及 *31 等位基因可降低 CYP2D6 酶活性,从而减慢美托洛尔的代谢速率;*CYP2D6* *3、*4、*5、*6、*9、*10、*17、*29、*41、*45、*46 等位基因的携带者可降低高血压患者的美托洛尔的代谢速率;*CYP2D6**4 可增加患者心动过缓的风险,因此心力衰竭患者使用时需要降低剂量;而 *CYP2D6del/del* 基因型可提高美托洛尔的血药浓度,增加患者对美托洛尔的反应性。与 AG 基因型比较,*ADRB1* 的 AA 基因型可增加高血压患者对美托洛尔的反应性;与 GG 基因型比较,*ADRB1* 的 CC 基因型可增加健康受试者及心力衰竭患者对美托洛尔的反应。与 GG 基因型比较,*GRK4* 的 CC、GT、TT、CT 基因型可降低高血压伴肾硬化男性患者对美托洛尔的反应。与等位基因 C 比较,*LRRC15* 的 del 等位基因可增加高血压患者对美托洛尔的反应。与等位基因 C 比较,*ZMAT* 的 T 等位基因可增加高血压患者对美托洛尔的反应。与 TTA/TTA 基因型比较,*SLC25A31* 的 TTA/del 基因型可增加高血压患者对美托洛尔的反应性。

HCSC 的美托洛尔说明书中强调,*CYP2D6* 的慢代谢型与快代谢型患者相比,其体内血药浓度会升高数倍。

CYP2D6 单倍型与代谢型对应关系见附录 1。

（四）临床用药指导

1. 指导临床用药的基因检测　根据 *CYP2D6* 对美托洛尔代谢的影响以及国内临床实践,建议在长期使用美托洛尔(尤其是合并其他药物治疗时)的患者出现锥体外系反应时,检测 *CYP2D6* 相关代谢型,以判断锥体外系反应是否为 *CYP2D6* 中间代谢或慢代谢型患者药物蓄积所致。

对于长期使用美托洛尔者,建议先测 *CYP2D6* 代谢型,再根据 DPWG 指南调整剂量,以减少不良反应风险。

2. 指导临床用药的剂量调整　DPWG 建议基于 *CYP2D6* 代谢型对美托洛尔给药剂量进行调整(表 4-84)。

表 4-84　DPWG 基于 *CYP2D6* 代谢型对美托洛尔的剂量调整建议

代谢型 [#]	剂量调整建议
PM	心力衰竭:选择其他药物(如比索洛尔、卡维地洛)或剂量减少 75%;警惕不良反应(如心动过缓、肢端发冷等)
EM	按照药物说明书正常剂量给药
IM	心力衰竭:选择其他药物(如比索洛尔、卡维地洛)或剂量减少 50%;警惕不良反应(如心动过缓、肢端发冷等)
UM	心力衰竭:选择其他药物(如比索洛尔、卡维地洛)或根据疗效和不良反应将剂量逐渐增加,最大剂量可达常规剂量的 250%;警惕不良反应(如心动过缓、肢端发冷等)

[#]*CYP2D6* 单倍型与代谢型对应关系见附录 1。

3. 药物相互作用对疗效和不良反应的影响　利福平、利福喷汀可诱导肝脏细胞色素酶,加速美托洛尔的代谢,联用时,应增加美托洛尔的剂量。但 CYP2D6 慢代谢或中间代谢患者若联用 CYP2D6 抑制剂,应警惕美托洛尔蓄积所致的锥体外系反应。

【资料来源】

[1] https://www.PharmGKB.org/chemical/PA450480.

[2] http://www.ncbi.nlm.nih.gov/gene/1565.

[3] https://www.PharmGKB.org/download.do?objCls=Attachment&objId=metoprolol_10_17_2013.pdf.

[4] https://www.PharmGKB.org/download.do?objCls=Attachment&objId=Metoprolol_HCSC_06_03_15.pdf.

[5] SWEN JJ,NIJENHUIS M,BOER A,et al. Pharmacogenetics:from bench to byte—an update of guidelines. Clinical Pharmacology & Therapeutics,2011,89(5):662-673.

[6] MASATP|O T,TAKASHI N,KOUICHI M,et al. Nonlinear mixed effects model analysis of the pharmacokinetics of metoprolol in routinely treated Japanese patients. Biological & Pharmaceutical Bulletin,2004,75(2):32.

［7］MAREZ-AILORGE D,EHIS SW,GUIDICE JML,et al. A rare G2061 insertion affecting the open reading frame of CYP2D6 and responsible for the poor metabolizer phenotype. Pharmacogenetics,1999,9(3):393-396.

［8］LUZUM JA,SWEET KM,BINKLEY PF,et al. CYP2D6 Genetic Variation and Beta-Blocker Maintenance Dose in Patients with Heart Failure. Pharmaceutical Research,2017,34(8):1615-1625.

［9］ZINEH I,BEITELSHEES A,GAEDIGK A,et al. Pharmacokinetics and genotypes do not predict metoprolol adverse events or efficacy in hypertension. Clinical Pharmacology & Therapeutics,2004,76(6):536-544.

［10］BIJL MJ,VISSER LE,SCHAIK RV,et al. Genetic variation in the CYP2D6 gene is associated with a lower heart rate and blood pressure in beta-blocker users. Clinical Pharmacology & Therapeutics,2009,85(1):45-50.

［11］LIU J,LIU ZQ,TAN ZR,et al. Gly389Arg polymorphism of beta1-adrenergic receptor is associated with the cardiovascular response to metoprolol. Clinical Pharmacology & Therapeutics,2003,74(4):372.

［12］GONG Y,WANG Z,BEITELSHEES AL,et al. Pharmacogenomic genome-wide meta-analysis of blood pressure response to β-blockers in hypertensive African Americans novelty and significance. Hypertension,2016,67(3):556.

［13］SMALL KM,WAGONER LE,LEVIN AM,et al. Synergistic polymorphisms of beta1- and alpha2C-adrenergic receptors and the risk of congestive heart failure. Acc Current Journal Review,2003,12(2):68.

［14］BHATNAGAR V ,O'CONNOR DT ,BROPHY VH ,et al. G-protein-coupled receptor kinase 4 polymorphisms and blood pressure response to metoprolol among African Americans: sex-specificity and interactions. American Journal of Hypertension,2009,22(3):332-338.

［15］RAU T,WUTTKE HL,WERNER U,et al. Impact of the CYP2D6 genotype on the clinical effects of metoprolol:a prospective longitudinal study. Clinical Pharmacology & Therapeutics,2009,85(3):269-272.

二、普萘洛尔

(一) 药物简介

普萘洛尔(propranolol)为一种非选择性 β 肾上腺素能受体阻滞剂,与拟交感神经递质如儿茶酚胺竞争结合心脏的 β 肾上腺素能受体,抑制交感神经兴奋,从而降低心率、心排血量、血压等。本药主要用于治疗高血压、劳累性心绞痛、心律失常等。其不良反应主要为低血压、充血性心力衰竭、心动过缓和传导阻滞。

(二) 相关基因

FDA 和 EMA 药物说明书均提出,普萘洛尔的代谢与肝药酶 CYP2D6、CYP1A2、CYP3A5 和 CYP2C19 相关,其中 CYP2D6 起主要作用(表 4-85)。此外 ADRB2 也与普萘洛尔的药效相关。

表 4-85　普萘洛尔的主要相关基因

基因	染色体定位	主要功能	药物相关性	来源
CYP2D6(细胞色素酶 CYP450 第二亚家族 D 成员 6)	Chr 22q13.1	是 CYP450 酶第二亚家族中的重要成员;是人体重要的药物代谢酶	普萘洛尔主要由 CYP2D6 代谢,CYP2D6 酶活性下降会导致普萘洛尔蓄积	FDA EMA

(三)主要相关基因对药物疗效或不良反应的影响

在 PharmGKB 数据库中,CYP2D6*10 等位基因的携带可增加血浆中 S- 普萘洛尔的浓度,*1 等位基因的携带也可增加血浆中 S- 普萘洛尔的浓度;ADRB2 基因型 AA、2/2、3/3 可增加肝硬化患者对普萘洛尔的反应性。

(四)临床用药指导

1. 指导临床用药的基因检测　暂无需要进行基因检测的证据。

2. 药物相互作用对疗效和不良反应的影响　参与普萘洛尔代谢消除的主要酶是 CYP2D6,应避免联用 CYP2D6 底物和抑制剂,如胺碘酮、西咪替丁、氟西汀、帕罗西汀、奎尼丁、利托那韦等,因为可能会由于药物相互作用而影响普萘洛尔的疗效和毒性。

【资料来源】

[1] https://www. PharmGKB. org/chemical/PA451145.

[2] http://www. ncbi. nlm. nih. gov/gene/1565.

[3] https://www. PharmGKB. org/download. do?objCls=Attachment&objId=Propanolol_7_13_2011_remarked. pdf.

[4] https://www. PharmGKB. org/download. do?objCls=Attachment&objId=Propranolol_EMA_EPAR_May_22_2014. pdf.

[5] HUANG CW,LAI ML,LIN MS,et al. Dose-response relationships of propranolol in Chinese subjects with different CYP2D6 genotypes. J Chin Med Assoc,2003,66(1):57-62.

[6] TURNES J,HERNÁNDEZ-GUERRA M,ABRALDES JG,et al. Influence of beta-2 adrenergic receptor gene polymorphism on the hemodynamic response to propranolol in patients with cirrhosis. Hepatology,2006,43(1):34-41.

三、决奈达隆

(一)药物简介

决奈达隆(dronedarone)属于抗心律失常药,用于治疗窦性心律并有阵发性或持续性心房颤动史者的心房颤动,以降低住院风险。考虑到安全性,只在替代治疗方案无效时使用本药。其主要不良反应有心力衰竭新发或恶化、心动过缓、Q-T 间期延长、皮疹等。

（二）相关基因

目前已经发现与决奈达隆相关的基因有 *CYP2D6* 和 *CYP3A4*，其相关研究较多、证据较充分（表 4-86）。

表 4-86　决奈达隆的主要相关基因

基因	染色体定位	主要功能	药物相关性	来源
CYP3A4（细胞色素酶 CYP450 第三亚家族 A 成员 4）	Chr7q22.1	是 CYP450 酶第三亚家族中的重要成员；是人体重要的药物代谢酶	决奈达隆主要由 CYP3A4 代谢，并且具有抑制 CYP3A4 酶的作用	EMA
CYP2D6（细胞色素酶 CYP450 第二亚家族 D 成员 6）	Chr22q13.1	是 CYP450 酶第二亚家族中的重要成员；是人体重要的药物代谢酶	决奈达隆通过 CYP2D6 代谢，同时也具有抑制 CYP2D6 酶的作用	EMA

（三）主要相关基因对药物疗效或不良反应的影响

根据 PharmGKB 数据库中决奈达隆相关基因的证据级别以及国内临床实践经验，影响决奈达隆疗效的主要相关基因为 *CYP2D6* 和 *CYP3A4*，均涉及对药物相互作用的影响。

（四）临床用药指导

1. 指导临床用药的基因检测　决奈达隆主要作为 CYP3A4 和 CYP2D6 抑制剂，影响主要通过以上 2 个肝药酶代谢的其他药物的活性。虽然已经可以通过单核苷酸多态性位点判断 *CYP3A4* 和 *CYP2D6* 的代谢型，但目前暂无需要进行基因检测的证据。

2. 药物相互作用对疗效和不良反应的影响　EMA 说明书中特别强调，参与决奈达隆代谢消除的主要酶是 CYP3A4，应避免联用 CYP3A 强诱导剂及 CYP3A 强抑制剂。例如，酮康唑会使决奈达隆血药浓度升高 17 倍，红霉素会使决奈达隆血药浓度升高 3.7 倍，因此，应避免使用大环内酯类和伊曲康唑、伏立康唑等 CYP3A4 抑制剂。此外，维拉帕米、地尔硫草为 CYP3A 中度抑制剂，可使本药的血药浓度升高 1.4~1.7 倍，联用可能加强对心脏传导的效应。

同时，EMA 说明书中还强调，决奈达隆作为 CYP3A4 抑制剂，会使辛伐他汀血药浓度升高 4 倍，使阿托伐他汀血药浓度升高 1.7 倍，从而可能导致他汀类药物相关的横纹肌损伤。决奈达隆可使钙通道阻断药的血药浓度升高 1.4~1.5 倍。联用开始时，钙通道阻断药剂量应较低，在心电图（electrocardiogram，ECG）验证耐受性良好后再增加剂量。

虽然 EMA 说明书中提到决奈达隆是 CYP2D6 的轻度抑制剂，对美托洛尔和普萘洛尔在体内血药浓度的影响不及 *CYP2D6* 慢代谢者和快代谢者血药浓度的差异。但是，当决奈达隆与主要由 CYP3A4 或 CYP2D6 代谢的药物联用时，后者可能需要减少剂量。

【资料来源】

[1] https://www.PharmGKB.org/chemical/PA153619853.

［2］http://www.ncbi.nlm.nih.gov/gene/1576.

［3］http://www.ncbi.nlm.nih.gov/gene/1565.

［4］https://www.PharmGKB.org/download.do?objCls=Attachment&objId=dronedarone_EMA_EPAR_Aug_6_2014_1_.pdf.

［5］GOUGH AC,SMITH CA,HOWELL SM,et al.Localization of the CYP2D gene locus to human Chromosome 22q13.1 by polymerase chain reaction,in situ hybridization,and linkage analysis.Genomics,1993,15(2):430-432.

［6］INOUE K1,INAZAWA J,NAKAGAWA H,et al.Assignment of the humancy to ChromeP-450nifedipineoxidasegene(CYP3A4)to Chromosome 7 at band q22.1 by fluorescence in situ hybridization.Jpn J Hum Genet,1992,37(2):133-138.

［7］http://www.uptodate.com/contents/zhHans/92158?source=search_result&search=%E5%86%B3%E5%A5%88%E8%BE%BE%E9%9A%86&selectedTitle=1%7E20#H21.

四、奎尼丁

(一) 药物简介

奎尼丁（quinidine）属于抗心律失常药,能直接抑制心肌细胞 Na^+ 通道,减少 Na^+ 内流,对 Ca^{2+} 和 K^+ 通道也有一定作用;还可间接作用于自主神经,阻滞胆碱 M 受体,其效应取决于迷走神经张力及所用剂量。本药可用于致命性室性心律失常、阵发性室上性心动过速、阵发性房室交界性心律、有症状的房性期前收缩或室性期前收缩以及短 QT 间期综合征。其主要不良反应为促心律失常作用,产生心脏停搏及传导阻滞、胃肠道不良反应、金鸡纳反应、血小板减少、与剂量无关的特异质反应和过敏反应。

(二) 相关基因

目前已经发现与奎尼丁相关的基因有 *CYP2D6*、*C18orf21*、*CACNA1C* 和 *KCNE1*,其中 *CYP2D6* 相关研究较多、证据较充分(表 4-87)。

表 4-87　奎尼丁的主要相关基因

基因	染色体定位	主要功能	药物相关性	来源
CYP2D6（细胞色素酶 CYP450 第二亚家族 D 成员 6）	Chr22q13.1	编码细胞色素 P450 家族中重要的代谢酶,影响多种临床常用药物的代谢	奎尼丁具有抑制 CYP2D6 酶的作用	FDA

(三) 主要相关基因对药物疗效或不良反应的影响

FDA 说明书中提到,奎尼丁可以抑制 CYP2D6,将 CYP2D6 快代谢者转化为慢代谢者。

(四) 临床用药指导

建议与经 CYP2D6 代谢的药物联用时应谨慎。目前暂无需要进行基因检测的证据。

【资料来源】

［1］https://www.PharmGKB.org/chemical/PA166104811.

［2］http://www.ncbi.nlm.nih.gov/gene/1565.

［3］https://www.PharmGKB.org/download.do?objCls=Attachment&objId=Quinidine_7_12_2011.pdf.

五、伊伐布雷定

（一）药物简介

伊伐布雷定（ivabradine）是第一个窦房结 If 电流阻滞剂类药物,通过特异选择性抑制窦房结的 If 内流,使起搏细胞动作电位舒张期去极延缓,从而减慢心率;通过降低氧耗量恢复缺血心肌的氧供需平衡,并且明显延长舒张期时间和保持运动期间的冠状动脉扩张,提高冠状动脉灌注和对心肌的氧供。本药主要用于心律正常的慢性稳定型心绞痛而禁用或不耐受 β 受体阻断剂患者的对症治疗。其无负性变力性作用,可安全用于左心室功能不全或心力衰竭患者,最常见的不良反应为闪光现象（光幻视）和心动过缓,为剂量依赖性,与伊伐布雷定的药理学作用有关。

（二）相关基因

目前已经发现与伊伐布雷定相关的基因主要为 *CYP3A4*（表 4-88）。

表 4-88　伊伐布雷定的主要相关基因

基因	染色体定位	主要功能	药物相关性	来源
CYP3A4（细胞色素酶 CYP450 第三亚家族成员 4）	Chr 7q21.1	是 CYP450 酶第三亚家族中的重要成员;是人体重要的药物代谢酶	伊伐布雷定由 CYP3A4 代谢,是一种很弱的 CYP3A4 抑制剂	EMA

（三）主要相关基因对药物疗效或不良反应的影响

影响伊伐布雷定疗效的主要相关基因为 *CYP3A4*,均涉及对药物相互作用的影响。

（四）临床用药指导

1. 指导临床用药的基因检测　暂无需要进行基因检测的证据。

2. 药物相互作用对疗效和不良反应的影响　伊伐布雷定经 CYP3A4 酶代谢,但它不影响其他药物代谢,而 CYP3A4 抑制剂对伊伐布雷定的代谢有很明显的影响,导致其血药浓度升高。因此,应避免伊伐布雷定与 CYP3A4 抑制剂联用。此外,伊伐布雷定血药浓度增加可能与极度的心动过缓风险相关。

【资料来源】

［1］https://www. PharmGKB. org/chemical/PA166123415.

［2］http://www. ncbi. nlm. nih. gov/gene/1576.

［3］https://www. PharmGKB. org/download. do?objCls=Attachment&objId=ivabradine_
EMA_EPAR_Aug_6_2014_2_.pdf.

六、肼屈嗪

(一) 药物简介

肼屈嗪(hydralazine)是降血压药和抗心力衰竭药,主要通过激活鸟苷酸环化酶使血管内环鸟苷酸(cyclic guanosine monophosphate,cGMP)含量增加,直接松弛平滑肌,扩张外周血管(主要扩张小动脉,对静脉作用小),降低周围血管阻力使血压下降,临床上用于治疗高血压和心力衰竭。其不良反应为心悸、心动过速、头痛、抑郁、焦虑等。

(二) 相关基因

目前已经发现与肼屈嗪相关的基因有*NAT2*、*MMP9*和*GNB3*,其中*NAT2*相关研究较多,并且在 FDA 药物说明书中提及(表 4-89)。

表 4-89　肼屈嗪的主要相关基因

基因	染色体定位	主要功能	药物相关性	来源
NAT2(N- 乙酰基转移酶 2)	Chr8p22	药物在体内乙酰化代谢的关键酶	可能与肼屈嗪疗效以及不良反应的发生存在相关性	FDA

(三) 主要相关基因对药物疗效或不良反应的影响

根据 PharmGKB 数据库中肼屈嗪相关基因的证据级别以及国内临床实践经验,影响肼屈嗪疗效的主要相关基因 NAT2,NAT*5/*5、*5/*6、*5/*7、*5/*14、*6/*6、*7/*6、*6/*14 可增加顽固性高血压患者对肼屈嗪的反应性,具体疗效和不良反应影响见表 4-90。此外,*MMP* CT 基因型可降低妊娠期高血压患者对肼屈嗪的反应性;与基因型 CC、CT 比较,*GNB3* TT 基因型可增加心力衰竭患者对肼屈嗪的反应性。

此外,根据乙酰化代谢能力的不同,将人群按代谢型分为乙酰化快代谢型(EM)和乙酰化慢代谢型(PM);白种人 PM 发生率较中国人群高。基因突变是导致 NAT2 不同代谢型的主要因素。中国人群 *NAT2* 的 PM 主要由 *5、*6 及 *7 3 种等位基因造成。

表 4-90 主要相关基因对肼屈嗪疗效或不良反应的影响

基因	单倍型	SNP 位点	基因型	白种人分布频率 /%	中国人群分布频率 /%	影响环节	证据级别	临床相关性
NAT2	*12	rs1208	AA	33.3	95.6	代谢 / 不良反应	3	携带乙酰化快代谢型等位基因(*4、*12、*13)的患者对药物降压的应答较携带乙酰化慢代谢型等位基因(*5、*6、*7)的患者要差,但系统性红斑狼疮和药物性肝损伤等不良反应的发生风险较低
			AG	48.3	4.4			
			GG	18.3	0			
	*13	rs1041983	CC	51.3	39.5			
			CT	37.2	44.2			
			TT	11.5	16.3			
	*4#	/	/	/	/			
	*5	rs1801280	CC	18.3	0			
			CT	51.6	4.4			
			TT	30.1	95.6			
	*6	rs1799930	AA	11.5	9.3			
			AG	35.4	16.3			
			GG	53.1	74.4			
	*7	rs1799931	AA	0	2.2			
			AG	3.3	40.0			
			GG	96.7	57.8			

#*4 为野生型,即无突变。

(四) 临床用药指导

FDA 说明书中提到,肼屈嗪通过乙酰化代谢,乙酰化水平可以通过检测 NAT2 基因的变异来得知。因此必要时,可以检测 NAT2 相关代谢型,以指导肼屈嗪的精准治疗。

【资料来源】

[1] https://www. PharmGKB. org/chemical/PA449894.

[2] http://www. ncbi. nlm. nih. gov/gene/10.

[3] https://www. PharmGKB. org/download. do?objCls=Attachment&objId=Bidil_FDA_label_Oct_2013. pdf.

[4] SPINASSE LB, SANTOS AR, SUFFYS PN, et al. Different phenotypes of the NAT2 gene influences hydralazine antihypertensive response in patients with resistant. hypertension. Pharmacogenomics, 2014, 15(2): 169-178.

[5] PALEI AC, SANDRIM VC, AMARAL LM, et al. Matrix metalloproteinase-9 polymorphisms affect plasma MMP-9 levels and antihypertensive therapy responsiveness in hypertensive disorders of pregnancy. Pharmacogenomics Journal, 2012, 12(6): 489-498.

［6］http://www.ncbi.nlm.nih.gov/projects/SNP/snp_ref.cgi?rs=1208.

［7］http://www.ncbi.nlm.nih.gov/projects/SNP/snp_ref.cgi?rs=1041983.

［8］http://www.ncbi.nlm.nih.gov/projects/SNP/snp_ref.cgi?rs=1801280.

［9］http://www.ncbi.nlm.nih.gov/projects/SNP/snp_ref.cgi?rs=1799930.

［10］http://www.ncbi.nlm.nih.gov/projects/SNP/snp_ref.cgi?rs=1799931.

（连雯雯　陈文倩）

第 10 节　止吐药

甲氧氯普胺

（一）药物简介

甲氧氯普胺（metoclopramide）是多巴胺 D_2 受体阻断剂,主要通过抑制中枢催吐化学感受区（ chemoreceptor trigger zone,CTZ）中的多巴胺受体而提高 CTZ 阈值,使传入自主神经的冲动减少,从而呈现较强的中枢性镇吐作用。本药主要用于多种原因所致恶心、呕吐、消化不良、腹胀、胃酸过多等症状的对症治疗,以及多种原因所致胃排空障碍的治疗。其主要不良反应为昏睡、烦躁等神经精神症状,长期大剂量使用可引起锥体外系反应,表现为帕金森综合征。

（二）相关基因

目前与甲氧氯普胺相关的基因主要为 *CYP2D6*、*CYB5R1*、*CYB5R2*、*CYB5R3* 和 *CYB5R4*（表 4-91）。

表 4-91　甲氧氯普胺的主要相关基因

基因	染色体定位	主要功能	药物相关性	来源
CYB5R1（细胞色素 b5 还原酶 1）	Chr1q32.1	编码 NADH- 细胞色素 b5 还原酶,是人体重要的药物代谢酶	NADH- 细胞色素 b5 还原酶缺乏症患者应用甲氧氯普胺时发生高铁血红蛋白和 / 或硫化血红蛋白血症的风险增加;另外,新生儿体内 NADH- 细胞色素 b5 还原酶水平较成年人低,药物清除时间延长,因此更容易发生高铁血红蛋白血症	FDA
CYB5R2（细胞色素 b5 还原酶 2）	Chr11p15.4			
CYB5R3（细胞色素 b5 还原酶 3）	Chr22q13.2			
CYB5R4（细胞色素 b5 还原酶 4）	Chr6pter-q22.33			

（三）主要相关基因对药物疗效或不良反应的影响

FDA 说明书中仅提示 NADH- 细胞色素 b5 还原酶缺乏症患者应用甲氧氯普胺时发生高铁血红蛋白和 / 或硫化血红蛋白血症的风险增加。NADH- 细胞色素 b5 还原酶被 *CYB5R1*、*CYB5R2*、*CYB5R3*、*CYB5R4* 基因编码,但目前并无 *CYB5R* 系列基因多态性证据。

（四）临床用药指导

根据相关基因与药物不良反应的相关性，对于首次使用甲氧氯普胺患者，特别是新生儿，建议检测 NADH- 细胞色素 b5 还原酶活性或 *CYB5R1*、*CYB5R2*、*CYB5R3*、*CYB5R4* 基因；若为 NADH- 细胞色素 b5 还原酶缺乏或 *CYB5R1-4* 基因缺陷患者，建议使用其他药物代替甲氧氯普胺。

【资料来源】

［1］https://www. PharmGKB. org/chemical/PA450475.

［2］http://www. ncbi. nlm. nih. gov/gene/51706.

［3］http://www. ncbi. nlm. nih. gov/gene/51700.

［4］http://www. ncbi. nlm. nih. gov/gene/1727.

［5］http://www. ncbi. nlm. nih. gov/gene/266690.

［6］https://www. PharmGKB. org/download. do?objCls=Attachment&objId=Metoclopramide_12_18_2013_FDA. pdf.

（连雯雯　陈文倩）

第 11 节　质子泵抑制剂

一、奥美拉唑

（一）药物简介

奥美拉唑（omeprazole）是质子泵抑制剂，通过特异性作用于胃壁细胞质子泵（H^+/K^+-ATP）所在部位抑制该酶活性，阻断胃酸分泌，主要用于治疗胃溃疡、十二指肠溃疡、反流性食管炎及卓 - 艾综合征，以及与抗生素联用治疗幽门螺杆菌（helicobacter pylori，Hp）引起的十二指肠溃疡。其耐受性良好，不良反应较少，主要不良反应为恶心、胀气、腹泻、便秘、上腹痛等。

（二）相关基因

目前已经发现与奥美拉唑相关的基因有 6 种，即 *CYP2C19*、*CYP1A2*、*ABCB1*、*IL1B*、*TNF* 和 *AHR*，其中 *CYP2C19* 相关研究较多、证据较充分（表 4-92）。

表 4-92　奥美拉唑的主要相关基因

基因	染色体定位	主要功能	药物相关性	来源
CYP2C19（细胞色素酶 CYP450 第二亚家族 C 成员 19）	Chr10q24	是 CYP450 酶第二亚家族中的重要成员；是人体重要的药物代谢酶	奥美拉唑主要由 CYP2C19 代谢，CYP2C19 酶活性下降会导致奥美拉唑在体内蓄积	FDA HCSC DPWG

（三）主要相关基因对药物疗效或不良反应的影响

根据 PharmGKB 数据库中奥美拉唑相关基因的证据级别以及国内临床实践经验,影响奥美拉唑疗效的主要相关基因为 *CYP2C19*。与 *CYP2C19*2/*2*、**2/*3*、**3/*3* 型比较,**1/*2* 和 **1/*3* 型可降低健康受试者、幽门螺杆菌感染患者对奥美拉唑的反应;与 *CYP2C19*1/*2*、**1/*3*、**2/*2*、**2/*3*、**3/*3* 型比较,**1/*1* 型可降低健康受试者、幽门螺杆菌感染患者对奥美拉唑的反应;与 *CYP2C19*2/*2*、**2/*3*、**3/*3* 型比较,**1/*2* 和 **1/*3* 型可增加胃食管反流患者对奥美拉唑的代谢;与 *CYP2C19*1/*2*、**2/*17*、**2/*2* 型比较,**1/*1* 和 **1/*17* 型可降低健康受试者对奥美拉唑的代谢;与 *CYP2C19*1/*1*、**1/*17*、**17/*17* 型比较,**1/*2* 型可降低患者对奥美拉唑的代谢;与 *CYP2C19*17/*17* 型比较,**1/*2* 和 **1/*3* 型可降低健康受试者对奥美拉唑的口服清除率;与 *CYP2C19*1* 比较,**26*、**29*、**30*、**31*、**33* 等位基因可降低 CYP2C19 的催化活性,降低奥美拉唑的代谢和清除率;与 *CYP2C19*1B* 比较,**19* 等位基因可降低 CYP2C19 的催化活性;与 *CYP2C19* CC 基因型比较,TT 基因型可促进健康受试者对奥美拉唑代谢、降低曲线下面积(AUC);与 *CYP2C19* GG 基因型比较,AA 基因型可促进幽门螺杆菌患者对奥美拉唑反应。具体疗效和不良反应影响见表 4-93。

表 4-93　*CYP2C19* 代谢型对奥美拉唑疗效或不良反应的影响

基因	代谢型	双倍型	影响环节	证据级别	临床相关性
CYP2C19#	UM	**1/*17*、**17/*17*	疗效	2A	(1) UM 患者暂无与疗效相关的证据,剂量调整见表 4-94 (2) IM 幽门螺杆菌感染患者用奥美拉唑(同时服用阿莫西林和克拉霉素)治疗,细菌根除率比 PM 患者低,但高于 EM 患者 (3) IM 患者对奥美拉唑的治疗应答(以胃内 pH<4 持续时间以及 24h 内胃内 pH 改善程度为标准)比 PM 患者差,但比 EM 患者好
	EM	**1/*1*			
	IM	**1/*2*、**1/*3*、**2/*17*			
	PM	**2/*2*、**2/*3*、**3/*3*			

#*CYP2C19* 具体单倍型分布频率及与代谢型的对应关系见附录 2。

（四）临床用药指导

1. 指导临床用药的基因检测　根据相关基因与药物剂量、疗效的关系以及在中国人群的分布频率,建议检测 *CYP2C19* 相应代谢型,以指导奥美拉唑的精准治疗。

2. 指导临床用药的剂量调整　DPWG 基于 *CYP2C19* 代谢型对给药剂量调整的建议见表 4-94。建议据此调整奥美拉唑的治疗方案。

表 4-94　DPWG 基于 *CYP2C19* 代谢型对奥美拉唑给药剂量调整的建议

代谢型	剂量调整建议
UM	治疗幽门螺杆菌：奥美拉唑剂量需增加 50%~100%，注意治疗效果的不足 其他：注意治疗效果的不足，可以考虑将剂量增加 50%~100%
EM	按照药物说明书正常剂量给药
IM	无剂量调整建议
PM	无剂量调整建议

3. 药物相互作用对疗效和不良反应的影响　奥美拉唑可抑制药物代谢酶 CYP2C19,该酶可将氯吡格雷转化成活性产物。心脏病发作或卒中高危患者使用氯吡格雷预防血凝块时,若同时服用奥美拉唑,会降低氯吡格雷的疗效,因此应避免奥美拉唑与氯吡格雷联合应用。

【资料来源】

[1] https://www.PharmGKB.org/chemical/PA450704.

[2] http://www.ncbi.nlm.nih.gov/gene/1557.

[3] https://www.PharmGKB.org/download.do?objCls=Attachment&objId=Omeprazole_10_17_2020.pdf.

[4] https://www.PharmGKB.org/download.do?objCls=Attachment&objId=Omeprazole_HCSC_06_03_15.pdf.

[5] SWEN JJ,NIJENHUIS M,BOER A,et al. Pharmacogenetics:from bench to byte—an update of guidelines. Clinical Pharmacology & Therapeutics,2011,89(5):662-673.

[6] ZHAO F,WANG J,YANG Y,et al. Effect of CYP2C19 genetic polymorphisms on the efficacy of proton pump inhibitor-based triple therapy for Helicobacter pylorieradication:a meta-analysis. Helicobacter,2008,13(6):532-541.

[7] SIM S C,RISINGER C,MARJA-LIISA DAHL,et al. A common novel CYP2C19 gene variant causes ultrarapid drug metabolism relevant for the drug response to proton pump inhibitors and antidepressants. Clinical Pharmacology & Therapeutics,2006,79.

[8] HANIOKA N,TSUNETO Y,SAITO Y,et al. Influence of CYP2C19*18 and CYP2C19*19 alleles on omeprazole 5-hydroxylation:in vitro functional analysis of recombinant enzymes expressed in Saccharomyces cerevisiae. Basic & clinical pharmacology & toxicology,2008,102(4):388-393.

[9] HUNFELD NG,MATHOT RA,TOUW DJ,et al. Effect of CYP2C19*2 and *17 mutations on pharmacodynamics and kinetics of proton pump inhibitors in Caucasians. British journal of clinical pharmacology,2008,65(5):752-760.

[10] SUGIMOTO M,FURUTA T,SHIRAI N,et al. Influences of proinflammatory and anti-inflammatory cytokine polymorphisms on eradication rates of clarithromycin-sensitive strains of Helicobacter pylori by triple therapy. Clinical Pharmacology & Therapeutics,2006,80(1):41-50.

［11］LEE S J,KIM W Y,KIM H,et al. Identification of New CYP2C19 Variants Exhibiting Decreased Enzyme Activity in the Metabolism of S-Mephenytoin and Omeprazole. Drug Metabolism and Disposition,2009,37(11):2262-2269.

［12］DAI D P,HU L M,GENG P W,et al. In vitro functional analysis of 24 novel CYP2C19 variants recently found in the Chinese Han population. Xenobiotica,2015,45(11):6.

［13］MICHAUD V,KREUTZ Y,SKAAR T,et al. Efavirenz-mediated induction of omeprazole metabolism is CYP2C19 genotype dependent. The Pharmacogenomics Journal, 2014,14(2):151-159.

［14］HYUNG-KEUN R,PUM-SOO KIM,DON-HAENG L,et al. Omeprazole treatment of Korean patients:effects on gastric pH and gastrin release in relation to CYP2C19 geno- and phenotypes. Basic and Clinical Pharmacology and Toxicology,2004,95(3):112-119.

二、兰索拉唑

(一) 药物简介

兰索拉唑(lansoprazole)属于质子泵抑制药,分布于胃黏膜壁细胞的酸性环境后转化为活性代谢物,随后与存在于胃酸生成部位的 H^+/K^+-ATP 酶的巯基结合,通过抑制 H^+/K^+-ATP 酶的活性而抑制胃酸分泌。本药主要用于治疗胃食管反流病(gastroesophageal reflux disease,GERD)。其不良反应为头痛、头晕、嗜睡、腹泻、皮疹和皮肤瘙痒。

(二) 相关基因

目前已经发现与兰索拉唑相关的基因有 3 种,即 CYP2C19、ABCB1 和 IL1B。其中 CYP2C19 相关研究较多、证据较充分(表 4-95)。

表 4-95　兰索拉唑的主要相关基因

基因	染色体定位	主要功能	药物相关性	来源
CYP2C19(细胞色素酶 CYP450 第二亚家族 C 成员 19)	Chr10q23.33	是 CYP450 酶第二亚家族中的重要成员;是人体重要的药物代谢酶	影响兰索拉唑的代谢和疗效	FDA DPWG

(三) 主要相关基因对药物疗效或不良反应的影响

根据 PharmGKB 数据库中兰索拉唑相关基因的证据级别以及国内临床实践经验,影响兰索拉唑疗效的主要相关基因为 CYP2C19。与 CYP2C19*1/*2、*2/*2、*2/*17 型比较,*1/*1、*17/*17 型可降低健康受试者对兰索拉唑的反应;与 CYP2C19*2/*2、*2/*3、*3/*3 型比较,*1/*1、*1/*2、*1/*3 型可降低幽门螺杆菌患者对兰索拉唑的反应;与 CYP2C19*1/*2、*1/*3 型比较,*1/*1 型可降低幽门螺杆菌患者对兰索拉唑的反应;与 CYP2C19*1/*1 型比较,*1/*2 和 *1/*3 型可降低胃食管反流患者对兰索拉唑的抵抗,*2/*2 和 *2/*3 型可增加胃食管反流患者对兰索拉唑的反应;与 CYP2C19*1/*1 型比较,*17/*17、

*1/*1 型可增加儿童对兰索拉唑的代谢,*1/*2 型可降低儿童对兰索拉唑的代谢,而与 *1/*2 比型较,*2/*2 型可降低儿童对兰索拉唑的代谢;与 CYP2C19*1/*1、*2/*2、*2/*3 型比较,*1/*2、*1/*3 型可增加胃食管反流患者对兰索拉唑的反应;与 CYP2C19*2/*2、*2/*3、*3/*3 型比较,*1/*1、*1/*2、*1/*3 型可降低健康受试者对兰索拉唑的反应,*1/*1 型可增加健康受试者对兰索拉唑的清除率。具体疗效和不良反应影响见表 4-96。

表 4-96　CYP2C19 代谢型对兰索拉唑疗效或不良反应的影响

基因	代谢型	双倍型	影响环节	证据级别	临床相关性
CYP2C19#	UM	*1/*17、*17/*17	疗效,代谢/PK	2A	(1) 相对于 EM,UM 患者代谢更快;剂量调整见表 4-97 (2) IM 幽门螺杆菌感染患者用兰索拉唑(同时服用阿莫西林和克拉霉素)治疗,细菌根除率比 PM 患者低,但高于 EM 患者 (3) IM 患者比 PM 患者对兰索拉唑的代谢快,治疗应答差;但比 EM 患者代谢慢,应答好
	EM	*1/*1			
	IM	*1/*2、*1/*3、*2/*17			
	PM	*2/*2、*2/*3、*3/*3			

\#CYP2C19 具体单倍型分布频率及与代谢型的对应关系见附录 2。

(四) 临床用药指导

1. 指导临床用药的基因检测　根据相关基因与药物剂量、疗效的关系以及在中国人群的分布频率,建议检测 CYP2C19 相关代谢型,以指导兰索拉唑的精准治疗。

2. 指导临床用药的剂量调整　DPWG 基于 CYP2C19 代谢型对给药剂量调整的建议见表 4-97。建议据此调整兰索拉唑的治疗方案。

表 4-97　DPWG 基于 CYP2C19 代谢型对兰索拉唑给药剂量调整的建议

代谢型	剂量调整建议
UM	治疗幽门螺杆菌:兰索拉唑剂量需增加 200%,注意治疗效果的不足 其他:注意治疗效果的不足,可以考虑将剂量增加 200%
EM	按照药物说明书正常剂量给药
IM	无剂量调整建议
PM	无剂量调整建议

3. 药物相互作用对疗效和不良反应的影响　禁止与阿扎那韦联用,因为联用时可降低阿扎那韦的血药浓度,从而减弱其疗效。

与高剂量甲氨蝶呤联用可升高甲氨蝶呤和 / 或其代谢产物的血药浓度,延长高血药浓度的持续时间,从而导致甲氨蝶呤毒性的发生。使用高剂量甲氨蝶呤时可考虑暂时停用本药。

此外,与茶碱联用可降低茶碱的血药浓度。开始或停止联用时,个别患者可能需调整茶碱的剂量。

【资料来源】

[1] https://www. PharmGKB. org/chemical/PA450180.

[2] http://www. ncbi. nlm. nih. gov/gene/1557.

[3] https://www. PharmGKB. org/download. do?objCls=Attachment&objId=Lansoprazole_10_16_2013. pdf.

[4] SWEN JJ,NIJENHUIS M,BOER A,et al. Pharmacogenetics:from bench to byte—an update of guidelines. Clinical Pharmacology & Therapeutics,2011,89(5):662-673.

[5] https://58. 30. 139. 200/$domain=www. uptodate. com$key=1456161912$/contents/zh-Hans/92509?source=search_result&search= %E5%85%B0%E7%B4%A2%E6%8B%89%E5%94%91&selectedTitle=1%7E56#H22.

[6] ZHAO F,WANG J,YANG Y,et al. Effect of CYP2C19 genetic polymorphisms on the efficacy of proton pump inhibitor-based triple therapy for Helicobacter pylorieradication:a meta-analysis. Helicobacter,2008,13(6):532-541.

[7] GUMUS E,KARACA O,BABAOGLU MO,et al. Evaluation of lansoprazole as a probe for assessing cytochrome P450 2C19 activity and genotype-phenotype correlation in childhood. European Journal of Clinical Pharmacology,2012,68(5):629-636.

[8] FURUTA T,SHIRAI N,SUGIMOTO M,et al. Effect of concomitant dosing of famotidine with lansoprazole on gastric acid secretion in relation to CYP2C19 genotype status. Alimentary Pharmacology & Therapeutics,2005,22(1):67-74.

[9] SHIRAI N,FURUTA T,XIAO F,et al. Comparison of lansoprazole and famotidine on gastric acid inhibition during daytime and nighttime in different CYP2C19 genotype groups. Gastroenterology,2001,120(5):A433.

[10] HUNFELD NG,MATHOT RA,TOUW DJ,et al. Effect of CYP2C19*2 and *17 mutations on pharmacodynamics and kinetics of proton pump inhibitors in Caucasians. British Journal of Clinical Pharmacology,2008,65(5):752-760.

[11] FURUTA T,SUGIMOTO M,KODAIRA C,et al. CYP2C19 genotype is associated with symptomatic recurrence of GERD during maintenance therapy with low-dose lansoprazole. European Journal of Clinical Pharmacology,2009,65(7):693-698.

三、雷贝拉唑

(一) 药物简介

雷贝拉唑(rabeprazole)属于质子泵抑制药,可特异性地抑制胃壁细胞 H^+-K^+-ATP 酶系统而阻断胃酸分泌的最后步骤,对基础胃酸和由刺激引起的胃酸分泌均有抑制作用。本药主要用于治疗良性活动性胃溃疡、活动性十二指肠溃疡以及与抗生素联用治疗 Hp 阳性的十二指肠溃疡。其不良反应为头痛、腹泻、恶心等。

(二) 相关基因

目前已经发现与雷贝拉唑相关的基因为 CYP2C19、IL1B 和 TNF,其中 CYP2C19 相关研究较多、证据较充分(表 4-98)。

表 4-98　雷贝拉唑的主要相关基因

基因	染色体定位	主要功能	药物相关性	来源
CYP2C19(细胞色素酶 CYP450 第二亚家族 C 成员 19)	Chr10q23.33	是 CYP450 酶第二亚家族中的重要成员;是人体重要的药物代谢酶	影响雷贝拉唑的代谢和疗效	FDA HCSC DPWG

(三) 主要相关基因对药物疗效或不良反应的影响

根据 PharmGKB 数据库中雷贝拉唑相关基因的证据级别以及国内临床实践经验,影响雷贝拉唑疗效的主要相关基因为 CYP2C19。与 CYP2C19*2/*2 型比较,*1/*1 型可促进健康人对雷贝拉唑的代谢;与 CYP2C19*1/*1、*1/*17、*17/*17 型比较,*1/*2 型可降低健康人对雷贝拉唑的代谢;与 CYP2C19*1/*2 型比较,*1/*1 型可降低健康人对雷贝拉唑的反应;与 CYP2C19*2/*2、*2/*3 和 *3/*3 比较,*1/*1、*1/*2 和 *1/*3 基因型可促进健康人、胃食管反流患者对雷贝拉唑的代谢,并降低健康人及幽门螺杆菌患者对雷贝拉唑的反应;与 *1/*1 比较,*1/*2 和 *1/*3 基因型可降低健康患者对雷贝拉唑的代谢。具体疗效和不良反应影响见表 4-99。

表 4-99　CYP2C19 代谢型对雷贝拉唑疗效或不良反应的影响

基因	代谢型	双倍型	影响环节	证据级别	临床相关性
CYP2C19#	UM	*1/*17、*17/*17	疗效、代谢	2A	(1) UM 患者暂无与疗效相关的证据 (2) IM 幽门螺杆菌感染患者用雷贝拉唑后体内代谢比 PM 患者快,但慢于 EM 患者 (3) IM 对雷贝拉唑治疗的应答(以胃内 pH<4 持续时间以及胃内 pH 高低为标准)比 PM 患者差,但比 EM 患者好
	EM	*1/*1			
	IM	*1/*2、*1/*3、*2/*17			
	PM	*2/*2、*2/*3、*3/*3			

#CYP2C19 具体单倍型分布频率及与代谢型的对应关系见附录 2。

(四) 临床用药指导

1. **指导临床用药的基因检测**　根据相关基因与药物疗效的关系以及在中国人群的分布频率,建议检测 CYP2C19 相关代谢型,以指导雷贝拉唑的精准治疗。

2. **指导临床用药的剂量调整**　DPWG、FDA 和 HCSC 均根据 CYP2C19 代谢型对雷贝拉唑的推荐剂量进行了评估,但并未得出现阶段需要调整剂量的结论。

3. 药物相互作用对疗效和不良反应的影响　同时服用质子泵抑制剂和氯吡格雷,会降低氯吡格雷的疗效,增加心血管病的风险,因此应避免联合应用。

雷贝拉唑与吸收依赖胃 pH 的药物(如酮康唑、地高辛、阿扎那韦)联用可产生相互作用。阿扎那韦与质子泵抑制药联用可能显著降低阿扎那韦的血药浓度,进而减弱其疗效。

雷贝拉唑与高剂量甲氨蝶呤联用可升高甲氨蝶呤和 / 或其代谢产物的血药浓度,延长高血药浓度的持续时间,从而导致甲氨蝶呤毒性的发生。因此,使用高剂量甲氨蝶呤时可考虑暂时停用本药。

【资料来源】

[1] https://www. PharmGKB. org/chemical/PA451216.

[2] http://www. ncbi. nlm. nih. gov/gene/1557.

[3] https://www. PharmGKB. org/download. do?objCls=Attachment&objId=Rabeprazole_7_12_2011. pdf.

[4] https://www. PharmGKB. org/download. do?objCls=Attachment&objId=Rabeprazole_HCSC_06_04_15. pdf.

[5] SWEN JJ,NIJENHUIS M,DE BOER A,et al. Pharmacogenetics:from bench to byte-an update of guidelines. Clin Pharmacol Ther,2011,89(5):662-673.

[6] https://58. 30. 139. 200/$domain=www. uptodate. com$key=1456161932$/contents/zh-Hans/92514?source=search_result&search= %E9%9B%B7%E8%B4%9D%E6%8B%89%E5%94%91&selectedTitle= 1%7E27#H21

[7] HU YM,MEI Q,XU XH,et al. Pharmacodynamic and kinetic effect of rabeprazole on serum gastrin level in relation to CYP2C19 polymorphism in Chinese Hans. World Journal of Gastroenterology,2006,12(29):4750-4753.

[8] Román M,OCHOA D,Sánchez-Rojas SD,et al. Evaluation of the relationship between polymorphisms in CYP2C19 and the pharmacokinetics of omeprazole,pantoprazole and rabeprazole. Pharmacogenomics,2014,15(15):1893-1901.

[9] HUNFELD N G,TOUW D J,MATHOT R A,et al. A comparison of the acid-inhibitory effects of esomeprazole and rabeprazole in relation to pharmacokinetics and CYP2C19 polymorphism. Alimentary Pharmacology & Therapeutics,2012,35(7):810-818.

[10] SUGIMOTO M,FURUTA T,SHIRAI N,et al. Comparison of an increased dosage regimen of rabeprazole versus a concomitant dosage regimen of famotidine with rabeprazole for nocturnal gastric acid inhibition in relation to cytochrome P450 2C19 genotypes. Clinical Pharmacology & Therapeutics,2005,77(4):302-311.

[11] ZHAO F,WANG J,YANGY,et al. Effect of CYP2C19 genetic polymorphisms on the efficacy of proton pump inhibitor-based triple therapy for Helicobacter pylorieradication:a meta-analysis. Helicobacter,2008,13(6):532-541.

四、泮托拉唑

(一) 药物简介

泮托拉唑 (pantoprazole) 属于质子泵抑制药,可选择性作用于胃黏膜壁细胞,抑制壁细胞中 H^+-K^+-ATP 酶的活性,使壁细胞内的 H^+ 不能转运到胃中,从而抑制胃酸分泌。本药主要用于消化性溃疡、反流性食管炎和卓-艾综合征的治疗。其不良反应包括头痛、恶心和便秘等,大剂量时可出现粒细胞减少、转氨酶升高、心律不齐和肾功能改变等。

(二) 相关基因

目前已经发现与泮托拉唑相关的基因为 *CYP2C19* 和 *ABCB1*,其中 *CYP2C19* 相关研究较多、证据较充分(表 4-100)。

表 4-100　泮托拉唑的主要相关基因

基因	染色体定位	主要功能	药物相关性	来源
CYP2C19(细胞色素酶 CYP450 第二亚家族成员 19)	Chr10q23.33	是 CYP450 酶第二亚家族中的重要成员;是人体重要的药物代谢酶	泮托拉唑主要由 CYP2C19 代谢,CYP2C19 酶活性会影响泮托拉唑的代谢	FDA DPWG
ABCB1(磷酸腺苷结合盒转运体超家族 B1)	Chr 7q21.12	属于多耐药基因,利用 ATP 水解产生的能量将与其结合的底物(包括化学物质和药物等)主动泵出细胞外	基因多态性与泮托拉唑相关	PharmGKB

(三) 主要相关基因对药物疗效或不良反应的影响

根据 PharmGKB 数据库中泮托拉唑相关基因的证据级别以及国内临床实践经验,影响泮托拉唑疗效的主要相关基因为 *CYP2C19* 和 *ABCB1*。与 *CYP2C19**2/*3 突变比较,*17/*17 突变可增加健康受试者对泮托拉唑的清除。具体疗效和不良反应影响见表 4-101、表 4-102。

表 4-101　*CYP2C19* 代谢型对泮托拉唑疗效或不良反应的影响

基因	代谢型	双倍型	影响环节	证据级别	临床相关性
CYP2C19#	UM	*1/*17、*17/*17	疗效	3	(1) UM 患者暂无与疗效相关的证据,剂量调整见表 4-102 (2) 相对于 EM,IM 患者对泮托拉唑治疗的反应好,对幽门螺杆菌的根除率高 (3) 相对于 PM,IM 患者对泮托拉唑治疗反应弱,对幽门螺杆菌的根除率低
	EM	*1/*1			
	IM	*1/*2、*1/*3、*2/*17			
	PM	*2/*2、*2/*3、*3/*3			

CYP2C19 具体单倍型分布频率及与代谢型的对应关系见附录 2。

表 4-102　其他基因多态性对泮托拉唑疗效或不良反应的影响

基因	SNP 位点	基因型	白种人分布频率 /%	中国人群分布频率 /%	影响环节	证据级别	临床相关性
ABCB1	rs1045642	AA	29.2	21.5	疗效	3	相对于 GG 或 AG 基因型,AA 基因型患者使用泮托拉唑治疗幽门螺杆菌感染时,根除率高
		AG	55.8	40.4			
		GG	15	38.1			

（四）临床用药指导

1. 指导临床用药的基因检测　根据相关基因与药物剂量、疗效的关系以及在中国人群的分布频率,考虑到证据级别仅为 3 级,必要时建议检测 CYP2C19 相关代谢型以及 ABCB1 相关基因型,以指导泮托拉唑的精准治疗。

2. 指导临床用药的剂量调整　FDA 说明书中提到泮托拉唑主要经过 CYP2C19 代谢,成年 CYP2C19 慢代谢者使用泮托拉唑时不需要调整剂量,但儿童 CYP2C19 慢代谢者则需要考虑降低给药剂量。此外,DPWG 建议基于 CYP2C19 代谢型对泮托拉唑调整给药剂量（表 4-103）。

表 4-103　DPWG 基于 CYP2C19 代谢型对泮托拉唑给药剂量调整的建议

代谢型	剂量调整建议
UM	治疗幽门螺杆菌:泮托拉唑剂量需增加 400%,注意治疗效果的不足 其他:注意治疗效果的不足,可以考虑将剂量增加 400%
EM	按照药物说明书正常剂量给药
IM	无剂量调整建议
PM	无剂量调整建议

3. 药物相互作用对疗效和不良反应的影响　泮托拉唑与伊曲康唑、酮康唑联用可减少以上药物的胃肠道吸收,降低其疗效。质子泵抑制药与氯吡格雷联用可降低氯吡格雷的疗效,增加血栓不良事件的发生。

【资料来源】

[1] https://www. PharmGKB. org/chemical/PA450774.

[2] http://www. ncbi. nlm. nih. gov/gene/1557.

[3] https://www. PharmGKB. org/download. do?objCls=Attachment&objId=Pantoprazole_5_9_2012. pdf.

[4] SWEN JJ,NIJENHUIS M,BOER A,et al. Pharmacogenetics:from bench to byte—an update of guidelines. Clinical Pharmacology & Therapeutics,2011,89(5):662-673.

［5］http://www.ncbi.nlm.nih.gov/projects/SNP/snp_ref.cgi?rs=1045642.

［6］https://58.30.139.200/$domain=www.uptodate.com$key=1456161944$/contents/zh-Hans/92513?source=search_result&search=%E6%B3%AE%E6%89%98%E6%8B%89%E5%94%91&selectedTitle=0%7E42.

［7］NEHA D,SHARANYA V,RAVI KANTH V V,et al.Rapid and ultra-rapid metabolizers with *CYP2C19**17 polymorphism do not respond to standard therapy with proton pump inhibitors.Meta Gene,2016,9:159-164.

［8］JUNG-HWAN Oh,MYUNG-GYU COI,MI-SOOK Dong,et al.Low-dose intravenous pantoprazole for optimal inhibition of gastric acid in Korean patients.Journal of Gastroenterology and Hepatology,2007,22(9):6.

［9］KANG JM,KIM N,LEE DH,et al.Effect of the CYP2C19 polymorphism on the eradication rate of helicobacter pylori infection by 7-day triple therapy with regular proton pump inhibitor dosage.Journal of Gastroenterology & Hepatology,2010,23(8pt1):1287-1291.

五、埃索美拉唑

(一)药物简介

埃索美拉唑(esomeprazole)属于质子泵抑制药,能在壁细胞泌酸微管的高酸环境中浓集并转化为活性形式,特异性抑制该部位的 H^+/K^+-ATP 酶,从而抑制基础胃酸及刺激所致的胃酸分泌。本药主要用于治疗胃食管反流病。其不良反应为头痛、腹泻、恶心和咳嗽等。

(二)相关基因

目前已经发现与埃索美拉唑相关的基因为 *CYP2C19*,其相关研究较多、证据较充分(表4-104)。

表 4-104 埃索美拉唑的主要相关基因

基因	染色体定位	主要功能	药物相关性	来源
CYP2C19(细胞色素酶 CYP450 第二亚家族 C 成员 19)	Chr10q24	是 CYP450 酶第二亚家族中的重要成员;是人体重要的药物代谢酶,在肝脏中有很多表达	影响埃索美拉唑的代谢和疗效	FDA EMA HCSC DPWG

(三)主要相关基因对药物疗效或不良反应的影响

根据 PharmGKB 数据库中埃索美拉唑相关基因的证据级别以及国内临床实践经验,影响埃索美拉唑疗效的主要相关基因为 *CYP2C19*。与 *CYP2C19**2/*3 突变比较,*17/*17 突变可增加健康受试者对埃索美拉唑的清除。具体疗效和不良反应影响如表 4-105 所示。此外,FDA、EMA 和 HCSC 的埃索美拉唑说明书中均指出,*CYP2C19* 慢代谢型患者的稳态血药浓度比快代谢型患者的高。

表 4-105　*CYP2C19* 代谢型对埃索美拉唑疗效或不良反应的影响

基因	代谢型	双倍型	影响环节	证据级别	临床相关性
CYP2C19#	UM	*1/*17、*17/*17	疗效、其他	3	相对于 *2/*2、*2/*3 或 *3/*3 型患者，*1/*1 型患者代谢较快；此外，相对于 *1/*1 型患者，*1/*2 型患者的疗效更好（抑制胃酸分泌的时间更短，胃酸 pH 提高更快）。与 IM 和 PM 比较，EM 可降低胃炎患者对埃索美拉唑的反应，暂无 UM 影响疗效信息
	EM	*1/*1			
	IM	*1/*2、*1/*3、*2/*17			
	PM	*2/*2、*2/*3、*3/*3			

#*CYP2C19* 具体单倍型分布频率及与代谢型的对应关系见附录 2。

（四）临床用药指导

1. 指导临床用药的基因检测　根据相关基因与药物疗效、不良反应的关系以及在中国人群中的分布频率，建议检测 *CYP2C19* 相关代谢型，以指导埃索美拉唑的精准治疗。

2. 指导临床用药的剂量调整　DPWG 基于 *CYP2C19* 代谢型对给药剂量调整的建议见表 4-106。建议据此调整埃索美拉唑的治疗方案。

表 4-106　DPWG 基于 *CYP2C19* 代谢型对埃索美拉唑给药剂量调整的建议

代谢型	剂量调整建议
UM	治疗幽门螺杆菌：埃索美拉唑剂量需增加 50%~100%，注意治疗效果的不足 其他：注意治疗效果的不足，可以考虑将剂量增加 50%~100%
EM	按照药物说明书正常剂量给药
IM	无剂量调整建议
PM	无剂量调整建议

3. 药物相互作用对疗效和不良反应的影响　本药可抑制 CYP2C19 介导的氯吡格雷的代谢，从而降低其对血小板聚集的抑制作用，因此应避免联用，而考虑其他抗血小板药替代治疗。

此外，埃索美拉唑可抑制 CYP2C19 底物（如地西泮、西酞普兰、丙米嗪、氯米帕明、苯妥英）的代谢，联用可升高以上药物的血药浓度，可酌情减少以上药物的剂量。此外，建议联用或停止联用苯妥英时监测其血药浓度。

埃索美拉唑与高剂量甲氨蝶呤联用可升高甲氨蝶呤和／或其代谢产物的血药浓度，延长高血药浓度的持续时间，从而导致甲氨蝶呤毒性的发生。

【资料来源】

［1］https://www.PharmGKB.org/chemical/PA10075.

［2］http://www.ncbi.nlm.nih.gov/gene/1557.

［3］https://www.PharmGKB.org/download.do?objCls=Attachment&objId=Esomeprazole_10_16_13.pdf.

［4］https://www.PharmGKB.org/download.do?objCls=Attachment&objId=Esomeprazole_EMA_EPAR_May_8th_2014.pdf.

［5］https://www.PharmGKB.org/download.do?objCls=Attachment&objId=Esomeprazole_HCSC_06_01_15.pdf.

［6］SWEN JJ,NIJENHUIS M,Boer A,et al.Pharmacogenetics:from bench to byte—an update of guidelines.Clinical Pharmacology & Therapeutics,2011,89(5):662-673.

［7］https://58.30.139.200/$domain=www.uptodate.com$key=1456161912$/contents/zh-Hans/92511?source=search_result&search=%E5%9F%83%E7%B4%A2%E7%BE%8E%E6%8B%89%E5%94%91&selectedTitle=1%7E46#H24.

［8］LOU HY,ChANG CC,ShEU MT,et al.Optimal dose regimens of esomeprazole for gastric acid suppression with minimal influence of the CYP2C19 polymorphism.European Journal of Clinical Pharmacology,2009,65(1):55.

［9］SAITO Y,SERIZAWA H,KATO Y,et al.First-line eradication for Helicobacter pylori-positive gastritis by esomeprazole-based triple therapy is influenced by CYP2C19 genotype.World J Gastroenterol,2015,21(48):13548-13554.

（连雯雯　陈文倩）

第12节　降脂药

一、阿托伐他汀

（一）药物简介

阿托伐他汀（atorvastatin）属于血脂调节药，主要通过抑制肝脏内HMG-CoA还原酶和胆固醇的合成，从而降低血浆中胆固醇和血清脂蛋白浓度。本药可用于饮食和其他非药物治疗效果不满意的原发性高胆固醇血症和混合型高脂血症。其主要不良反应为胃肠道不适、转氨酶可逆性升高，罕见不良反应为横纹肌溶解。

（二）相关基因

目前已经发现与阿托伐他汀相关的基因有32种，包括*APOE*、*APOA5*、*COQ2*、*KIF6*、*LDLR*、*CYP3A4*、*CYP3A5*、*HMGCR*、*SLCO1B1*、*ABCB1*、*POR*、*ABCG8*、*MTTP*、*TNF*等。

其中,*APOE*、*APOA5*、*COQ2* 和 *KIF6* 相关研究较多、证据较充分,*LDLR* 基因在各国药物说明书中有提及(表 4-107)。

表 4-107　阿托伐他汀的主要相关基因

基因	染色体定位	主要功能	药物相关性	来源
LDLR(低密度脂蛋白受体相关蛋白)	Chr19p13.2	调节血脂的动态平衡及纤溶功能的稳定	阿托伐他汀用于治疗家族性高胆固醇血症(该病是由于 *LDLR* 基因突变引起的)	FDA PMDA HCSC
CYP3A4(细胞色素酶 3A4)	Chr7q22.1	编码细胞色素酶 3A4(该酶为药物代谢酶)	影响对阿托伐他汀治疗的应答	FDA
HMGCR(羟甲基戊二酰辅酶 A 还原酶)	Chr5q13.3	编码羟甲基戊二酰辅酶 A 还原酶(该酶是内源性胆固醇合成的限速酶)	影响阿托伐他汀的疗效	FDA
SLCO1B1(溶质转运蛋白 1B1)	Chr12 p12.2-p12.1	编码有机阴离子转运多肽(OATP1B1),负责将血液中的药物转运至肝脏	影响对阿托伐他汀治疗的应答	FDA
APOE(载脂蛋白 E)	Chr19q13.2	与脂蛋白代谢密切相关;是低密度脂蛋白(low density lipoprotein,LDL)受体的配体,也是肝细胞 CM 残粒受体的配体	影响患者对阿托伐他汀治疗的反应	PharmGKB
COQ2(辅酶 Q2)	Chr4q21.23	主要编码羟基聚戊烯基转移酶(该酶是合成辅酶 Q10 过程中十分重要的一种酶)	影响阿托伐他汀治疗时产生肌病不良反应的风险	PharmGKB
APOA5(载脂蛋白 A5)	Chr11q23.3	主要编码人载脂蛋白 A5(该蛋白与冠心病相关)	影响患者对阿托伐他汀治疗的反应	PharmGKB
KIF6(激肽家族成员 6)	Chr6 p21.2	主要编码激肽家族蛋白(该家族蛋白主要作为微管马达在细胞器运输中起作用,其与冠心病的发生率相关,同时与阿托伐他汀的疗效相关)	影响患者对阿托伐他汀治疗的反应	PharmGKB

(三) 主要相关基因对药物疗效或不良反应的影响

　　根据 PharmGKB 数据库中阿托伐他汀相关基因的证据级别以及国内临床实践经验,影响阿托伐他汀疗效的主要相关基因为 *APOE*、*COQ2*、*APOA5*、*KIF6* 和 *LDLR*。具体疗效和不良反应影响见表 4-108。

表 4-108　主要相关基因多态性对阿托伐他汀疗效或不良反应的影响

基因	SNP 位点	基因型	白种人分布频率 /%	中国人群分布频率 /%	影响环节	证据级别	临床相关性
APOE	rs7412	CC	0	75.6	疗效	2A	与 CT 或 TT 基因型患者相比,CC 基因型患者对阿托伐他汀治疗反应较差
		CT	100	24.4			
		TT	0	0			
COQ2	rs4693075	CC	43.3	75.6	毒性 /不良反应	2B	与 CG 或 GG 基因型的患者相比,CC 基因型的患者发生肌病的风险性降低
		CG	45.0	22.2			
		GG	11.7	2.2			
APOA5	rs662799	AA	86.3	50.1	疗效	2B	与 AG 或 GG 基因型患者相比,AA 基因型患者对阿托伐他汀治疗反应较好
		AG	13.2	8.5			
		GG	0.5	41.4			
KIF6	rs20455	AA	40.5	28.5	疗效	2B	与 AG 或 GG 基因型患者相比,AA 基因型患者对阿托伐他汀治疗反应较差
		AG	46.3	49.8			
		GG	13.2	21.7			

此外,各国的药物说明书中均提到阿托伐他汀的适应证之一,家族性高胆固醇血症是由 *LDLR* 基因突变引起的,并且该药的作用机制之一就是增加低密度脂蛋白受体在细胞表面的表达,然而尚无相关文献支持具体基因多态性检测。

(四)临床用药指导

1. 指导临床用药的基因检测　根据相关基因与药物疗效、不良反应的关系以及在中国人群的分布频率,建议检测 *APOE*、*COQ2* 相关基因型以及有无 *LDLR* 基因突变,以指导阿托伐他汀的精准治疗。

2. 指导临床用药的剂量　对于 *APOE* 基因型为 CC 的患者、*APOA5* 基因型为 AG 或 GG 的患者、*KIF6* 基因型为 AA 的患者,根据具体情况,可考虑增加阿托伐他汀剂量或换用其他他汀类药物以达到控制血脂水平的目的;对于 *COQ2* 基因型为 GG 或 CG 的患者,根据具体情况,可考虑降低阿托伐他汀的治疗剂量,并密切监测肌痛等肌病症状的发生。

3. 药物相互作用对疗效和不良反应的影响　与细胞色素 P450 3A4(CYP 3A4)抑制剂[纤维酸衍生物(贝特类药)、大环内酯类抗生素(包括红霉素)、烟酸(调脂剂量)、环孢素、CYP 3A4 强抑制剂(如克拉霉素、HIV 蛋白酶抑制剂、伊曲康唑)]联用,可导致本药的血浆浓度增加,使发生肌病的风险增加(罕见横纹肌溶解引起肌红蛋白尿继发肾功能不全)。因此,联用时应权衡利弊,并监测肌肉疼痛、肌肉压痛、肌肉无力的体征和症状,尤其是开始治疗的数月及任何一种联用药物剂量上调期间。此外,应考虑定期监测肌酸磷酸激酶。

【资料来源】

［1］https://www. PharmGKB. org/chemical/PA448500.

［2］http://www. ncbi. nlm. nih. gov/gene/3949.

［3］http://www. ncbi. nlm. nih. gov/gene/348.

［4］http://www. ncbi. nlm. nih. gov/gene/27235.

［5］https://www. PharmGKB. org/download. do?objCls=Attachment&objId=Atorvastatin_FDA_label_Oct_17_2013. pdf.

［6］https://www. PharmGKB. org/download. do?objCls=Attachment&objId=Atorvastatin_PMDA_11_14_14. pdf.

［7］https://www. PharmGKB. org/download. do?objCls=Attachment&objId=Atorvastatin_HCSC_05_07_15. pdf.

［8］http://www. ncbi. nlm. nih. gov/projects/SNP/snp_ref. cgi?rs=7412.

［9］http://www. ncbi. nlm. nih. gov/projects/SNP/snp_ref. cgi?rs=4693075.

［10］https://www. ncbi. nlm. nih. gov/snp/rs20455#frequency_tab.

［11］https://www. ncbi. nlm. nih. gov/snp/rs662799#frequency_tab.

［12］https://www. pharmgkb. org/chemical/PA448500/clinicalAnnotation.

［13］https://www. pharmgkb. org/chemical/PA448500/label.

［14］https://www. pharmgkb. org/chemical/PA448500/clinicalAnnotation/1183492035.

［15］https://www. pharmgkb. org/chemical/PA448500/clinicalAnnotation/1183491446.

［16］https://www. pharmgkb. org/chemical/PA448500/label/PA166104775.

二、普伐他汀

（一）药物简介

普伐他汀（pravastatin）属于血脂调节药,通过可逆性抑制 HMG-CoA 还原酶活性,使细胞内胆固醇的量有一定程度的降低,导致细胞表面 LDL 受体数的增加,从而加强了由受体介导的低密度脂蛋白胆固醇（low density lipoprotein cholesterol,LDL-C）的分解代谢和血液中 LDL-C 的清除;此外,通过抑制 LDL-C 的前体——极低密度脂蛋白胆固醇（very low density lipoprotein cholesterol,VLDL-C）在肝脏中的合成,从而抑制 LDL-C 的生成。本药可用于治疗经饮食限制仍无法控制的原发性高胆固醇血症或合并有高三酰甘油血症（Ⅱa 和Ⅱb 型）者,但对纯合子家族性高胆固醇血症疗效差。其主要不良反应为无症状的血清氨基转移酶升高及轻度非特异性胃肠道不适,罕见不良反应为横纹肌溶解。

（二）相关基因

目前已经发现与普伐他汀相关的基因有 23 种,包括 *HMGCR*、*SLCO1B1*、*KIF6*、*ADAMTS1*、*APOE*、*IL1B*、*NPC1L1*、*MTTP*、*MTHFR*、*ABCB1*、*ABCA2*、*LDLR* 等,其中

HMGCR、*SLCO1B1*、*KIF6*、*LDLR* 和 *APOE* 相关研究较多、证据较充分(表 4-109)。

表 4-109　普伐他汀的主要相关基因

基因	染色体定位	主要功能	药物相关性	来源
HMGCR(羟甲基戊二酰辅酶 A 还原酶)	Chr5q13.3	编码羟甲基戊二酰辅酶 A 还原酶(该酶是内源性胆固醇合成的限速酶)	影响普伐他汀的疗效	PharmGKB
SLCO1B1(溶质转运蛋白 1B1)	Chr12p12.2-p12.1	编码有机阴离子转运多肽(OATP1B1),负责将血液中的药物转运至肝脏	影响对普伐他汀治疗的应答	PharmGKB
KIF6(激肽家族成员 6)	Chr6 p21.2	主要编码激肽家族蛋白(该家族蛋白主要作为微管马达在细胞器运输中起作用,其与冠心病的发生率相关,同时与普伐他汀的疗效相关)	影响患者对普伐他汀治疗的反应	PharmGKB
LDLR(低密度脂蛋白受体相关蛋白)	Chr19p13.2	调节血脂的动态平衡及纤溶功能的稳定	普伐他汀用于治疗家族性高胆固醇血症(该病由于 *LDLR* 基因突变引起)	FDA
APOE(载脂蛋白 E)	Chr19q13.2	与脂蛋白代谢密切相关;是低密度脂蛋白(low density lipoprotein,LDL)受体的配体,也是肝细胞 CM 残粒受体的配体	影响患者对普伐他汀治疗的反应	FDA

(三) 主要相关基因对药物疗效或不良反应的影响

根据 PharmGKB 数据库中普伐他汀相关基因的证据级别以及国内临床实践经验,影响普伐他汀疗效的主要相关基因为 *HMGCR*、*SLCO1B1* 和 *LDLR*。具体疗效和不良反应影响见表 4-110。

表 4-110　主要相关基因多态性对普伐他汀疗效或不良反应的影响

基因	单倍型	SNP 位点	基因型	白种人分布频率 /%	中国人群分布频率 /%	影响环节	证据级别	临床相关性
HMGCR	/	rs17244841	AA	97.0	100	疗效	2A	相对于 AT 或 TT 基因型,AA 基因型患者更易对他汀类药物产生应答
			AT	3.0	0			
			TT	0.0	0			

基因	单倍型	SNP 位点	基因型	白种人分布频率 /%	中国人群分布频率 /%	影响环节	证据级别	临床相关性
SLCO1B1	/	rs4149015	AA	0	1.0	疗效	2A	相对于 AA 或 AG 基因型,GG 基因型患者更易对普伐他汀产生应答;而 AA 或 AG 基因型患者药物的生物利用度更高
			AG	8.1	22.3			
			GG	91.9	76.7			
	*1A/ *1B/ *15#	rs4149056 (521T>C)	CC	0.9	2.3	其他	2A	(1) 就 rs4149056 来说,相对于 CC 或 CT 基因型,TT 基因型患者可能具有较低的血药浓度 (2) 就单倍型而言,相对于 *1A/*1A 或 *1B/*1B 型,*15/*15 或 *1A/*15 型患者对普伐他汀具有更高的生物利用度
			CT	28.3	25.6			
			TT	70.8	72.1			
		rs2306283 (388A>G)	AA	36.3	2.3			
			AG	46.9	27.9			
			GG	16.8	69.8			
KIF6	/	rs20455	AA	40.5	28.5	疗效	2B	与 AG 或 GG 基因基因型患者相比,AA 基因基因型患者对普伐他汀治疗反应较差
			AG	46.3	49.8			
			GG	13.2	21.7			

单倍型 SLCO1B1*1A(388A&521T);SLCO1B1*1B(388G&521T);SLCO1B1*15(388G&521C)。

此外,FDA 说明书中提到普伐他汀的适应证之一——家族性高胆固醇血症是由于低密度脂蛋白受体(low density lipoprotein receptor,LDLR)基因突变引起的,仅评价了普伐他汀治疗杂合子家族性高胆固醇血症的患者的效果。

(四) 临床用药指导

1. 指导临床用药的基因检测　根据相关基因与药物疗效、不良反应的关系以及在中国人群的分布频率,建议检测 HMGCR、SLCO1B1、KIF6 相关基因型以及是否有 LDLR 基因突变,以指导普伐他汀的精准治疗。

2. 药物相互作用对疗效和不良反应的影响　与胆酸结合树脂(如考来烯胺、考来替泊)联用可增强普伐他汀降低总胆固醇和 LDL-C 的作用;建议普伐他汀应于使用考来烯胺 1h 前或 4h 后给予,于使用考来替泊 1h 前给予。

普伐他汀与红霉素、烟酸、免疫抑制药(如环孢素)、贝特类药(如苯扎贝特、吉非贝齐)联用可使肌病的发生率增加,因此建议不与以上药物联用。

【资料来源】

[1] https://www.PharmGKB.org/chemical/PA451089.

[2] http://www.ncbi.nlm.nih.gov/gene/3156.

[3] http://www.ncbi.nlm.nih.gov/gene/10599.

[4] http://www.ncbi.nlm.nih.gov/gene/3949.

[5] https://www.PharmGKB.org/download.do?objCls=Attachment&objId=Pravastatin_12_20_2013_FDA.pdf.

[6] http://browser.1000genomes.org/Homo_sapiens/Variation/Population?db=core;v=rs17244841;vdb=variation.

[7] http://browser.1000genomes.org/Homo_sapiens/Variation/Population?db=core;v=rs4149015;vdb=variation.

[8] http://www.ncbi.nlm.nih.gov/projects/SNP/snp_ref.cgi?rs=4149056.

[9] http://www.ncbi.nlm.nih.gov/projects/SNP/snp_ref.cgi?rs=2306283.

[10] https://58.30.139.200/$domain=www.uptodate.com$key=1456161471$/contents/zh-Hans/92177?source=search_result&search=%E6%99%AE%E4%BC%90%E4%BB%96%E6%B1%80&selectedTitle=1%7E61#H25.

[11] https://www.ncbi.nlm.nih.gov/snp/rs20455#frequency_tab.

[12] https://www.pharmgkb.org/chemical/PA451089/clinicalAnnotation.

[13] https://www.pharmgkb.org/chemical/PA451089/clinicalAnnotation/1183491425.

[14] https://www.pharmgkb.org/chemical/PA451089/label.

（秦　伟　陈文倩）

第 13 节　口服降糖药

一、格列本脲

(一) 药物简介

格列本脲(glibenclamide)属于磺脲类胰岛素促泌剂,是通过刺激胰岛 β 细胞分泌胰岛素发挥降糖效果而治疗 2 型糖尿病的口服降糖药。其主要不良反应包括低血糖、胃肠道反应、皮肤反应、血液系统反应等。此外,需格外注意格列本脲导致的低血糖、血糖失控、溶血性贫血、心血管致死风险增加、大血管事件。

(二) 相关基因

目前已经发现与格列本脲相关的基因有 5 种,即 *ABCC8*、*CYP2C9*、*G6PD*、*KCNJ11* 和 *SCNN1B*,其中 *G6PD*、*CYP2C9* 和 *KCNJ11* 相关研究较多、证据较充分(表 4-111)。

表 4-111　格列本脲的主要相关基因

基因	染色体定位	主要功能	药物相关性	来源
G6PD（葡萄糖 -6-磷酸脱氢酶）	ChrXq28	是一种存在于人体红细胞内,协助葡萄糖进行新陈代谢的酶素,在代谢过程中会产生还原型辅酶II（nicotinamide adenine dinucleotide phosphate, NADPH）的物质	G6PD 缺乏#主要引起格列本脲使用后不良反应的发生,如溶血性贫血	FDA HCSC
CYP2C9（细胞色素 酶 CYP450 第二亚家族成员 9）	Chr10q24	是 CYP450 酶第二亚家族中的重要成员;是人体重要的药物代谢酶	格列本脲主要由 CYP2C9 代谢,CYP2C9 酶活性下降会导致格列本脲在体内蓄积	DPWG
KCNJ11（钾内向整流通道,亚家族 J,成员 11）	Chr11p15.1	主要编码 ATP 敏感性钾通道蛋白亚家族 J（该通道蛋白主要参与胰岛素的分泌）	影响患者对格列本脲治疗的反应	PharmGKB

#G6PD 缺乏是一种伴 X 染色体的隐性遗传病,主要表现为非免疫性溶血性贫血,可有多种诱因,最常见的有感染、服用某些药物或食用蚕豆。

（三）主要相关基因对药物疗效或不良反应的影响

1. PharmGKB 数据库中有关于 G6PD 基因变异与格列本脲的相关性,但证据级别仅为 3 级:①与携带 B 单倍型（野生型）患者相比较,携带 A-202A_376G 单倍型（杂合子）和 Mediterranean 突变的男性可能出现溶血性贫血;②与携带 B/B 双倍体（野生型）患者相比较,携带 1 个或 2 个 A-202A_376G、Mediterranean 突变（纯合子或杂合子）的女性可能出现溶血性贫血。

2. 在不同人种中,G6PD 基因的分布频率明显不同。在美国黑种人中分布频率为 10%~11%,库尔德犹太人分布频率高达 70%,在中国人群中分布频率为 0.5%~16.7%。目前主要通过酶活性检测发现。

3. DPWG 指南中指出,CYP2C9*1/*3、*3/*3 的患者使用格列本脲常规剂量,可能会发生轻微的不良反应,如白细胞减少、血小板减少、腹泻、静息心率下降、QTc 延长、国际标准化比（international normalized ratio,INR）增加等。

4. 根据 PharmGKB 数据库中格列本脲相关基因的证据级别以及国内临床实践经验,影响格列本脲疗效的主要相关基因为 KCNJ11。具体疗效影响见表 4-112。

表 4-112　主要相关基因多态性对格列本脲疗效或不良反应的影响

基因	SNP 位点	基因型	白种人分布频率 /%	中国人群分布频率 /%	影响环节	证据级别	临床相关性
KCNJ11	rs5219	CC	37.5	40.1	疗效	2A	与 CT 或 TT 基因型患者相比,CC 基因型患者对格列本脲治疗反应较差
		CT	47.5	46.5			
		TT	15.0	13.5			

（四）临床用药指导

1. 指导临床用药的基因检测　根据相关基因与药物不良反应和剂量的关系,建议检测是否存在 G6PD 基因缺陷以及 CYP2C9*3、KCNJ11 基因型,以指导格列本脲的精准治疗。G6PD 功能缺陷可由 G6PD 基因的一系列变异引起,可通过酶活性检测或遗传学检测发现。

2. 对药物选择的影响　各国均建议对 G6PD 功能缺陷的患者慎用格列本脲,因其可引起溶血性贫血风险,应考虑使用非磺脲类药物替代治疗。

3. 指导临床用药的剂量　CYP2C9*1/*3、*3/*3 的患者使用格列本脲常规剂量,可能会发生轻微的不良反应,但现有证据尚不足以支持根据基因型调整剂量,建议以上基因型患者适当减少剂量。

【资料来源】

［1］https://www.PharmGKB.org/chemical/PA449762.

［2］http://www.ncbi.nlm.nih.gov/gene/2539.

［3］http://www.ncbi.nlm.nih.gov/gene/1559.

［4］https://www.PharmGKB.org/download.do?objCls=Attachment&objId=Glipizide_12_17_2013_FDA.pdf.

［5］https://www.PharmGKB.org/download.do?objCls=Attachment&objId=Glibenclamide_HCSC_06_02_15.pdf.

［6］SWEMN J,WILTING I,GOEDE A,et al.Pharmacogenetics:from bench to byte.Clinical Pharmacology & Therapeutics,2008,83(5):781-787.

［7］BEUTLER E.G6PD deficiency.Blood,1994,84(11):3613-3636.

［8］HU R,LIN M,YE J,et al.Molecular epidemiological investigation of G6PD deficiency by a gene chip among Chinese Hakka of southern Jiangxi province.Int J Clin Exp Pathol,2015,8(11):15013-15018.

［9］YAN T,CAI R,MO O,et al.Incidence and complete molecular characterization of glucose-6-phosphate dehydrogenase deficiency in the Guangxi Zhuang autonomous region of southern China:description of four novel mutations.Haematologica,2006,91(10):1321-1328.

［10］CHIU DT,ZUO L,CHAO L,et al.Molecular characterization of glucose-6-phosphate dehydrogenase(G6PD)deficiency in patients of Chinese descent and identification of new base substitutions in the human G6PD gene.Blood,1993,81(8):2150-2154.

［11］MCDONAGH ELLEN M,THORN CAROLINE F,BAUTISTA José M,et al.PharmGKB summary:very important pharmacogene information for G6PD.Pharmacogenetics and Genomics.2012,22(3):219-228.

［12］https://www.pharmgkb.org/chemical/PA449782/clinicalAnnotation.

［13］https://www.pharmgkb.org/chemical/PA449782/clinicalAnnotation/1449564951.

［14］https://www.ncbi.nlm.nih.gov/snp/rs5219#frequency_tab.

［15］https://www.pharmgkb.org/gene/PA217.

二、格列美脲

(一) 药物简介

格列美脲(glimepiride)属于磺脲类胰岛素促泌剂,是通过刺激胰岛 β 细胞分泌胰岛素发挥降糖效果而治疗 2 型糖尿病的口服降糖药。其主要不良反应包括低血糖、胃肠道反应、皮肤反应、血液系统反应等。需要格外注意格列美脲导致的低血糖、血糖失控、溶血性贫血、心血管致死风险增加、大血管事件。

(二) 相关基因

目前已经发现与格列美脲相关的基因包括 ABCC8、KCNJ11、G6PD、CYP2C9 和 CYP2C8,其中 G6PD 和 CYP2C9 相关研究较多、证据较充分(表 4-113)。

表 4-113　格列美脲的主要相关基因

基因	染色体定位	主要功能	药物相关性	来源
G6PD(葡萄糖-6-磷酸脱氢酶)	ChrXq28	是一种存在于人体红细胞内,协助葡萄糖进行新陈代谢的酶,在代谢过程中会产生 NADPH 的物质	G6PD 缺乏主要引起格列美脲使用后不良反应的发生,如溶血性贫血	FDA EMA HCSC
CYP2C9(细胞色素酶 CYP450 第二亚家族成员 9)	Chr10q24	是 CYP450 酶第二亚家族中的重要成员;是人体重要的药物代谢酶	格列美脲主要由 CYP2C9 代谢,CYP2C9 酶活性下降会导致格列美脲在体内蓄积	DPWG FDA EMA
CYP2C8(细胞色素酶 CYP450 第二亚家族成员 8)	Chr10q23.33	是 CYP450 酶第二亚家族中的重要成员;是人体重要的药物代谢酶	影响格列美脲的代谢	EMA

(三) 主要相关基因对药物疗效或不良反应的影响

尽管 PharmGKB 数据库中未列出主要相关基因多态性对临床用药影响的证据,但各国药物说明书均指出 G6PD 基因缺陷可引起格列美脲使用后不良反应的发生。在不同人种中,G6PD 基因的分布频率明显不同:在美国黑种人中分布频率为 10%~11%,库尔德犹太人分布频率高达 70%,在中国人群中分布频率为 0.5%~16.7%。

此外,DPWG 指南中指出 CYP2C9*2/*3、CYP2C9*3/*3 的患者使用格列美脲常规剂量,可能发生持续时间较长(>168h)的不良反应,如心房颤动、静脉血栓栓塞、INR 增加(>6.0)、中性粒细胞减少[(0.5~1.0)×10^9/L]、白细胞减少[(1.0~2.0)×10^9/L]、血小板减少[(25~50)×10^9/L]、严重腹泻。

根据 PharmGKB 数据库中格列美脲相关基因的证据级别以及国内临床实践经验,影响格列美脲疗效的主要相关基因为 *KCNJ11*。具体疗效影响见表 4-114。

表 4-114　主要相关基因多态性对格列美脲疗效或不良反应的影响

基因	SNP 位点	基因型	白种人分布频率 /%	中国人群分布频率 /%	影响环节	证据级别	临床相关性
KCNJ11	rs5219	CC	37.5	40.1	疗效	2A	与 CT 或 TT 基因型患者相比,CC 基因型患者对格列美脲治疗反应较差
		CT	47.5	46.5			
		TT	15.0	13.5			

(四)临床用药指导

1. 指导临床用药的基因检测　根据相关基因与药物不良反应、剂量的关系,建议检测是否存在 *G6PD* 基因缺陷、*CYP2C9*2*、*CYP2C9*3* 及 *KCNJ11* 基因型,以指导格列美脲的精准治疗。G6PD 功能的缺陷可由 *G6PD* 基因的一系列变异引起,可通过酶活性检测或遗传学检测发现。

2. 对药物选择的影响　各国药物说明书均建议 G6PD 功能缺陷的患者需慎用格列美脲,因其可引起溶血性贫血风险,应考虑使用非磺脲类药物替代治疗。

3. 指导临床用药的剂量　*CYP2C9*2/*3*、*CYP2C9*3/*3* 的患者使用格列美脲常规剂量,可能发生持续时间较长(>168h)的不良反应,但现有证据尚不足以根据基因型调整剂量,建议以上基因型患者适当减少剂量。

4. 药物相互作用对疗效和不良反应的影响　*CYP2C9*2/*3*、*CYP2C9*3/*3* 的患者使用格列美脲常规剂量,可能因降低氯吡格雷对血小板聚集的抑制作用或增加苯妥英生物利用度,造成药物不良事件。建议尽量避免格列美脲与氯吡格雷或苯妥英联用。

【资料来源】

[1] https://www.PharmGKB.org/chemical/PA449761.

[2] http://www.ncbi.nlm.nih.gov/gene/2539.

[3] http://www.ncbi.nlm.nih.gov/gene/1559.

[4] https://www.PharmGKB.org/download.do?objCls=Attachment&objId=Glimepiride_12_17_2013_FDA.pdf.

[5] https://www.PharmGKB.org/download.do?objCls=Attachment&objId=Glimepiride_EMA_EPAE.pdf.

［6］https://www.PharmGKB.org/download.do?objCls=Attachment&objId=Glimepiride_HCSC_06_02_15.pdf.

［7］SWEN J,WILING I,GOEDE A,et al.Pharmacogenetics:from bench to byte.Clinical Pharmacology & Therapeutics,2008,83(5):781-787.

［8］BEUTLER E.G6PD deficiency.Blood,1994,84(11):3613-3636.

［9］HU R,LIN M,YE J,et al.Molecular epidemiological investigation of G6PD deficiency by a gene chip among Chinese Hakka of southern Jiangxi province.Int J Clin Exp Pathol,2015,8(11):15013-15018.

［10］YAN T,CAI R,MO O,et al.Incidence and complete molecular characterization of glucose-6-phosphate dehydrogenase deficiency in the Guangxi Zhuang autonomous region of southern China:description of four novel mutations.Haematologica,2006,91(10):1321-1328.

［11］CHIU DT,ZUO L,CHAO L,et al.Molecular characterization of glucose-6-phosphate dehydrogenase(G6PD)deficiency in patients of Chinese descent and identification of new base substitutions in the human G6PD gene.Blood,1993,81(8):2150-2154.

［12］MCDONAGH ELLEN M,THORN CAROLINE F,BAUTISTA José M,et al.PharmGKB summary:very important pharmacogene information for G6PD.Pharmacogenetics and genomics,2012,22(3):219-228.

［13］https://www.pharmgkb.org/chemical/PA449761/clinicalAnnotation.

［14］https://www.pharmgkb.org/chemical/PA449761/clinicalAnnotation/1449564951.

［15］https://www.ncbi.nlm.nih.gov/snp/rs5219#frequency_tab.

［16］https://www.pharmgkb.org/chemical/PA449761/label/PA166120370.

三、格列吡嗪

(一) 药物简介

格列吡嗪(glipizide)属于磺脲类胰岛素促泌剂,是通过刺激胰岛 β 细胞分泌胰岛素发挥降糖效果而治疗 2 型糖尿病的口服降糖药。其主要不良反应包括低血糖、胃肠道反应、皮肤反应、血液系统反应等。需要格外注意格列吡嗪导致的低血糖、血糖控制不佳、溶血性贫血、心血管致死风险增加、大血管事件。

(二) 相关基因

目前已经发现与格列吡嗪相关的基因有 *ABCC8*、*CYP2C9*、*KCNJ11* 和 *G6PD*,其中 *G6PD* 相关研究较多、证据较充分(表 4-115)。

表 4-115　格列吡嗪的主要相关基因

基因	染色体定位	主要功能	药物相关性	来源
G6PD(葡萄糖 -6-磷酸脱氢酶)	ChrXq28	G6PD 是一种存在于人体红细胞内,协助葡萄糖进行新陈代谢的酶素,在代谢过程中会产生 NADPH 的物质	G6PD 缺乏主要引起格列吡嗪使用后不良反应的发生,如溶血性贫血	FDA

（三）主要相关基因对药物疗效或不良反应的影响

尽管 PharmGKB 数据库中未列出主要相关基因多态性对临床用药影响的证据,但 FDA 药物说明书指出 *G6PD* 基因缺陷可引起格列吡嗪使用后不良反应的发生。在不同人种中,*G6PD* 基因的分布频率明显不同。在美国黑种人中分布频率为 10%~11%,库尔德犹太人分布频率高达 70%,在中国人群中分布频率为 0.5%~16.7%。

根据 PharmGKB 数据库中格列吡嗪相关基因的证据级别以及国内临床实践经验,影响格列吡嗪疗效的主要相关基因为 *KCNJ11*。具体疗效影响见表 4-116。

表 4-116　主要相关基因多态性对格列吡嗪疗效或不良反应的影响

基因	SNP 位点	基因型	白种人分布频率 /%	中国人群分布频率 /%	影响环节	证据级别	临床相关性
KCNJ11	rs5219	CC	37.5	40.1	疗效	2A	与 CT 或 TT 基因型患者相比,CC 基因型患者对格列吡嗪治疗反应较差
		CT	47.5	46.5			
		TT	15.0	13.5			

（四）临床用药指导

1. 指导临床用药的基因检测　根据相关基因与药物不良反应的关系,建议检测是否存在 *G6PD* 基因缺陷及 *KCNJ11* 基因型,以指导格列吡嗪的精准治疗。G6PD 功能缺陷可由 *G6PD* 基因的一系列变异引起,通过酶活性检测或遗传学检测发现。

2. 对药物选择的影响　美国 FDA 建议 G6PD 功能缺陷的患者需要慎用格列吡嗪,因其可引起溶血性贫血风险,应考虑使用非磺脲类药物替代治疗。

【资料来源】

[1] https://www.PharmGKB.org/chemical/PA449762.

[2] http://www.ncbi.nlm.nih.gov/gene/2539.

[3] https://www.PharmGKB.org/download.do?objCls=Attachment&objId=Glipizide_12_17_2013_FDA.pdf.

[4] BEUTLER E. G6PD deficiency. Blood,1994,84(11):3613-3636.

[5] HU R,LIN M,YE J,et al. Molecular epidemiological investigation of G6PD deficiency by a gene chip among Chinese Hakka of southern Jiangxi province. Int J Clin Exp Pathol,2015, 8(11):15013-15018.

[6] YAN T,CAI R,MO O,et al. Incidence and complete molecular characterization of glucose-6-phosphate dehydrogenase deficiency in the Guangxi Zhuang autonomous region of southern China:description of four novel mutations. Haematologica,2006,91(10):1321-1328.

[7] CHIU DT,ZUO L,CHAO L,et al. Molecular characterization of glucose-6-phosphate dehydrogenase(G6PD)deficiency in patients of Chinese descent and identification of new base

substitutions in the human G6PD gene. Blood, 1993, 81 (8):2150-2154.

[8] MCDONAGH ELLEN M, THORN CAROLINE F, BAUTISTA José M, et al. PharmGKB summary: very important pharmacogene information for G6PD. Pharmacogenetics and genomics, 2012, 22 (3):219-228.

[9] https://www.pharmgkb.org/chemical/PA449762/clinicalAnnotation.

[10] https://www.pharmgkb.org/chemical/PA449762/clinicalAnnotation/1449564951.

[11] https://www.ncbi.nlm.nih.gov/snp/rs5219#frequency_tab.

（秦　伟　陈文倩）

第 14 节　抗痛风药

丙磺舒

（一）药物简介

丙磺舒（probenecid）属于促尿酸排泄剂,能够抑制肾脏有机阴离子排泄并减少肾小管重吸收尿酸盐,还能降低血尿酸浓度,主要用于治疗慢性痛风性关节炎与频繁致残性痛风发作,对于噻嗪类及与之相关的利尿剂引起的高尿酸血症同样有效。丙磺舒还能够降低肾小管对于其他药物的排泄,并作为抗菌治疗的辅助用药,因此用于治疗有肾损害的患者。其不良反应主要为溶血性贫血、头晕、头痛、急性痛风性关节炎发作、肝坏死、呕吐等。

（二）相关基因

目前已经发现与丙磺舒相关的基因主要为 G6PD（表 4-117）。

表 4-117　丙磺舒的主要相关基因

基因	染色体定位	主要功能	药物相关性	来源
G6PD（葡萄糖 -6-磷酸脱氢酶）	ChrXq28	G6PD 是一种存在于人体红细胞内,协助葡萄糖进行新陈代谢的酶素,在代谢过程中会产生 NADPH 的物质	G6PD 缺乏主要引起丙磺舒使用后不良反应的发生,如溶血性贫血	FDA

（三）主要相关基因对药物疗效或不良反应的影响

尽管 PharmGKB 数据库中未列出主要相关基因多态性对临床用药影响的证据,但 FDA 药物说明书指出 G6PD 基因缺陷可引起丙磺舒使用后不良反应的发生。在不同人种中,G6PD 基因的分布频率明显不同。在美国黑种人中分布频率为 10%~11%,库尔德犹太人分布频率高达 70%,在中国人群中分布频率为 0.5%~16.7%。

（四）临床用药指导

1. 指导临床用药的基因检测　根据相关基因与药物不良反应的关系,建议检测是否存在

G6PD 基因缺陷，以指导丙磺舒的精准治疗。G6PD 功能缺陷可由 *G6PD* 基因的一系列变异引起，可通过酶活性检测或遗传学检测发现。

2. 对药物选择的影响　美国 FDA 建议，若患者为 G6PD 功能缺陷型，强烈建议使用其他药物替代丙磺舒；若患者 G6PD 活性正常，则可以按照常规用法、用量使用丙磺舒。

【资料来源】

［1］https：//www. PharmGKB. org/chemical/PA451106.

［2］http：//www. ncbi. nlm. nih. gov/gene/2539.

［3］https：//www. PharmGKB. org/download. do?objCls=Attachment&objId=Probenecid_FDA_drug_label_11_29_2012. pdf.

［4］BEUTLER E. G6PD deficiency. Blood，1994，84（11）：3613-3636.

［5］HU R，LIN M，YE J，et al. Molecular epidemiological investigation of G6PD deficiency by a gene chip among Chinese Hakka of southern Jiangxi province. Int J Clin Exp Pathol，2015，8（11）：15013-15018.

［6］YAN T，CAI R，MO O，et al. Incidence and complete molecular characterization of glucose-6-phosphate dehydrogenase deficiency in the Guangxi Zhuang autonomous region of southern China：description of four novel mutations. Haematologica，2006，91（10）：1321-1328.

［7］CHIU DT，ZUO L，CHAO L，et al. Molecular characterization of glucose-6-phosphate dehydrogenase（G6PD）deficiency in patients of Chinese descent and identification of new base substitutions in the human G6PD gene. Blood，1993，81（8）：2150-2154.

［8］MCDONAGH EM，THORN CF，CALLAGHAN JT，et al. PharmGKB summary：Uric acid-lowering drugs pathway，pharmacodynamics. Pharmacogenetics & Genomics，2014，24（9）：464-476.

（秦　伟　陈文倩）

第 15 节　泌尿科用药

一、西地那非

（一）药物简介

西地那非（sildenafil）为 5 型磷酸二酯酶（phosphodiesterase-5，PDE-5）选择性抑制剂，通过选择性抑制 PDE-5 的分解，增强一氧化氮（nitric oxide，NO）-cGMP 途径，升高 cGMP 水平，使血管舒张，缓解肺动脉高压（pulmonary artery hypertension，PAH）症状。PDE-5 在阴茎海绵体的浓度很高，在视网膜和血管内皮细胞中也有表达。cGMP 水平升高可促发并维持勃起，因此西地那非也可治疗勃起功能障碍。其不良反应主要为头痛、颜面潮红、消化不良。

本药禁止与任何形式的硝酸酯类药物混用,可引起严重低血压。

(二) 相关基因

目前已经发现与西地那非相关的基因有 7 种,即 CYP3A4、CYP2C9、ACE、CYP3A5、GNB3、NOS3 和 VEGFA,其中研究较多的基因主要为 CYP3A4、CYP2C9 和 GNB3(表 4-118)。

表 4-118　西地那非的主要相关基因

基因	染色体定位	主要功能	药物相关性	来源
CYP3A4(细胞色素酶 CYP450 第三亚家族 A 成员 4)	Chr7q21.1	是 CYP450 酶第三亚家族中的重要成员;是人体重要的药物代谢酶	西地那非主要通过 CYP3A4 代谢(主要途径)	EMA
CYP2C9(细胞色素酶 CYP450 第二亚家族 C 成员 9)	Chr10q24	是 CYP450 酶第二亚家族中的重要成员;是人体重要的药物代谢酶	西地那非主要通过 CYP2C9 代谢(次要途径)	EMA
GNB3 [鸟嘌呤核苷酸结合蛋白(G 蛋白), β 多肽]	Chr12p13	鸟嘌呤核苷酸结合蛋白的重要组成部分,是重要的第二信使	该基因多态性与西地那非疗效相关	PharmGKB

(三) 主要相关基因对药物疗效或不良反应的影响

据 PharmGKB 数据库中西地那非相关基因的证据级别以及国内临床实践经验,影响西地那非疗效的主要相关基因为 CYP3A4、CYP2C9 和 GNB3,具体疗效和不良反应影响见表 4-119。其中,EMA 药物说明书中提到的 CYP3A4 和 CYP2C9 基因主要与药物相互作用有关,未涉及具体基因多态性。

表 4-119　主要相关基因多态性对西地那非疗效或不良反应的影响

基因	SNP 位点	基因型	白种人分布频率 /%	中国人群分布频率 /%	影响环节	证据级别	临床相关性
GNB3	rs5443	CC	32.8	40	疗效	2B	相对于 CC 或 CT 基因型,TT 基因型患者对西地那非治疗的反应更好
		CT	56.9	51.1			
		TT	10.3	8.9			

(四) 临床用药指导

1. 指导临床用药的基因检测　根据相关基因与药物疗效的关系以及在中国人群的分布频率,建议检测 GNB3 基因型,以指导西地那非的精准治疗。

2. 药物相互作用对疗效和不良反应的影响　EMA 说明书中提到西地那非经 CYP3A4 和 CYP2C9 代谢,当与 CYP3A4 抑制剂联合用药时,应考虑降低西地那非的剂量。与 CYP3A4 抑制剂(如酮康唑、伊曲康唑、红霉素)以及细胞色素酶 450 非特异性抑制剂(如西咪替丁)联用时,本药的血浆水平升高而清除率降低,建议同时服用强效 CYP3A4 抑制剂及红霉素者,本药起始剂量以 25mg 为宜。

【资料来源】

[1] https://www. PharmGKB. org/chemical/PA451346.

[2] http://www. ncbi. nlm. nih. gov/gene/1576.

[3] http://www. ncbi. nlm. nih. gov/gene/1559.

[4] http://www. ncbi. nlm. nih. gov/gene/2784.

[5] https://www. PharmGKB. org/download. do?objCls=Attachment&objId=Sildenafil_EMA_EPAR_Aug_6_2014. pdf.

[6] SPERLING HERBERT,et al. Sildenafil response is influenced by the G protein beta 3 subunit GNB3 C825T polymorphism:a pilot study. The Journal of Urology,2003,169(3):1048-1051.

[7] http://www. ncbi. nlm. nih. gov/projects/SNP/snp_ref. cgi?rs=5443.

二、伐地那非

(一)药物简介

伐地那非(vardenafil)是高选择性 5 型磷酸二酯酶(PDE-5)抑制剂,主要通过特异性抑制 PDE-5 的活性发挥治疗作用。本药主要用于治疗勃起功能障碍症。其不良反应为头痛、颜面潮红、消化不良、恶心、眩晕、鼻炎等。此外,遗传性视网膜退行性疾病(如色素性视网膜炎)患者禁用伐地那非。

(二)相关基因

目前发现与伐地那非相关的基因主要为 *CYP3A4* 和 *CYP3A5*(表 4-120)。

表 4-120　伐地那非的主要相关基因

基因	染色体定位	主要功能	药物相关性	来源
CYP3A4(细胞色素酶 CYP450 第三亚家族成员 4)	Chr7q21.1	是 CYP450 酶第三亚家族中的重要成员;是人体重要的药物代谢酶	伐地那非主要由 CYP3A4、CYP3A5 代谢(上述酶活性下降会导致伐地那非在体内蓄积)	EMA
CYP3A5(细胞色素酶 CYP450 第三亚家族成员 5)	Chr7q21.1	是 CYP450 酶第三亚家族中的重要成员;是人体重要的药物代谢酶	伐地那非主要由 CYP3A4、CYP3A5 代谢(上述酶活性下降会导致伐地那非在体内蓄积)	PharmGKB

(三)主要相关基因对药物疗效或不良反应的影响

根据 PharmGKB 数据库中伐地那非相关基因的证据级别以及国内临床实践经验,影响伐地那非疗效的主要相关基因为 *CYP3A5* 和 *CYP3A4*,但 PharmGKB 数据库中仅有 *CYP3A5* 基因多态性对疗效或不良反应的影响(表 4-121)。

表 4-121　主要相关基因多态性对伐地那非疗效或不良反应的影响

基因	单倍型	SNP 位点	基因型	白种人分布频率 /%	中国人群分布频率 /%	影响环节	证据级别	临床相关性
CYP3A5	*3	rs776746	CC	92.8	57.6	代谢 /PK	3	相对于 CC 或 CT 基因型,TT 基因型男性患者伐地那非清除率增高
			CT	7.2	37.6			
			TT	0	4.7			

(四) 临床用药指导

1. 指导临床用药的基因检测　根据相关基因与药物代谢的关系以及在中国人群的分布频率,考虑到证据级别仅为 3 级,建议必要时检测 *CYP3A5*(rs776746)基因型,以指导伐地那非的精准治疗。

2. 药物相互作用对疗效和不良反应的影响　75 岁以上男性禁忌强效 CYP3A4 抑制剂酮康唑、伊曲康唑(口服剂型)与伐地那非联用。HIV 蛋白酶抑制剂(利托那韦和茚地那韦)禁忌与伐地那非联用。

【资料来源】

[1] https://www. PharmGKB. org/chemical/PA10229.

[2] http://www. ncbi. nlm. nih. gov/gene/1576.

[3] http://www. ncbi. nlm. nih. gov/gene/1577.

[4] https://www. PharmGKB. org/download. do?objCls=Attachment&objId=vardenafil_EMA_EPAR_Aug_6_2014. pdf.

[5] http://www. ncbi. nlm. nih. gov/projects/SNP/snp_ref. cgi?rs=776746.

三、托特罗定

(一) 药物简介

托特罗定(tolterodine)属于泌尿系统用药。本药属于抗毒蕈碱药物,为竞争性 M 胆碱受体阻滞药,对 M 胆碱受体有高度特异性,对膀胱的选择性高于唾液腺,可抑制膀胱收缩,提高膀胱余尿量,降低逼尿肌压力,用于治疗膀胱过度兴奋引起的尿频、尿急、尿失禁等症状。其主要不良反应为口干、胃肠道反应(如消化不良、便秘等)、过敏反应、尿潴留、QT 间期延长,以及头晕、头痛、嗜睡、视物模糊等中枢神经系统症状。

（二）相关基因

目前已经发现与托特罗定相关的基因有 *CYP2D6*、*CYP2C9*、*CYP2C19*、*CYP3A4*、*CYP1A2* 等，其中 *CYP2D6* 相关研究较多、证据较充分（表 4-122）。

表 4-122　托特罗定的主要相关基因

基因	染色体定位	主要功能	药物相关性	来源
CYP2D6（细胞色素酶 CYP450 第二亚家族 D 成员 6）	Chr10q24	是 CYP450 酶第二亚家族中的重要成员；是人体重要的药物代谢酶	托特罗定在肝脏中被 CYP2D6 代谢成具有另一活性 5- 羟甲基化衍生物，CYP2D6 的酶活性下降直接影响本药物的代谢过程	FDA PMDA HCSC
CYP2C19（细胞色素酶 CYP450 第二亚家族 C 成员 19）	Chr10q23.33	是 CYP450 酶第二亚家族中的重要成员；是人体重要的药物代谢酶	影响托特罗定代谢过程	FDA
CYP2C9（细胞色素酶 CYP450 第二亚家族 C 成员 9）	Chr10q24	是 CYP450 酶第二亚家族中的重要成员；是人体重要的药物代谢酶	影响托特罗定代谢过程	FDA
CYP3A4（细胞色素酶 CYP450 第三亚家族 A 成员 4）	Chr7q21.1	是 CYP450 酶第三亚家族中的重要成员；是人体重要的药物代谢酶	影响托特罗定代谢过程	FDA
CYP1A2（细胞色素酶 CYP450 第一亚家族 A 成员 2）	Chr15q24.1	是 CYP450 酶第一亚家族中的重要成员；是人体重要的药物代谢酶	影响托特罗定代谢过程	FDA

（三）主要相关基因对药物疗效或不良反应的影响

根据 PharmGKB 数据库中托特罗定相关基因的证据级别以及国内临床实践经验，影响托特罗定疗效的主要相关基因为 *CYP2D6*。具体疗效和不良反应影响见表 4-123。

表 4-123　*CYP2D6* 代谢型对托特罗定疗效或不良反应的影响

基因	代谢型	双倍型	影响环节	证据级别	临床相关性
CYP2D6[#]	UM	详见附录 1	其他	2A	暂无相关证据数据
	EM	详见附录 1			EM 患者正常代谢
	IM	详见附录 1			相对于 EM 患者，IM 患者托特罗定的代谢 / 清除减慢
	PM	详见附录 1			相对于 EM 患者，PM 患者托特罗定的代谢 / 清除减慢，体内托特罗定及其活性代谢物（5-HM）含量更高

[#] *CYP2D6* 基因较为复杂，具体单倍型分布频率及与代谢型的对应关系见附录 1。

（四）临床用药指导

1. 指导临床用药的基因检测　CYP2D6 的活性程度直接影响托特罗定的代谢速度，慢代谢型患者体内托特罗定的血药浓度增高，可能导致 QT 间期延长。但其代谢产物与托特罗定具有相似的药理作用，不论 CYP2D6 活性如何，对药物疗效及不良反应影响较小，因此 *CYP2D6* 基因型的检测没有被 FDA、PMDA 和 HCSC 推荐。

2. 药物相互作用对疗效和不良反应的影响　与 CYP3A4 抑制剂（如唑类抗真菌药、大环内酯类抗生素、环孢霉素、长春碱等）联用，可导致本药血药浓度升高，故一般不建议联用，必须联用时需注意调整用量。氟西汀是 CYP2D6 的抑制剂，可能降低托特罗定的代谢效率，但对血药浓度影响不大，两药联用时不需要调整剂量。

【资料来源】

[1] https://www.PharmGKB.org/chemical/PA164746757.

[2] http://www.ncbi.nlm.nih.gov/gene/1565.

[3] https://www.PharmGKB.org/download.do?objCls=Attachment&objId=Tolterodine_10_15_13.pdf.

[4] https://www.PharmGKB.org/download.do?objCls=Attachment&objId=Tolterodine_PMDA_11_17_14.pdf.

[5] https://www.PharmGKB.org/download.do?objCls=Attachment&objId=Tolterodine_HCSC_06_05_15.pdf.

[6] https://www.pharmgkb.org/chemical/PA164746757/label/PA166104806.

四、阿比特龙

（一）药物简介

阿比特龙（abiraterone）是 CYP17（17α- 羟化酶 /C17,20- 裂解酶）的一种抑制剂。CYP17 是雄激素生物合成的关键酶，在睾丸、肾上腺和前列腺肿瘤组织中表达。醋酸阿比特龙口服吸收后在体内转化为有活性成分的阿比特龙，起到抑制雄激素生物合成的作用。本药主要与泼尼松联用，治疗曾接受多烯紫杉醇化疗的转移性去势抵抗性前列腺癌（castration resistant prostate cancer，CRPC）。其不良反应主要为疲乏、关节肿胀或不适、低钾血症、转氨酶升高等。

（二）相关基因

目前与阿比特龙相关的基因主要为 *CYP17A1*、*CYP2C9*、*CYP2C19*、*CYP3A4*、*CYP3A5*、*CYP1A2*、*CYP2C8*、*CYP2D6*、*SULT2A1*（表 4-124）。

表 4-124　阿比特龙的主要相关基因

基因名称	染色体定位	主要功能	药物相关性	来源
CYP17A1(细胞色素酶 CYP450 第 17 亚家族 A 成员 1)	Chr10q24.3	编码的 CYP17 酶是雄激素生物合成的关键酶	阿比特龙是 CYP17 酶抑制剂	FDA
CYP2C19(细胞色素酶 CYP450 第二亚家族 C 成员 19)	Chr10q23.33	是 CYP450 酶第二亚家族中的重要成员;是人体重要的药物代谢酶	影响阿比特龙代谢过程	FDA
CYP2C9(细胞色素酶 CYP450 第二亚家族 C 成员 9)	Chr10q24	是 CYP450 酶第二亚家族中的重要成员;是人体重要的药物代谢酶	影响阿比特龙代谢过程	FDA
CYP3A4(细胞色素酶 CYP450 第三亚家族 A 成员 4)	Chr7q21.1	是 CYP450 酶第三亚家族中的重要成员;是人体重要的药物代谢酶	影响阿比特龙代谢过程	FDA
CYP1A2(细胞色素酶 CYP450 第一亚家族 A 成员 2)	Chr15q24.1	是 CYP450 酶第一亚家族中的重要成员;是人体重要的药物代谢酶	影响阿比特龙代谢过程	FDA
CYP3A5(细胞色素酶 CYP450 第三亚家族成员 5)	Chr7q21.1	是 CYP450 酶第三亚家族中的重要成员;是人体重要的药物代谢酶	影响阿比特龙代谢过程	FDA
CYP2D6(细胞色素酶 CYP450 第二亚家族 D 成员 6)	Chr10q24	是 CYP450 酶第二亚家族中的重要成员;是人体重要的药物代谢酶	影响阿比特龙代谢过程	FDA
CYP2C8(细胞色素酶 CYP450 第二亚家族成员 8)	Chr10q23.33	是 CYP450 酶第二亚家族中的重要成员;是人体重要的药物代谢酶	影响阿比特龙代谢过程	FDA
SULT2A1(硫酸转移酶家族 2A1)	Chr19q13.33	是硫酸转移酶家族中的重要成员;是人体重要的二相药物代谢酶	影响阿比特龙二相代谢过程	FDA

(三)主要相关基因对药物疗效或不良反应的影响

　　FDA 药物说明书中指出,CYP17 酶在睾丸、肾上腺和前列腺肿瘤组织表达,是雄激素生物合成所必需的。而阿比特龙作为 CYP17 酶抑制剂,与强的松联用于治疗转移性去势抵抗性前列腺癌。

(四)临床用药指导

　　1. 指导临床用药的基因检测　目前尚无可用于指导临床用药的基因检测。

　　2. 药物相互作用的影响　尽量避免与 CYP3A4 强诱导剂(如苯妥英钠、卡马西平、利福平、利福布汀、利福喷汀、苯巴比妥)联用。尽管目前没有临床证据表明阿比特龙与 CYP3A4 强诱导剂联用会影响其血药浓度,但由于有潜在的药物相互作用,仍建议在药物联用时将阿比特龙由

1 000mg 每日 1 次增加为 1 000mg 每日 2 次。

【资料来源】

［1］https：//www. PharmGKB. org/chemical/PA166123407.

［2］http：//www. ncbi. nlm. nih. gov/gene/1586.

［3］https：//www. PharmGKB. org/download. do?objCls=Attachment&objId=Abiraterone_02_27_2015_FDA. pdf.

［4］https：//www. pharmgkb. org/chemical/PA166123407/label/PA166124618.

（秦　伟　陈文倩）

第 16 节　一般抗肿瘤药和免疫抑制剂

一、氟尿嘧啶

（一）药物简介

氟尿嘧啶(fluorouracil)是一种抗肿瘤药物,在人体内转变为 5- 氟 -2- 脱氧尿嘧啶核苷酸,抑制癌细胞 DNA、RNA 的生物合成,为细胞周期特异性药,主要抑制 S 期细胞。本药主要用于治疗消化道肿瘤,或以较大剂量治疗绒毛膜上皮癌,亦常用于治疗乳腺癌、卵巢癌、肺癌、宫颈癌、膀胱癌及皮肤癌等。其不良反应主要为骨髓抑制。

（二）相关基因

目前已经发现与氟尿嘧啶相关的基因有近百种,主要包括 DPYD 基因(1A 级证据),NQO1、GSTP1、TYMS 基因(2A 级证据),UMPS、CYP19A1 基因(2B 级证据)。基于临床意义与临床应用的重要性,本小节对 1A 及 2A 级证据的基因做出概括及介绍(表 4-125)。

表 4-125　氟尿嘧啶的主要相关基因

基因	染色体定位	主要功能	药物相关性	来源
DPYD（二氢嘧啶脱氢酶）	Chr1p22	是一种嘧啶代谢酶,尿嘧啶和胸腺嘧啶代谢通路的起始和速率限制因子	有助于了解患者在接受氟尿嘧啶治疗时,发生毒性反应的风险性	FDA PMDA HCSC CPIC DPWG
NQO1（DT- 硫辛酰胺脱氢酶）	Chr16p12~22	为体内一种重要的 II 相反应酶,通过去电子还原反应参与机体内外源物质代谢过程,从而在细胞的转化、凋亡及保护中发挥重要作用	有助于了解患者对氟尿嘧啶的疗效反应	PharmGKB

基因	染色体定位	主要功能	药物相关性	来源
GSTP1（谷胱甘肽巯基转移酶超基因家族成员之一）	Chr11q13	是药物代谢酶,参与抗肿瘤药的代谢,促进药物排泄而降低抗癌药的作用	有助于了解患者对氟尿嘧啶的疗效反应	PharmGKB
TYMS（胸苷酸合成酶）	Chr18p11	是肿瘤生长的重要因子,能催化细胞内脱氧尿苷酸(deoxyuridine monophosphate,dUMP)转化为DNA复制及修复所需的脱氧胸苷酸(deoxythymidine monophosphate, dTMP),是细胞增殖过程中的关键酶,也是肿瘤化疗药 5-氟尿嘧啶(5-fluorouracil,5-FU)等的重要靶酶	有助于了解患者对氟尿嘧啶的疗效反应	PharmGKB

（三）主要相关基因对药物疗效或不良反应的影响

根据 PharmGKB 数据库中氟尿嘧啶相关基因的证据级别以及国内临床实践经验,影响氟尿嘧啶疗效的主要相关基因为 DPYD、NQO1、GSTP1 和 TYMS。具体疗效和不良反应影响见表 4-126。

表 4-126　主要相关基因多态性对氟尿嘧啶疗效或不良反应的影响

基因	单倍型	SNP 位点	基因型	白种人分布频率/%	中国人群分布频率/%	影响环节	证据级别	临床相关性
DPYD[1]	*2A	rs3918290	CC	99.1	100	毒性/不良反应/代谢	1A	CT(DPYD*1/*2A)与TT(DPYD*2A/*2A)基因型患者:①DPYD活性缺失;②接受氟嘧啶类药物治疗时,严重乃至致死性毒性反应的发生率明显高于CC(DPYD*1/*1)基因型患者
			CT	0.9	0			
			TT	0	0			
	*13	rs55886062	AA	99.9	100	毒性/不良反应	1A	AC(DPYD*1/*13)基因型部分DPYD活性缺失,CC(DPYD*13/*13)基因型完全性DPYD活性缺失;与AA(DPYD*1/*1)基因型相比,当患者接受以氟嘧啶为基础的化疗时,药物毒性发生的风险率和严重程度明显升高
			AC	0.1	0			
			CC	0	0			

续表

基因	单倍型	SNP 位点	基因型	白种人分布频率/%	中国人群分布频率/%	影响环节	证据级别	临床相关性
DPYD[1]	/	rs67376798	AA	0	0	毒性/不良反应/代谢	1A	AA 基因型的 DPYD 活性完全缺失;AT 基因型 DYPD 活性部分缺失,降低了氟嘧啶类药物的消除速率;AA 或 AT 基因型患者接受以氟尿嘧啶为基础的化疗时,药物毒性发生的风险率和严重性明显较 TT 基因型高,尤其是腹泻
			AT	4.0	0			
			TT	96.0	100			
NQO1	/	rs1800566	AA	18.791	36.57	疗效	2A	使用氟尿嘧啶等治疗时,AA 基因型患者预后(总生存期及无进展生存期)较差,AG 基因型稍好,GG 基因型最好
			AG	0	0			
			GG	81.209	63.43			
GSTP1	/	rs1695	AA	31.9	61.9	疗效	2A	使用氟尿嘧啶和奥沙利铂治疗时,AA 基因型患者治疗效果(治疗应答降低,低总生存期,死亡风险增加)较差,AG 基因型稍好,GG 基因型更好
			AG	54.9	36.1			
			GG	13.3	2.1			
TYMS	/	rs151264360	TTAAAG/TTAAAG	/	/	疗效	2A	癌症患者接受基于氟嘧啶的化疗时,TTAAAG/TTAAAG、TTAAAG/del 及 del/del 基因型患者的生存时间依次延长,同时药物毒性风险依次增加
			TTAAAG/del	/	/			
			del/del	29.36	53.3			

[#]*DPYD**1 为野生型,*2A 和 *13 为突变型。

(四) 临床用药指导

1. 指导临床用药的基因检测　根据相关基因与药物疗效、不良反应的关系以及在中国人群的分布频率,建议检测 *DPYD*、*NQO1*、*GSTP1*、*TYMS* 的相关基因型,以指导氟尿嘧啶的精准治疗。

2. 指导临床用药的剂量调整　CPIC 和 DPWG 指南中均建议基于 *DPYD* 代谢型对氟尿嘧啶给药剂量进行调整。建议据此调整氟尿嘧啶给药方案。

（1）CPIC 给药指南建议：DPYD 代谢活性评分为 0 的患者使用替代药物。对于代谢能力差、活性评分为 0.5 的患者，也建议使用替代药物，但如果认为替代药物不是一种合适的治疗方案，则应在早期监测治疗药物的情况下，以大幅度降低的剂量服用 5- 氟尿嘧啶或卡培他滨。活性评分为 1 或 1.5 的中间代谢产物患者应接受 50% 的剂量减少。c.［2846A>T］、［2846A>T］基因型患者可能需要剂量降低 50% 以上。具体剂量推荐见表 4-127。

表 4-127　CPIC 基于 _DYPD_ 代谢型对氟尿嘧啶给药剂量调整的建议

代谢型	双倍型	活性分析	剂量调整建议
EM	*1/*1	DPYD 活性正常，使用氟尿嘧啶类药物时毒性风险正常	使用说明书推荐的剂量
IM	*1/*2A、*1/*13，*1/rs67376798A	DPYD 活性降低（白细胞 DPYD 活性为正常人的 30%~70%），使用氟尿嘧啶类药物时毒性增加	以正常剂量的 50% 开始治疗，同时根据药动学和毒性进行剂量滴定
PM	*2A/*2A、*13/*13，rs67376798A/rs67376798A	DPYD 活性完全缺失，使用氟尿嘧啶类药物时毒性增加	考虑换用其他药物

（2）DPWG 指南中提到，对于 DPYD 慢代谢者，建议换用其他药物；对于中间代谢者，建议换用其他药物或将剂量降低 50%。

【资料来源】

［1］https://www. PharmGKB. org/chemical/PA128406956.

［2］http://www. ncbi. nlm. nih. gov/gene/1806.

［3］http://www. ncbi. nlm. nih. gov/gene/4524.

［4］http://www. ncbi. nlm. nih. gov/gene/2950.

［5］https://www. PharmGKB. org/download. do?objCls=Attachment&objId=Fluorouracil_10_14_2013. pdf.

［6］https://www. PharmGKB. org/download. do?objCls=Attachment&objId=Fluorouracil_PMDA_11_17_14. pdf.

［7］https://www. PharmGKB. org/download. do?objCls=Attachment&objId=Fluorouracil_HCSC_06_01_15. pdf.

［8］https://www. PharmGKB. org/redirect. jsp?p=https%3A%2F%2Fgithub.com%2FPharmGKB%2Fcpic-guidelines%2Fraw%2Fmaster%2Ffluoropyrimidines%2F2013%2F23988873. pdf.

［9］SWEN JJ，NIJENHUIS M，BOER A，et al. Pharmacogenetics：from bench to byte—an update of guidelines. Clinical Pharmacology & Therapeutics，2011，89（5）：662-673.

［10］KE CAUDLE，CF THORN，TE KLEIN，et al. Clinical Pharmacogenetics Implementation Consortium Guidelines for Dihydropyrimidine Dehydrogenase Genotype and Fluoropyrimidine Dosing. Clinical Pharmacology & Therapeutics，2013，94（6）：640-645.

［11］http://www.ncbi.nlm.nih.gov/projects/SNP/snp_ref.cgi?rs=3918290.

［12］http://browser.1000genomes.org/Homo_sapiens/Variation/Population?db=core；r=1:97547447-97548447；v=rs55886062；vdb=variation；vf=10900052.

［13］http://browser.1000genomes.org/Homo_sapiens/Variation/Population?db=core；r=1:97547447-97548447；v=rs67376798；vdb=variation；vf=12989350.

［14］http://www.ncbi.nlm.nih.gov/projects/SNP/snp_ref.cgi?rs=1801131.

［15］http://www.ncbi.nlm.nih.gov/projects/SNP/snp_ref.cgi?rs=1801133.

［16］http://www.ncbi.nlm.nih.gov/projects/SNP/snp_ref.cgi?rs=1695.

二、卡培他滨

（一）药物简介

卡培他滨（capecitabine）是一种抗癌药物，可以在体内转变成 5-FU，能够抑制细胞分裂和干扰 RNA、蛋白质合成。本药主要用于直肠癌、结肠癌、晚期或转移性乳腺癌和胃癌的治疗。其不良反应主要为骨髓抑制。

（二）相关基因

目前已经发现与卡培他滨相关的基因有约 60 种，主要包括 *DPYD* 基因（1A 级证据），*TYMS* 基因（2A 级证据），*UMPS* 基因（2B 级证据）。基于临床意义与临床应用的重要性，本小节对 1A 及 2A 级证据的基因做出概括及介绍（表 4-128）。

表 4-128　卡培他滨的主要相关基因

基因	染色体定位	主要功能	药物相关性	来源
DPYD（二氢嘧啶脱氢酶）	Chr1p22	是一种嘧啶代谢酶，尿嘧啶和胸腺嘧啶代谢通路的起始和速率限制因子	有助于了解患者在接受卡培他滨治疗时，发生毒性反应的风险性	FDA[1] EMA[2] PMDA[3] HCSC[4] CPIC[5] DPWG[6]
TYMS（胸苷酸合成酶）	Chr18p11	是肿瘤生长的重要因子，能催化细胞内脱氧尿苷酸（dUMP）转化为 DNA 复制及修复所需的 dTMP，是细胞增殖过程中的关键酶，也是肿瘤化疗药 5-氟尿嘧啶（5-FU）等的重要靶酶	有助于了解患者对氟尿嘧啶的疗效反应	PharmGKB

（三）主要相关基因对药物疗效或不良反应的影响

根据 PharmGKB 数据库中卡培他滨相关基因的证据级别以及国内临床实践经验，影响卡培他滨疗效的主要相关基因为 *DPYD* 和 *TYMS*。具体疗效和不良反应影响见表 4-129。

表 4-129　主要相关基因多态性对卡培他滨疗效和不良反应的影响

基因	单倍型	SNP 位点	基因型	白种人分布频率 /%	中国人群分布频率 /%	影响环节	证据级别	临床相关性
DPYD[1]	*2A	rs3918290	CC	99.1	100	毒性 / 不良反应	1A	CT(DPYD*1/*2A)与 TT(DPYD*2A/*2A)型患者:①DPYD 活性缺失;②接受氟嘧啶类药物治疗时,严重乃至致死性毒性反应的发生率明显高于 CC(DPYD*1/*1)型患者
			CT	0.9	0			
			TT	0	0			
	*13	rs55886062	AA	99.9	100	毒性 / 不良反应	1A	AC(DPYD*1/*13)基因型部分 DPYD 活性缺失,CC(DPYD*13/*13)基因型完全性 DPYD 活性缺失;与 AA(DPYD*1/*1)基因型相比,当患者接受以氟嘧啶为基础的化疗时,药物毒性发生的风险率和严重程度明显升高
			AC	0.1	0			
			CC	0	0			
	/	rs67376798	AA	0	0	毒性 / 不良反应	1A	AA 基因型的 DPYD 活性完全缺失;AT 基因型 DYPD 活性部分缺失,降低了氟嘧啶类药物的消除速率。AA 或 AT 基因型患者接受以氟尿嘧啶为基础的化疗时,药物毒性(尤其是腹泻)发生的风险率和严重性明显较 TT 基因型高
			AT	4.0	0			
			TT	96.0	100			
TYMS	/	rs151264360	TTAAAG/ TTAAAG			疗效	2A	癌症患者接受基于氟嘧啶的化疗时,TTAAAG/ TTAAAG、TTAAAG/del 及 del/del 基因型患者的生存时间依次延长,同时药物毒性风险依次增加
			TTAAAG/ del					
			del/del					

[#]DPYD*1 为野生型,*2A 和 *13 为突变型。

(四) 临床用药指导

1. 指导临床用药的基因检测　根据相关基因与药物疗效、不良反应的关系以及在中国人群的分布频率,建议检测 DYPD 和 TYMS 的相关基因型,以指导卡培他滨的精准治疗。此外,还

应根据 *DPYD* 代谢型来调整卡培他滨的给药剂量。

2. 指导临床用药的剂量调整　CPIC 和 DPWG 指南中均建议基于 *DPYD* 代谢型对卡培他滨给药剂量进行调整。建议据此调整卡培他滨给药方案。

(1) CPIC 给药指南建议: DPYD 代谢的活性评分为 0 的患者使用替代药物。对于代谢能力差、活性评分为 0.5 的患者,也建议使用替代药物,但如果认为替代药物不是一种合适的治疗方案,则应在早期监测治疗药物的情况下,以大幅度降低的剂量服用 5- 氟尿嘧啶或卡培他滨。活性评分为 1 或 1.5 的中间代谢产物患者应接受 50% 的剂量减少。c.[2846A>T]、[2846A>T]基因型患者可能需要剂量降低 50% 以上。具体剂量推荐见表 4-130。

表 4-130　CPIC 基于 *DYPD* 代谢型对氟尿嘧啶类药物给药剂量调整的建议

代谢型	双倍型	活性分析	剂量调整建议
EM	*1/*1	DPYD 活性正常,使用氟尿嘧啶类药物时毒性风险正常	使用说明书推荐的剂量
IM	*1/*2A、*1/*13,*1/rs67376798A	DPYD 活性降低(白细胞 DPYD 活性为正常人的 30%~70%),使用氟尿嘧啶类药物时毒性增加	以正常剂量的 50% 开始治疗,同时根据药动学和毒性进行剂量滴定
PM	*2A/*2A、*13/*13,rs67376798A/rs67376798A	DPYD 活性完全缺失,使用氟尿嘧啶类药物时毒性增加	考虑换用其他药物

(2) DPWG 指南中提到,对于 DPYD 慢代谢者建议换用其他药物;对于中间代谢者,建议换用其他药物或将剂量降低 50%。

【资料来源】

[1] https://www.PharmGKB.org/chemical/PA448771.

[2] http://www.ncbi.nlm.nih.gov/gene/1806.

[3] http://www.ncbi.nlm.nih.gov/gene/4524.

[4] https://www.PharmGKB.org/download.do?objCls=Attachment&objId=Capecitabine_FDA_10_27_15.pdf.

[5] https://www.PharmGKB.org/download.do?objCls=Attachment&objId=xeloda_EMA_EPAR_12_17_2012.pdf.

[6] https://www.PharmGKB.org/download.do?objCls=Attachment&objId=Capecitabine_PMDA_11_14_14.pdf.

[7] https://www.PharmGKB.org/download.do?objCls=Attachment&objId=Capecitabine_HCSC_05_15_15.pdf.

[8] https://www.PharmGKB.org/redirect.jsp?p=https%3A%2F%2Fgithub.com%2FPharmGKB%2Fcpic-guidelines%2Fraw%2Fmaster%2Ffluoropyrimidines%2F2013%2F23988873.pdf.

［9］SWEN JJ，NIJENHUIS M，BOER A，et al. Pharmacogenetics：from bench to byte—an update of guidelines. Clinical Pharmacology & Therapeutics，2011，89（5）：662-673.

［10］KE CAUDLE，CF THORN，TE KLEIN，et al. Clinical pharmacogenetics implementation consortium guidelines for dihydropyrimidine dehydrogenase genotype and fluoropyrimidine dosing. Clinical Pharmacology & Therapeutics，2013，94（6）：640-645.

［11］http://www. ncbi. nlm. nih. gov/projects/SNP/snp_ref. cgi?rs=3918290.

［12］http://browser. 1000genomes. org/Homo_sapiens/Variation/Population?db=core；r=1:97547447-97548447；v=rs55886062；vdb=variation；vf=10900052.

［13］http://browser. 1000genomes. org/Homo_sapiens/Variation/Population?db=core；r=1:97547447-97548447；v=rs67376798；vdb=variation；vf=12989350.

［14］http://www. ncbi. nlm. nih. gov/projects/SNP/snp_ref. cgi?rs =1801019.

［15］http://www. ncbi. nlm. nih. gov/projects/SNP/snp_ref. cgi?rs= 2297595.

［16］http://www. ncbi. nlm. nih. gov/projects/SNP/snp_ref. cgi?rs=1801131.

［17］http://www. ncbi. nlm. nih. gov/projects/SNP/snp_ref. cgi?rs=1801133.

三、顺铂

（一）药物简介

顺铂（cisplatin）是一种含铂的抗癌药物，属细胞周期非特异性药物，具有细胞毒性，可抑制癌细胞的 DNA 复制过程，并损伤其细胞膜上结构，有较强的广谱抗癌作用。本药可用于治疗睾丸恶肿肿瘤，对胚胎瘤和精原细胞瘤均有较好效果；对卵巢癌、乳腺癌和膀胱癌也有较好疗效；对头颈部癌、肺癌、食管癌、恶性黑色素瘤、恶性淋巴瘤软组织肉瘤和癌性胸腹水等也有一定疗效。其不良反应主要为骨髓抑制。

（二）相关基因

目前已经发现与顺铂相关的基因约有 80 种，包括 *XPC*（1B 级证据）、*MTHFR*（2A 级证据）以及 *ERCC1*、*ACYP2*、*GSTM1*、*GSTP1*（2B 级证据）等。基于临床意义与临床应用的重要性，本小节对以上证据的基因做出概括及介绍（表 4-131）。

表 4-131　顺铂的主要相关基因

基因	染色体定位	主要功能	药物相关性	来源
XPC（着色性干皮病基因组 C）	Chr3p25.1	是 DNA 修复酶，参与 DNA 损伤识别和核苷酸切除修复系统的启动	有助于了解患者在接受顺铂药物治疗时，发生包括听力丢失和中性粒细胞减少症等毒性反应的风险性	PharmGKB
MTHFR（亚甲基四氢叶酸还原酶）	Chr1p36.3	在叶酸代谢通路中将 5,10 亚甲基四氢叶酸转化为具有生物学功能的 5-甲基四氢叶酸	有助于了解患者对顺铂的疗效反应	PharmGKB

基因	染色体定位	主要功能	药物相关性	来源
ERCC1（切除修复交叉互补基因1）	Chr19q13.32	在核苷酸切除修复过程（nucleotide excision repair, NER）中起关键作用, 是该途径中的前导基因	有助于了解患者在接受铂类药物治疗时, 产生肾毒性的风险性	PharmGKB
ACYP2（酰基磷酸酶2）	Chr2p16.2	编码肌肉MT亚型（MT亚型的增加与肌肉分化有关）；酰化磷酸酶可以水解不同膜泵的磷酸酶中间体, 特别是骨骼肌肌浆网中的 Ca^{2+}/Mg^{2+}-ATP酶	有助于了解患者在接受铂化合物治疗时, 发生药物毒性的风险性	PharmGKB
GSTM1（谷胱甘肽转移酶）	Chr1p13.3	在机体代谢有毒化合物, 保护细胞免受急性毒性化学物质攻击和抑制细胞癌变中起着重要作用	有助于了解患者在接受铂化合物治疗时, 发生药物毒性的风险性以及存活率的改变情况	PharmGKB
GSTP1（谷胱甘肽巯基转移酶超基因家族成员之一）	Chr11q13	药物代谢酶, 参与抗肿瘤药的代谢, 促进药物排泄而降低抗癌药的作用	有助于了解患者对顺铂的疗效反应和毒性	PharmGKB

（三）主要相关基因对药物疗效或不良反应的影响

根据 PharmGKB 数据库中顺铂相关基因的证据级别以及国内临床实践经验, 影响顺铂疗效的主要相关基因为 XPC 和 MTHFR。具体疗效和不良反应影响见表 4-132。

表 4-132　主要相关基因多态性对顺铂疗效或不良反应的影响

基因	SNP 位点	基因型	白种人分布频率 /%	中国人群分布频率 /%	影响环节	证据级别	临床相关性
XPC	rs2228001	GG	16.8	3.5	毒性/不良反应	1B	与 TT 基因型相比, GG 和 GT 基因型毒性风险增加, 耳毒性的风险高 17.16 倍, 中性粒细胞减少的风险高 17 倍
		GT	47.8	54.1			
		TT	35.4	42.4			
MTHFR	rs1801133	AA	33.4	19.74	疗效	2A	与 AG 或 GG 基因型患者相比, AA 基因型患者可能具有更高的药物毒性风险和对顺铂或卡铂治疗的反应性
		AG	0	0			
		GG	66.6	80.26			

续表

基因	SNP 位点	基因型	白种人分布频率 /%	中国人群分布频率 /%	影响环节	证据级别	临床相关性
ACYP2	rs1872328	AA	4.04	0.7	毒性 / 不良反应	2B	与具有 GG 基因型的患者相比，患脑肿瘤、骨肉瘤和其他肿瘤的 AA 基因型患者在使用含有顺铂的治疗方案时可能会增加耳毒性的风险
		AG	0	0			
		GG	95.96	99.3			
ERCC1	rs3212986	AA	3.5	8.2	毒性 / 不良反应	2B	采用铂类为基础的化疗时，AA 基因型中毒性肾损害风险低，CC 基因型居中，AC 基因型最高
		AC	39.8	37.6			
		CC	56.6	54.1			
	rs11615	AA	37.2	9.4	疗效、毒性 / 不良反应	2B	采用铂类为基础的化疗时，AA 基因型比 AG 和 GG 基因型患者的肾毒性风险增加、生存率降低、应答较差；AG 基因型毒性风险居中，生存率和应答率不明确；GG 基因型毒性风险最低，生存率和应答率最高
		AG	54	42.4			
		GG	8.8	48.2			
GSTM1	/	non-.../non-...	/	/	疗效	2B	顺铂或奥沙利铂治疗宫颈癌、结直肠癌时，non-.../non-... 型和 non-.../null 型患者，无病生存期减少，复发率增加；null/null 型则相反
		non-.../null	/	/			
		null/null	/	/			
GSTP1	rs1695	AA	31.9	61.9	毒性 / 不良反应	2B	与 AG 或 GG 基因型患者相比，具有 AA 基因型的髓母细胞瘤儿童患者在使用基于顺铂的治疗方案时，可能具有较低的耳毒性风险
		AG	54.9	36.1			
		GG	13.3	2.1			

以上 SNP 位点的分布频率数据来自 NCBI 数据库和千人基因组计划，仅供参考。

（四）临床用药指导

1. 指导临床用药的基因检测　根据相关基因与药物疗效、不良反应的关系以及在中国人群的分布频率，建议检测 *XPC* 和 *MTHFR* 的相关基因型，以指导顺铂的精准治疗。

2. 其他影响因素　2015 年，FDA 批准顺铂药物说明书被改变，提示 *TPMT* 和顺铂耳毒性的不确定性关系，但尚无一致的结论。

加拿大药物安全的药物基因组学网络（CPNDS）临床推荐小组发表了指导方针，在儿科癌症患者使用顺铂时对 *TPMT* 基因变异进行药物遗传学测试。他们建议在所有儿科癌症患者中检测 *TPMT* 等位基因 *2、*3A、*3B 或 *3C，因为这些等位基因与顺铂诱导的耳毒性风险增加有关。

【资料来源】

［1］https://www.PharmGKB.org/chemical/PA449014#tabview=tab0&subtab=33.

［2］http://www.ncbi.nlm.nih.gov/gene/7508.

［3］http://www.ncbi.nlm.nih.gov/gene/7157.

［4］http://www.ncbi.nlm.nih.gov/gene/7515.

［5］http://www.ncbi.nlm.nih.gov/gene/2067.

［6］http://www.ncbi.nlm.nih.gov/projects/SNP/snp_ref.cgi?rs=2228001.

［7］http://www.ncbi.nlm.nih.gov/projects/SNP/snp_ref.cgi?rs=1042522.

［8］http://www.ncbi.nlm.nih.gov/projects/SNP/snp_ref.cgi?rs=25487.

［9］http://www.ncbi.nlm.nih.gov/projects/SNP/snp_ref.cgi?rs=3212986.

［10］http://www.ncbi.nlm.nih.gov/projects/SNP/snp_ref.cgi?rs=11615.

［11］https://www.PharmGKB.org/download.do?objCls=Attachment&objId=cisplatin_1_12_2016.pdf.

四、硫唑嘌呤

（一）药物简介

硫唑嘌呤（azathioprine）是免疫抑制剂，为 6- 巯基嘌呤（6-MP）的衍生物，在体内转变为 6-MP 而起免疫抑制作用。本药主要用于与皮质类固醇和 / 或其他免疫抑制药及治疗措施联用，防止器官移植（肾、心、肝）发生的排斥反应及严重类风湿关节炎、系统性红斑狼疮等自身免疫疾病。其主要不良反应为白细胞减少、骨髓抑制、心动过缓、中毒性肾损害、感染的易患性增加、超敏反应、结肠炎、皮疹等。

（二）相关基因

目前已经发现与硫唑嘌呤相关的基因有 9 种，即 *TPMT*、*NUDT15*、*ITPA*、*DDRGK1*、*ABCC4*、*AOX1*、*HLA-DQA1*、*FTO*、*HLA-DRB1*，其中 *TPMT*、*NUDT15* 及 *ITPA* 相关研究

较多、证据较充分(表 4-133)。

表 4-133　硫唑嘌呤的主要相关基因

基因	染色体定位	主要功能	药物相关性	来源
TPMT(甲基化转移酶)	Chr13q14	是嘌呤类药物代谢过程中的关键酶	TPMT 活性缺陷的患者可在使用标准剂量的嘌呤类药物治疗时发生严重的造血毒性反应	FDA PMDA HCSC CPIC DPWG
NUDT15(蛋白编码基因)	Chr13q14	介导二磷酸核苷的水解,可能在 DNA 合成和细胞周期过程中发挥作用	*NUDT15* 基因突变患者使用嘌呤类药物时白细胞减少及脱发的风险比未突变患者高	PharmGKB
ITPA(三磷酸肌苷焦磷酸酶)	chr20:3213247	在硫唑嘌呤的代谢中起了关键作用	如果 ITPA 缺陷,使用嘌呤类药物会出现毒性产物在体内的过度蓄积,从而导致骨髓抑制等严重毒副作用	PharmGKB

(三) 主要相关基因对药物疗效或不良反应的影响

根据 PharmGKB 数据库中硫唑嘌呤相关基因的证据级别以及国内临床实践经验,影响硫唑嘌呤疗效的主要相关基因为 *TPMT*、*NUDT15* 和 *ITPA*。具体疗效和不良反应影响见表 4-134。

表 4-134　主要相关基因多态性对硫唑嘌呤疗效或不良反应的影响

基因	单倍型	SNP 位点	基因型	白种人分布频率 /%	中国人群分布频率 /%	影响环节	证据级别	临床相关性
TPMT#	*2	rs1800462	CC	100	100	剂量、毒性 / 不良反应	1A	与携带 *1/*1 基因型的患者相比,携带无功能等位基因(*2、*3A、*3B、*3C 或 *4)的患者接受硫唑嘌呤治疗后:①由于 TPMT 活性降低导致巯嘌呤类药物失活减少;②不良反应发生风险增加。以上效应在纯合突变基因型(如 *2/*2)比杂合突变基因型(如 *2/*3A)更为明显
			CG	0	0			
			GG	0	0			
	*3A/ *3B/ *3C&	rs1800460	CC	93.9	100			
			CT	6.1	0			
			TT	0	0			
		rs1142345	AA	94.7	97.7			
			AG	5.3	2.3			
			GG	0	0			
	*4	rs1800584	/	/	/			

基因	单倍型	SNP 位点	基因型	白种人分布频率 /%	中国人群分布频率 /%	影响环节	证据级别	临床相关性
NUDT15	/	rs116855232	CC	100	75.7	剂量、毒性 / 不良反应	1B	相对于 CC 基因型，CT 或 TT 基因型患者使用硫唑嘌呤治疗炎性肠疾病或急性淋巴细胞白血病时，发生白细胞减少及脱发的风险增加，因此需要更低剂量，必要情况下可能停药
			CT	0	22.2			
			TT	0	2.1			
ITPA	/	rs7270101	AA	88.181	98.14	毒性 / 不良反应	2B	与 CC 基因型患者相比，AA 基因型炎症性肠病患者或前体细胞淋巴母细胞性白血病淋巴瘤患者接受硫唑嘌呤治疗后，其代谢速度可能更慢，不良事件发生的可能性降低；但也有与此结果相矛盾的研究结果出现
			AC	0	0			
			CC	11.819	1.86			

#*TPMT**1 为野生型，而 *TPMT**2、*3A、*3B、*3C、*4 为突变型；其中 *4 在中国人群中分布频率几乎为 0，未列出具体值。

&*TPMT**3 家族中的 *3A 包括 rs1800460 和 rs1142345，*3B 为 rs1800460，*3C 为 rs1142345。

（四）临床用药指导

1. 指导临床用药的基因检测　根据相关基因与药物剂量及疗效的关系，建议检测 *TPMT* 和 *NUDT15* 相关基因型，以指导硫唑嘌呤的精准治疗。

2. 指导临床用药的剂量

（1）根据 CPIC 和 DPWG 基于 *TPMT* 代谢型对硫唑嘌呤给药剂量调整的建议见表 4-135、表 4-136。

表 4-135　CPIC 基于 *TPMT* 代谢型对硫唑嘌呤给药剂量调整的建议

代谢型	基因型	剂量调整建议
EM	*1/*1	按照药物说明书推荐剂量给药
IM	*1/*2;*1/*3;*1/*4	按照正常剂量的 30%~70% 给药,并根据患者耐受滴定;剂量调整 2~4 周后达到稳定状态
PM	*2/*2;*2/*3;*2/*4;*3¹/*3¹;*3/*4;*4/*4	选择替换药物或减少 90% 药物剂量,每周给药 3 次而不是每日给药,并根据骨髓抑制程度调整剂量,剂量调整 4~6 周后达到稳定状态

*3 包括 *3A、*3B 和 *3C。

表 4-136　DPWG 基于 *TPMT* 代谢型对硫唑嘌呤给药剂量调整的建议

代谢型	基因型	剂量调整建议
EM	*1/*1	按照药物说明书推荐剂量给药
IM	*1/*2;*1/*3;*1/*4	选择替换药物或减少 50% 药物剂量,并根据血药浓度监测结果和疗效增加剂量
PM	*2/*2;*2/*3;*2/*4;*3/*3;*3/*4;*4/*4	选择替换药物或减少 90% 药物剂量,并根据血药浓度监测结果和疗效增加剂量

*3 包括 *3A、*3B 和 *3C。

（2）别嘌醇可抑制硫唑嘌呤的失活,同时使用硫唑嘌呤和别嘌醇的患者应减少硫唑嘌呤 1/4~1/3 的剂量,对于 *TPMT* 中间代谢或慢代谢型患者考虑继续降低剂量或换药。

【资料来源】

[1] https://www.PharmGKB.org/chemical/PA448515.

[2] http://www.ncbi.nlm.nih.gov/gene/7172.

[3] http://www.ncbi.nlm.nih.gov/gene/55270.

[4] https://www.PharmGKB.org/download.do?objCls=Attachment&objId=Azathioprine_FDA_label_Oct_17_2013.pdf.

[5] https://www.PharmGKB.org/download.do?objCls=Attachment&objId=Azathioprine_PMDA_11_14_14.pdf.

[6] https://www.PharmGKB.org/download.do?objCls=Attachment&objId=Azathioprine_HCSC_05_07_15.pdf.

[7] https://www.PharmGKB.org/redirect.jsp?p=https%3A%2F%2Fgithub.com%2FPharmGKB%2Fcpic-guidelines%2Fraw%2Fmaster%2Fthiopurines%2F2013%2F23422873.pdf.

[8] SWEN JJ,NIJENHUIS M,BOER A,et al.Pharmacogenetics:from bench to byte—an update of guidelines.Clinical Pharmacology & Therapeutics,2011,89(5):662-673.

[9] http://browser.1000genomes.org/Homo_sapiens/Variation/Population?db=core;

v=rs1800462;vdb=variation.

［10］http：//browser. 1000genomes. org/Homo_sapiens/Variation/Population?db=core；v=rs1800460;vdb=variation.

［11］http：//browser. 1000genomes. org/Homo_sapiens/Variation/Population?db=core；v=rs1142345;vdb=variation.

［12］http：//www. ncbi. nlm. nih. gov/projects/SNP/snp_ref. cgi?rs=116855232.

五、巯嘌呤

(一) 药物简介

巯嘌呤(mercaptopurine)是抗代谢类抗肿瘤药,属于嘌呤核苷酸合成抑制药,能特异性作用于 S 期细胞,拮抗正常的嘌呤碱,干扰嘌呤核苷酸的合成,进而干扰核酸(尤其是 DNA)的生物合成,阻止肿瘤细胞的分裂繁殖。本药主要用于治疗绒毛膜癌、恶性葡萄胎、急性淋巴细胞白血病、急性非淋巴细胞白血病、慢性粒细胞白血病的急变期。其不良反应为骨髓抑制、白细胞及血小板减少、脱发、皮疹、胆汁淤积性黄疸及其他肝功能异常、过敏等。

(二) 相关基因

目前已经发现与巯嘌呤相关的基因有 43 种,包括 *TPMT*、*NUDT15*、*ABCC4*、*DROSHA*、*GNMT*、*HLA-DQA1*、*ITPA*、*MTHFR*、*GATA3*、*FOLH1*、*PACSIN2*、*FTO* 等,其中 *TPMT*、*NUDT15* 相关研究较多、证据较充分(表 4-137)。

表 4-137　巯嘌呤的主要相关基因

基因	染色体定位	主要功能	药物相关性	来源
TPMT(甲基化转移酶)	Chr13q14	是嘌呤类药物代谢过程中的关键酶	TPMT 活性缺陷患者可在使用标准剂量嘌呤类药物治疗时发生严重的造血毒性反应	FDA PMDA HCSC CPIC DPWG
NUDT15(蛋白编码基因)	Chr13q14	介导二磷酸核苷的水解,可能在 DNA 合成和细胞周期过程中发挥作用	*NUDT15* 基因突变患者使用嘌呤类药物时发生白细胞减少及脱发的风险比未突变患者高	PharmGKB

(三) 主要相关基因对药物疗效或不良反应的影响

根据 PharmGKB 数据库中巯嘌呤相关基因的证据级别以及国内临床实践经验,影响巯嘌呤疗效的主要相关基因为 *TPMT* 和 *NUDT15*。具体疗效和不良反应影响见表 4-138。

表 4-138 主要相关基因多态性对巯嘌呤疗效或不良反应的影响

基因	单倍型	SNP 位点	基因型	白种人分布频率 /%	中国人群分布频率 /%	影响环节	证据级别	临床相关性
TPMT#	*2	rs1800462	CC	100	100	剂量/不良反应	1A	与携带 *1/*1 基因型的患者相比,携带无功能等位基因(*2、*3A、*3B、*3C 或 *4)的患者接受巯嘌呤治疗后:①TPMT 活性降低导致巯嘌呤类药物失活减少;②不良反应发生风险增加。以上效应在纯合突变基因型(如 *2/*2)比杂合突变基因型(如 *2/*3A)更为明显
			CG	0	0			
			GG	0	0			
	*3A/ *3B/ *3C&	rs1800460	CC	93.9	100			
			CT	6.1	0			
			TT	0	0			
		rs1142345	AA	94.7	97.7			
			AG	5.3	2.3			
			GG	0	0			
	*4	rs1800584/	/	/	/			
NUDT15	/	rs116855232	CC	100	75.7	剂量、毒性/不良反应	1A	相对于 CC 基因型,CT 或 TT 基因型患者使用巯嘌呤治疗炎性肠疾病或急性淋巴细胞白血病时,发生白细胞减少及脱发的风险增加,因此需要更低剂量,必要情况下可能停药
			CT	0	22.2			
			TT	0	2.1			
NUDT15	*1 *2 *3 *4 *5 *6	/	*1/*1	/	/	剂量、毒性/不良反应	2B	接受巯基嘌呤治疗的 NUDT15*1/*1 基因型急性淋巴母细胞白血病患者与具有 NUDT15*2、*3、*4、*5 或 *6 等位基因的患者相比,可能耐受更大剂量的巯基嘌呤,并且毒性作用较小
			*2	/	/			
			*3	/	/			
			*4	/	/			
			*5	/	/			
			*6	/	/			

TPMT*1 为野生型,而 TPMT*2、*3A、*3B、*3C、*4 为突变型;其中 *4 分布频率几乎为 0,未列出具体值。

& TPMT*3 家族中的 *3A 包括 rs1800460 和 rs1142345,*3B 为 rs1800460,*3C 为 rs1142345。

（四）临床用药指导

1. 指导临床用药的基因检测　根据相关基因与药物剂量及疗效的关系,建议检测 *TPMT* 和 *NUDT15* 相关基因型,以指导巯嘌呤的精准治疗。

2. 指导临床用药的剂量调整　根据 CPIC 和 DPWG 基于 TPMT 代谢型对巯嘌呤给药剂量调整的建议见表 4-139、表 4-140。建议据此调整巯嘌呤给药方案。

表 4-139　CPIC 基于 *TPMT* 代谢型对巯嘌呤给药剂量调整的建议

代谢型	基因型	剂量调整建议
EM	*1/*1	按照药物说明书推荐剂量给药
IM	*1/*2;*1/*3;*1/*4	按照正常剂量的 30%~70% 给药,并根据患者耐受滴定;剂量调整 2~4 周后达到稳定状态
PM	*2/*2;*2/*3;*2/*4; *3¹/*3;*3/*4;*4/*4	选择替换药物或减少 90% 药物剂量,每周给药 3 次而不是每日给药,并根据骨髓抑制程度调整剂量,剂量调整 4~6 周后达到稳定状态

*3 包括 *3A、*3B 和 *3C。

表 4-140　DPWG 基于 *TPMT* 代谢型对巯嘌呤给药剂量调整的建议

代谢型	基因型	剂量调整建议
EM	*1/*1	按照药物说明书推荐剂量给药
IM	*1/*2;*1/*3;*1/*4	选择替换药物或减少 50% 药物剂量,并根据血药浓度监测结果和疗效增加剂量
PM	*2/*2;*2/*3;*2/*4; *3/*3;*3/*4;*4/*4	选择替换药物或减少 90% 药物剂量,并根据血药浓度监测结果和疗效增加剂量

*3 包括 *3A、*3B 和 *3C。

3. 药物相互作用对疗效和不良反应的影响　别嘌醇、甲氨蝶呤可抑制黄嘌呤氧化酶,联用会抑制本药的代谢,可明显增加本药的毒性。巴柳氮、美沙拉秦、奥沙拉秦、柳氮磺吡啶可抑制 TPMT,联用使本药不能转化为 6- 甲基巯嘌呤而进一步代谢,增加本药的毒性。

【资料来源】

［1］https://www.PharmGKB.org/chemical/PA450379.

［2］http://www.ncbi.nlm.nih.gov/gene/7172.

［3］http://www.ncbi.nlm.nih.gov/gene/55270.

［4］https://www.PharmGKB.org/download.do?objCls=Attachment&objId=Mercaptopurine_10_16_2013.pdf.

［5］https://www.PharmGKB.org/download.do?objCls=Attachment&objId=Mercaptopurine_EMA_EPAR_May_22_2014.pdf.

［6］https://www.PharmGKB.org/download.do?objCls=Attachment&objId=Mercaptopurine_HCSC_06_03_15.pdf.

[7] https://www.PharmGKB.org/download.do?objCls=Attachment&objId=CPIC_TPMT_update.pdf.

[8] SWEN JJ,NIJENHUIS M,BOER A,et al.Pharmacogenetics:from bench to byte—an update of guidelines.Clinical Pharmacology & Therapeutics,2011,89(5):662-673.

[9] http://browser.1000genomes.org/Homo_sapiens/Variation/Population?db=core;v=rs1800462;vdb=variation.

[10] http://browser.1000genomes.org/Homo_sapiens/Variation/Population?db=core;v=rs1800460;vdb=variation.

[11] http://browser.1000genomes.org/Homo_sapiens/Variation/Population?db=core;v=rs1142345;vdb=variation.

[12] http://www.ncbi.nlm.nih.gov/projects/SNP/snp_ref.cgi?rs=116855232.

六、伊立替康

(一) 药物简介

伊立替康(irinotecan)是一种抗癌药物,其细胞毒作用引起 DNA 双链断裂。本药常与 5-氟尿嘧啶(5-FU)和亚叶酸钙(leucovorin,LV)联合一线治疗转移性结直肠癌,或用于以 5-FU 为基础的化疗失败的转移性结直肠癌的二线治疗。其不良反应主要为骨髓抑制、腹泻、恶心、呕吐。

(二) 相关基因

目前已经发现与伊立替康相关的基因有 50 种左右,包括 *UGT1A1*、*SEMA3C*、*C8orf34*、*SLCO1B1*、*VDR*、*ABCG1*、*ABCC1*、*UBE2I*、*EGFR* 等,其中 *UGT1A1*、*SEMA3C*、*C8orf34* 相关研究较多、证据较充分(表 4-141)。

表 4-141　伊立替康的主要相关基因

基因	染色体定位	主要功能	药物相关性	来源
UGT1A1(尿苷二磷酸葡糖醛酸转移酶 1A1)	Chr2q37	使各种不同外源性药物和内生底物葡萄糖醛酸化,使其更好地从体内被清除	是伊立替康代谢中的关键酶	FDA PMDA HCSC RNPGx&GPCO-Unicancer DPWG
SEMA3C(神经生长导向因子)	Chr7q21-q31	可能在肿瘤发展过程中发挥作用	有助于了解患者对伊立替康导致的中性粒细胞减少症的严重程度	PharmGKB
C8orf34(前庭蛋白 1)	Chr8q13	/	有助于了解伊立替康治疗非小细胞肺癌(NSCLC)时导致腹泻的严重性	PharmGKB

（三）主要相关基因对药物疗效或不良反应的影响

根据 PharmGKB 数据库中伊立替康相关基因的证据级别以及国内临床实践经验,影响伊立替康疗效的主要相关基因为 *UGT1A1*、*SEMA3C* 和 *C8orf34*。具体疗效和不良反应影响见表 4-142。

表 4-142　主要相关基因多态性对伊立替康疗效或不良反应的影响

基因	单倍型	SNP 位点	基因型	白种人分布频率 /%	中国人群分布频率 /%	影响环节	证据级别	临床相关性
UGT1A1	*28	rs8175347	(TA)6/(TA)6 *1/*1 (TA)6/(TA)7 *1/*28 (TA)7/(TA)7 *28/*28	/	<10	不良反应	2A	接受以伊立替康为基础的化疗方案时,*1/*1 基因型患者发生中性粒细胞减少症、腹泻或乏力的风险较低,*1/*28 基因型稍高,*28/*28 基因型最高
	*6	rs4148323	AA (*6/*6) AG (*1/*6) GG (*1/*1)	≈0	23	不良反应	2A	AA 基因型发生中性粒细胞减少症的风险较高,AG 基因型次之,GG 基因型最低
SEMA3C	/	rs7779029	CC CT TT	0.9 7.0 92.1	2.3 30.2 67.5	不良反应	2B	伊立替康治疗 NSCLC 时,与 CC/CT 基因型相比,TT 基因型患者发生中性粒细胞减少症的严重程度较低
C8orf34	/	rs1517114	CC CG GG	10.6 53.1 36.3	2.3 18.6 79.1	不良反应	2B	伊立替康治疗 NSCLC 时,与 CC/CG 基因型相比,GG 基因型患者腹泻的严重程度较低

（四）临床用药指导

1. 指导临床用药的基因检测　根据相关基因与药物剂量、疗效及不良反应的关系以及在中国人群的分布频率,建议检测 *UGT1A1*6、*UGT1A1*28 以及 *SEMA3C*、*C8orf34* 的相关基因型,以指导伊立替康的精准治疗。

2. 指导临床用药的剂量 根据 DPWG 对伊立替康给药剂量调整的建议：给药剂量高于 $250mg/m^2$ 的患者中，*28 阳性者应减少 30% 剂量(对应于酶活性下降 35%)；剂量低于 $250mg/m^2$ 者，不用下调剂量。FDA 于 2005 年批准 $UGT1A1$*28 用于预测伊立替康不良反应。但 $UGT1A1$*28 可能适合国外大剂量使用伊立替康患者。而国内伊立替康剂量相对较低，通常为 $125mg/m^2$、$120mg/m^2$ 或更低，这一剂量范围的不良反应与 *28 无关。换言之，*28 基因型不能筛查国内低剂量伊立替康的不良反应。$UGT1A1$*6 与 $60mg/m^2$ 以上剂量的伊立替康不良反应相关。对应酶活性，*6 基因突变者使用 $250mg/m^2$ 的 30% 剂量(即 $75mg/m^2$)，刚好为中国人伊立替康单药治疗时出现严重不良反应所应下调到的最低剂量。因此，$UGT1A1$*6 基因型检测，可能更适合中国人群。

【资料来源】

[1] https://www.PharmGKB.org/chemical/PA450085.

[2] http://www.ncbi.nlm.nih.gov/gene/54658.

[3] http://www.ncbi.nlm.nih.gov/gene/20348.

[4] http://www.ncbi.nlm.nih.gov/gene/116328.

[5] https://www.PharmGKB.org/download.do?objCls=Attachment&objId=Irinotecan_10_18_2013.pdf.

[6] https://www.PharmGKB.org/download.do?objCls=Attachment&objId=Irinotecan_PMDA_11_13_14.pdf.

[7] https://www.PharmGKB.org/download.do?objCls=Attachment&objId=Irinotecan_HCSC_06_02_15.pdf.

[8] SWEN JJ,NIJENHUIS M,DE BOER A,et al.Pharmacogenetics:from bench to byte-an update of guidelines.Clin Pharmacol Ther,2011,89(5):662-673.

[9] ETIENNE-GRIMALDI MC,BOYER JC,et al.UGT1A1 genotype and irinotecan therapy: general review and implementation in routine practice.Fundam Clin Pharmacol,2015,29(3): 219-237.

[10] http://www.ncbi.nlm.nih.gov/projects/SNP/snp_ref.cgi?rs=7779029.

[11] http://www.ncbi.nlm.nih.gov/projects/SNP/snp_ref.cgi?rs=1517114.

七、西罗莫司

(一) 药物简介

西罗莫司(sirolimus)是一种大环内酯抗生素类免疫抑制剂,通过抑制 T 淋巴细胞对抗原和细胞因子(IL-2、IL-4 和 IL-15)刺激的应答反应,从而抑制 T 淋巴细胞的活化和增殖。本药也可抑制抗体的产生,抑制细胞因子引发的 T 淋巴细胞增殖。西罗莫司适用于 13 岁或以上接受肾移植的患者预防器官排斥。其常见不良反应有淋巴囊肿、外周性水肿、腹痛、腹泻、低血钾、乳酸脱氢酶升高、痤疮、尿路感染。

（二）相关基因

目前已经发现与西罗莫司相关的基因有 7 种，即 *CYP3A5*、*POR*、*UGT1A8*、*NR1I2*、*ABCB1*、*CYP3A4* 和 *TCF7L2*。其中 *CYP3A4* 及 *CYP3A5* 相关研究较多、证据较充分（表 4-143）。

表 4-143　西罗莫司的主要相关基因

基因	染色体定位	主要功能	药物相关性	来源
CYP3A5（细胞色素酶 CYP450 第三亚家族 A 成员 5）	Chr3p25.1	是 CYP450 酶第三亚家族中的重要成员，是人体重要的药物代谢酶；50% 以上临床常用药物的氧化还原反应通过 CYP3A5 和 CYP3A4 完成	有助于调整西罗莫司的治疗剂量	PharmGKB
CYP3A4（细胞色素酶 *CYP450* 第三亚家族 A 成员 4）	Chr7q21.1	是 CYP450 酶第三亚家族中的重要成员，是人体重要的药物代谢酶；50% 以上临床常用药物的氧化还原反应通过 CYP3A5 和 CYP3A4 完成	有助于调整西罗莫司的治疗剂量	EMA

（三）主要相关基因对药物疗效或不良反应的影响

据 PharmGKB 数据库中西罗莫司相关基因的证据级别以及国内临床实践经验，影响西罗莫司疗效的主要相关基因为 *CYP3A4* 和 *CYP3A5*，具体疗效和不良反应影响见表 4-144。其中，EMA 药物说明书中提到的 *CYP3A4* 基因主要与药物代谢有关，未涉及具体基因多态性。

表 4-144　主要相关基因多态性对西罗莫司疗效或不良反应的影响

基因	单倍型	SNP 位点	基因型	白种人分布频率 /%	中国人群分布频率 /%	影响环节	证据级别	临床相关性
CYP3A5	*3	rs776746	CC	57.6	88.1	剂量	2A	相对于 CT 和 TT 基因型，接受移植的 CC 基因型患者接受西罗莫司治疗后体内代谢降低，血药浓度升高，需要降低剂量
			CT	37.6	11.9			
			TT	4.7	0			

（四）临床用药指导

1. 指导临床用药的基因检测　根据相关基因与药物代谢、剂量的关系以及在中国人群的分布频率，建议检测 *CYP3A5*3 的基因型，以指导西罗莫司的精准治疗。

2. 药物相互作用对疗效和不良反应的影响　由于西罗莫司是 CYP3A4 的作用底物，EMA 不建议与强 CYP3A 抑制剂或诱导剂联合使用，若联合使用时则需要检测血药浓度并调整剂量。

CYP3A4 抑制剂(如地尔硫䓬、尼卡地平、维拉帕米等)可抑制细胞色素 CYP3A4 介导的本药代谢,联用可使本药血药浓度升高。与卡马西平、苯巴比妥、苯妥英、利福布汀、利福喷汀、圣约翰草、依非韦伦、奈韦拉平等 CYP3A4 诱导剂联用,可使本药血药浓度降低。

【资料来源】

[1] https://www.PharmGKB.org/chemical/PA451365.

[2] http://www.ncbi.nlm.nih.gov/gene/1577.

[3] http://www.ncbi.nlm.nih.gov/gene/1576.

[4] https://www.PharmGKB.org/download.do?objCls=Attachment&objId=sirolimus_EMA_EPAR_Aug_6_2014.pdf.

[5] http://www.ncbi.nlm.nih.gov/projects/SNP/snp_ref.cgi?rs=776746.

八、霉酚酸

(一) 药物简介

霉酚酸(mycophenolic acid)是一种免疫抑制剂,能够非竞争性地结合次黄嘌呤单核苷酸脱氢酶(inosine monophosphate dehydrogenase,IMPDH),后者是 T、B 淋巴细胞增殖过程中鸟嘌呤核苷酸从头合成的关键酶,从而抑制淋巴细胞的增殖。本药主要用于接受同种异体肾脏或肝脏移植的患者预防器官的排斥反应。其不良反应包括腹泻、白细胞减少、败血症、呕吐和某些类型的感染。

(二) 相关基因

目前已经发现与霉酚酸相关的基因有 5 种,包括 *HPRT1*、*IMPDH2*、*ABCC2*、*UGT1A9*、*SLCO1B1*,其中 *HPRT1* 基因相关研究较多、证据较充分(表 4-145)。

表 4-145　霉酚酸的主要相关基因

基因	染色体定位	主要功能	药物相关性	来源
HPRT1(次黄嘌呤鸟嘌呤磷酸核糖转移酶 1)	ChrXq26.1	HPRT1 缺陷引起严重代谢异常疾病、Lesch-Nyhan 综合征或痛风	霉酚酸是 IMPDH 抑制剂,治疗 HGPRT(由 *HPRT1* 编码)罕见遗传缺陷,如 Lesch-Nyhan 和 Kelley-Seegmiller 综合征	FDA HCSC PMDA

(三) 主要相关基因对药物疗效或不良反应的影响

根据 PharmGKB 数据库中霉酚酸相关基因的证据级别以及国内临床实践经验,影响霉酚酸疗效的主要相关基因为 *HGPRT*。FDA、PMDA、HCSC 说明书中提到,霉酚酸应当避免用于罕见的次黄嘌呤 - 鸟嘌呤磷酸核糖基转移酶(HGPRT,由 *HPRT1* 基因编码)遗传缺陷的患者,因为会引起尿酸的生成和蓄积增多,导致出现痛风相关的症状,包括急性关节炎、肾结石和其他肾脏疾病等。

（四）临床用药指导

根据相关基因与药物不良反应的关系，建议检测是否存在 *HGPRT* 缺陷，以指导霉酚酸的精准治疗。

【资料来源】

［1］https://www.PharmGKB.org/drug/PA451906.

［2］http://www.ncbi.nlm.nih.gov/gene/3251.

［3］http://www.ncbi.nlm.nih.gov/gene/3615.

［4］https://www.PharmGKB.org/download.do?objCls=Attachment&objId=Mycophenolic_Acid_10_17_2013.pdf.

［5］https://www.PharmGKB.org/download.do?objCls=Attachment&objId=Mycophenolic_acid_PMDA_11_17_14.pdf.

［6］https://www.PharmGKB.org/download.do?objCls=Attachment&objId=Mycophenolic_acid_HCSC_06_03_15.pdf.

［7］http://www.ncbi.nlm.nih.gov/snp/?term=rs11706052.

九、来那度胺

（一）药物简介

来那度胺（lenalidomide）是抗肿瘤药物，是沙利度胺的新一代衍生物。其作用机制主要包括抗肿瘤、抗血管新生、促红细胞生成和免疫调节。对于已接受 1 种或 1 种以上疗法的多发性骨髓瘤成年患者，采用来那度胺与地塞米松联用治疗；此外，来那度胺还用于治疗 5 号染色体长臂（5q）缺失的骨髓增生异常综合征（myelodysplastic syndromes，MDS）。其不良反应主要为血小板减少、中性粒细胞减少、腹泻和皮疹等。

（二）相关基因

目前已经发现与来那度胺相关的基因有 5 种，包括 *CTNNB1*、*FGF2*、*ABCB1*、*CTNNB1* 等；来那度胺适用于治疗 5q 缺失的骨髓增生异常综合征，相关基因为 *5q del*（表 4-146）。

表 4-146　来那度胺的主要相关基因

基因	染色体定位	主要功能	药物相关性	来源
5q del	Chr5q32-33	5 号染色体长臂 1 个或多个基因缺失所导致的造血关键环节受累	来那度胺适用于治疗 5q 缺失的骨髓增生异常综合征	FDA EMA PMDA HCSC

（三）主要相关基因对药物疗效或不良反应的影响

FDA 说明书中提到，来那度胺主要用于治疗低、中等风险 MDS 所引起的输血依赖性贫血，这类 MDS 与 5 号染色体长臂缺失相关。EMA 说明书中提到,来那度胺可以抑制特定的造血肿瘤细胞的增殖,其中包括 5 号染色体缺失的 MDS。PMDA 和 HCSC 的说明书提到,来那度胺适用于 5 号染色体长臂缺失相关的 MDS。

研究显示,在研究期间有 80% 的 del 5q 骨髓增生异常综合征患者必须延迟用药或减少剂量。34% 的患者必须有第二次剂量延迟或减少。80% 参与研究的患者出现 3 级或 4 级血液毒性。接受 del 5q 骨髓增生异常综合征治疗的患者应在治疗前 8 周每周和治疗后至少每个月监测 1 次完整的血细胞计数。患者可能需要中断剂量和 / 或减少剂量,也可能需要使用血液制品支持和 / 或生长因子。

(四) 临床用药指导

1. 指导临床用药的基因检测　虽然各国药物说明书均强调来那度胺适用于 5 号染色体长臂缺失相关的 MDS,但并未建议进行基因检测,因此建议必要时检测 5 号染色体长臂的缺失,以指导来那度胺的精准治疗。

2. 其他因素对疗效和不良反应的影响　本药可有效治疗低风险、输血依赖性、5q 缺失的 MDS。但是,约半数 5q 缺失的 MDS 患者在使用该药物 2~3 年后出现药物抵抗。

【资料来源】

[1] https://www.PharmGKB.org/label/PA166104834.

[2] https://www.PharmGKB.org/download.do?objCls=Attachment&objId=Lenalidomide_10_16_2013.pdf.

[3] https://www.PharmGKB.org/download.do?objCls=Attachment&objId=Revlimid_EMA_EPAR_13May2013.pdf.

[4] https://www.PharmGKB.org/download.do?objCls=Attachment&objId=Lenalidomide_PMDA_11_17_14.pdf.

[5] https://www.PharmGKB.org/download.do?objCls=Attachment&objId=Lenalidomide_HCSC_06_02_15.pdf.

[6] BOULTWOOD J,LEWIS S,WAINSCOAT JS. The 5q-syndrome. Blood,1994,4(10):3253-3260.

[7] GREENBERG P,THOMAS D,STONE R,et al. Myelodysplastic syndrome-003 study investigators. N Engl J Med,2006,355(14):1456-1465.

十、高三尖杉酯碱

(一) 药物简介

高三尖杉酯碱(homoharringtonine)属于三尖杉碱类的抗肿瘤药物,通过可逆性结合核糖体大亚基上的 A 位点,阻止多肽链延长,从而抑制蛋白合成,还可以降低 BCR-ABL(但不直接结合)和 MCL-1 的表达量。本药主要用于治疗含有费城染色体(BCR-ABL1)的慢性粒细胞白血病(慢性期或加速期、对≥2 种酪氨酸激酶抑制剂耐受的患者)。其主要不良反应包括乏力、头痛、腹泻、尿酸增高、血小板减少、贫血、中性粒细胞减少、感染等,并且应格外注意高三尖杉酯碱引起的骨髓抑制、胃肠道大出血和高糖血症。

(二) 相关基因

目前已经发现与高三尖杉酯碱相关的基因是特异融合基因 *BCR-ABL1*(表 4-147)。

表 4-147　高三尖杉酯碱的主要相关基因

基因	染色体定位	主要功能	药物相关性	来源
BCR-ABL 1(*BCR-ABL 1* 融合基因)	t(9;22)(q32;q21)易位	编码具有高酪氨酸激酶活性的 BCR-ABL 融合蛋白,在慢性粒细胞白血病的发病中起着重要作用	与高三尖杉酯碱疗效相关	FDA

(三) 主要相关基因对药物疗效或不良反应的影响

FDA 药物说明书中强调高三尖杉酯碱用于治疗对 2 种或 2 种以上酪氨酸激酶抑制剂(tyrosine kinase inhibitor,TKI)耐药和 / 或不耐受的慢性或加速期慢性髓系白血病(chronic myelocytic leukemia,CML)成年患者。大多数 CML 患者费城染色体(*BCR-ABL1* 基因融合)呈阳性。

高三尖杉酯碱的作用机制尚未完全阐明,包括抑制蛋白质合成,但与 *BCR-ABL* 直接结合无关。体外实验显示,高三尖杉酯碱降低了 BCR-ABL 癌蛋白的蛋白质水平,在野生型和 *T315I* 突变的 *BCR-ABL1* CML 小鼠模型中均显示出活性。

(四) 临床用药指导

1. 指导临床用药的基因检测　根据相关基因与药物疗效的关系,建议检测 *BCR-ABL1* 融合基因,以指导高三尖杉酯碱的精准治疗。

2. 其他因素对疗效和不良反应的影响　由于高三尖杉酯碱的骨髓抑制作用,用药期间须密切监测血常规,预防并及时纠正出血、感染、贫血的风险。此外,还需要监测血糖,尽量避免血糖控制欠佳的患者使用本药。

【资料来源】

[1] https://www. PharmGKB. org/chemical/PA166114929.

[2] http://www. ncbi. nlm. nih. gov/gene/25.

[3] http://www. ncbi. nlm. nih. gov/gene/613.

[4] https://www. PharmGKB. org/download. do?objCls=Attachment&objId=Omacetaxine_mepesuccinate_12_18_2013_FDA. pdf.

[5] http://www. uptodate. com. ezproxy. roosevelt. edu:2048/contents/omacetaxine-drug-

information?source=preview&search=%2Fcontents%2Fsearch&anchor=F15512860&selectedTitle=1~7#F15515925.

[6] https://www.pharmgkb.org/chemical/PA450704.

十一、白消安

(一) 药物简介

白消安(busulfan)是一种磺酸类双功能烷化剂,具有与氮芥类似的细胞毒作用,通过与鸟嘌呤第七位氮原子等发生烷化作用,产生交联,破坏 DNA 的结构与功能。本药对骨髓有选择性抑制作用,对粒细胞系统抑制最明显,对淋巴细胞系统的抑制作用较弱(仅在大剂量时才出现)。白消安主要用于慢性粒细胞白血病患者的姑息治疗,对缺乏费城染色体(*BCR-ABL1* 融合基因)的患者效果不佳。其不良反应主要为诱发骨髓衰竭,导致严重的全血细胞减少。

(二) 相关基因

目前已经发现与白消安相关的基因有 5 种,包括 *CTH*、*CYP2C9*、*GSTM1*、*CYP2C19*、*GSTA1*。其中 *BCR-ABL1* 融合基因在 FDA 药物说明书中被提到(表 4-148)。

表 4-148　白消安的主要相关基因

基因	染色体定位	主要功能	药物相关性	来源
BCR-ABL1(*BCR-ABL1* 融合基因)	t(9;22)(q32;q21)易位	编码具有高酪氨酸激酶活性的 BCR-ABL 融合蛋白,在慢性粒细胞白血病的发病中起着重要作用	与白消安疗效相关	FDA

(三) 主要相关基因对药物疗效或不良反应的影响

FDA 药物说明书中强调,白消安对费城染色体(即 *BCR-ABL1* 融合基因)缺乏的慢性粒细胞白血病患者无效。

(四) 临床用药指导

根据相关基因与药物疗效的关系,建议必要时检测有无 *BCR-ABL1* 融合基因,以指导白消安的精准治疗。

对于缺乏费城染色体(Ph1)的慢性粒细胞白血病患者,显然白消安效果较差。另外,通常发生在幼儿中,与费城染色体缺失有关的"juvenile"型慢性粒细胞白血病,对白消安反应不良。

注:在慢性粒细胞白血病同种造血祖细胞移植前,白消安与环磷酰胺联合作为一种预处理方案。

【资料来源】

[1] https://www.PharmGKB.org/chemical/PA448691.

[2] http://www.ncbi.nlm.nih.gov/gene/25.

［3］http://www.ncbi.nlm.nih.gov/gene/613.

［4］https://www.PharmGKB.org/download.do?objCls=Attachment&objId=busulfan_label_11_06.pdf.

十二、维 A 酸

（一）药物简介

维 A 酸（tretinoin）别名全反式维 A 酸（all-trans-retinoic acid,ATRA），属于抗肿瘤药和抗角化药。本药是体内维生素 A（维甲醇）的代谢中间产物，主要影响骨的生长和上皮代谢，通过调节表皮细胞的有丝分裂和更新，使病变皮肤的增生和分化恢复正常。维 A 酸还可诱导急性早幼粒细胞白血病（acute promyelocytic leukemia,APL）细胞分化成熟，抑制 APL 细胞的增殖。本药可用于寻常痤疮、扁平苔藓、白斑等，以及老年性、日光性或药物性皮肤萎缩、色素沉着和银屑病、鱼鳞病的辅助治疗。口服本药可用于治疗 APL。其不良反应为唇炎、皮肤干燥、皮疹、肝功能受损等。

（二）相关基因

目前已经发现与维 A 酸相关的基因为 *PML-RARa* 融合基因，详见表 4-149。

表 4-149　维 A 酸的主要相关基因

基因	染色体定位	主要功能	药物相关性	来源
PML-RARa（早幼粒细胞性白血病 - 维 A 酸受体 a 融合基因）	t(15;17)(q22;q21)易位	编码 PML-RARa 融合蛋白，在急性早幼粒细胞白血病的发病中起着重要作用	是维 A 酸的治疗靶点	FDA PMDA HCSC

（三）主要相关基因对药物疗效或不良反应的影响

各国药物说明书均强调染色体 t 易位（15;17）是急性早幼粒细胞性白血病的重要细胞遗传特征，该易位导致基因 *PML-RARa* 的产生。该基因的过度表达是 APL 发病的主要机制之一。*PML-RARa* 是维 A 酸的治疗靶点。

（四）临床用药指导

应通过细胞遗传学研究检测 t(15;17)基因标记来确认 APL 的诊断。如果是阴性，则应使用分子诊断技术检测 *PML/RARα* 融合。其他急性髓细胞白血病（acute myeloid leukemia,AML）亚型对维 A 酸的应答率尚未证实。因此，对缺乏遗传标记物的患者应考虑替代治疗。

【资料来源】

［1］https://www.PharmGKB.org/chemical/PA451746.

［2］http://www.ncbi.nlm.nih.gov/gene/5371.

［3］http://www.ncbi.nlm.nih.gov/gene/5914.

［4］https://www.PharmGKB.org/download.do?objCls=Attachment&objId=Tretino in_10_15_13.pdf.

［5］https://www.PharmGKB.org/download.do?objCls=Attachment&objId=Tretinoin_ PMDA_11_17_14.pdf.

［6］https://www.PharmGKB.org/download.do?objCls=Attachment&objId=Tretinoin_ HCSC_06_05_15.pdf.

十三、三氧化二砷

（一）药物简介

三氧化二砷（arsenic trioxide）俗称砒霜，是一种医疗毒性药物，目前主要用于治疗急性早幼粒细胞白血病（acute promyelocyte leukemia，APL）。研究发现，三氧化二砷可以通过调节 NB4 细胞（具有典型 APL 特征的细胞株）内 PML-RAR 的水平，使正常诱导 NB4 细胞株和对全反式维 A 酸耐药的 APL 细胞株发生凋亡，从而抑制 APL 细胞的增殖。三氧化二砷与全反式维 A 酸（all-trans-retinoicacid，ATRA）和其他化疗药物无交叉耐药现象。其不良反应为皮肤干燥、丘疹、红斑或色素沉着，以及恶心、胃肠胀满、指尖麻木、血清转氨酶升高等。

（二）相关基因

目前已经发现与三氧化二砷相关的基因为 *PML-RARa* 融合基因，详见表 4-150。

表 4-150　三氧化二砷的主要相关基因

基因	染色体定位	主要功能	药物相关性	来源
PML-RARa（早幼粒细胞白血病 - 维 A 酸受体 a 融合基因）	t(15;17)(q22;q21)易位	编码 PML-RARa 融合蛋白，在急性早幼粒细胞白血病的发病中起着重要作用	是三氧化二砷的治疗靶点	FDA EMA PMDA HCSC

（三）主要相关基因对药物疗效或不良反应的影响

各国药物说明书均强调染色体 t 易位（15;17）是急性早幼粒细胞性白血病的重要细胞遗传特征，该易位导致基因 *PML-RARa* 的产生。该基因的过度表达是 APL 发病的主要机制之一。*PML-RARa* 是三氧化二砷的治疗靶点。

（四）临床用药指导

必须在用药前进行 t(15;17)易位和 *PML-RARa* 融合基因的检测。三氧化二砷是一种含砷的化合物，与维 A 酸联合治疗新诊断的低风险 APL，或用于诱导难治性或因维 A 酸和蒽环类化疗复发的 APL 患者的缓解和巩固。

【资料来源】

［1］https://www.PharmGKB.org/chemical/PA448486.

［2］http://www.ncbi.nlm.nih.gov/gene/5371.

［3］http://www.ncbi.nlm.nih.gov/gene/5914.

［4］https://www.PharmGKB.org/download.do?objCls=Attachment&objId=Arsenic_trioxide_FDA_Label_Oct_17_2013.pdf.

［5］https://www.PharmGKB.org/download.do?objCls=Attachment&objId=arsenic_trioxide_EMA_EPAR_15_10_2012.pdf.

［6］https://www.PharmGKB.org/download.do?objCls=Attachment&objId=Arsenic_Trioxide_PMDA_11_14_14.pdf.

［7］https://www.PharmGKB.org/download.do?objCls=Attachment&objId=Arsenic_trioxide_HCSC_05_06_15.pdf.

（王晓伟　杜雯雯）

第 17 节　靶向抗肿瘤药

一、利妥昔单抗

（一）药物简介

利妥昔单抗（rituximab）是抗体类抗肿瘤药物。本药为抗 CD20 的人／鼠嵌合单克隆抗体，可与跨膜的 CD20 抗原特异性结合，介导淋巴瘤细胞中的 B 淋巴细胞发生裂解，使之迅速被清除，从而使肿瘤消除或体积缩小。利妥昔单抗主要用于治疗复发或化疗耐药的滤泡性中央型淋巴瘤和 CD20 阳性弥漫大 B 细胞性非霍奇金淋巴瘤。其不良反应主要为输液反应、发热、淋巴细胞减少、发冷、感染、衰弱和严重细胞因子释放综合征等。

（二）相关基因

目前已经发现与利妥昔单抗相关的基因有 6 种，包括 *FCGR3A*、*TGFB1*、*IL2*、*CXCL12*、*ABCB1*、*GSTA1*，其中 *FCGR3A* 相关研究较多、证据较充分，而 *MS4A1* 基因在各国药物说明书中有相关的描述（表 4-151）。

表 4-151　利妥昔单抗的主要相关基因

基因	染色体定位	主要功能	药物相关性	来源
FCGR3A（IgG Fc 片段低亲和力Ⅲa 受体）	Chr1q23	编码表达于免疫细胞膜上的 Fc 片段受体，其多态性可以改变 FcγRⅢa 与 IgG 的结合力	*FCGR3A* 的基因多态性影响患者对利妥昔单抗的效应	PharmGKB
MS4A1（跨膜 4 域亚家族 A 成员 1）	Chr11q12	是 CD20 的编码基因	利妥昔单抗靶向诱导表达 CD20（MS4A1）的 B 细胞的崩解	FDA EMA

（三）主要相关基因对药物疗效或不良反应的影响

据 PharmGKB 数据库中利妥昔单抗相关基因的证据级别以及国内临床实践经验,影响利妥昔单抗疗效的主要相关基因为 *FCGR3A* 和 *MS4A1*,其中 FDA 说明书中指出未发现与该药物相关的 *MS4A1* 基因多态性证据。*FCGR3A* 基因多态性的具体疗效和不良反应影响见表 4-152。

表 4-152　主要相关基因多态性对利妥昔单抗疗效或不良反应的影响

基因	SNP 位点	基因型	白种人分布频率 /%	中国人群分布频率 /%	影响环节	证据级别	临床相关性
FCGR3A	rs396991	AA	0	0	疗效	2B	相对于 AC 或 CC 基因型,AA 基因型淋巴瘤患者接受利妥昔单抗治疗时肿瘤缩小的可能性更小
		AC	100	29.5			
		CC	0	70.5			

（四）临床用药指导

1. 指导临床用药的基因检测　FDA 药物说明书中提到,虽然利妥昔单抗是通过 CD20 介导发挥细胞裂解作用的单克隆抗体,但是与 CD20 的编码基因——*MS4A1* 内的遗传变异并没有相关性。因此,说明书中没有提到基因检测的内容。EMA 药物说明书中仅提到 *MS4A1* 是利妥昔单抗的治疗靶点。

综上所述,根据相关基因与药物疗效的关系以及在中国人群的分布频率,建议检测外周血中的 *FCGR3A* 相关基因型以及肿瘤组织中的 *MS4A1* 基因表达情况,以指导利妥昔单抗的精准治疗。

2. 药物相互作用对疗效和不良反应的影响　因可能有降压效果叠加,增加低血压的风险,应考虑在使用利妥昔单抗前 12h 停用特拉唑嗪、托拉塞米、三氯噻嗪、缬沙坦、替米沙坦和维拉帕米。

利妥昔单抗与顺铂联用可能会导致严重的肾毒性,不建议联用。

【资料来源】

［1］https://www.PharmGKB.org/chemical/PA451261.

［2］http://www.ncbi.nlm.nih.gov/gene/2214.

［3］http://www.ncbi.nlm.nih.gov/gene/931.

［4］https://www.PharmGKB.org/download.do?objCls=Attachment&objId=Rituximab_1_14_2014_FDA.pdf.

［5］https://www.PharmGKB.org/download.do?objCls=Attachment&objId=Rituximab_EMA_EPAR_May_22_2014.pdf.

［6］http://www.ncbi.nlm.nih.gov/projects/SNP/snp_ref.cgi?rs=396991.

［7］http://www.uptodate.com/contents/zh-Hans/92827?source=search_result&search=%E5%88%A9%E5%A6%A5%E6%98%94%E5%8D%95%E6%8A%97&selectedTitle=2%7E150#H24.

二、曲妥珠单抗

（一）药物简介

曲妥珠单抗（trastuzumab）是一种抗体类抗肿瘤药。本药为一种重组 DNA 衍生的人源化单克隆抗体,选择性作用于人表皮生长因子受体 -2（human epidermal growth factor receptor-2,HER2）的细胞外部位,可抑制 HER2 过度表达的肿瘤细胞增殖。曲妥珠单抗可用于治疗 HER2 蛋白过度表达的转移性乳腺癌和接受了手术、含蒽环类抗生素辅助化疗和放疗（如果适用）后的 HER2 过度表达乳腺癌的辅助治疗。其不良反应包括中度至重度的肝毒性、腹泻、左心功能不全、皮疹、哮喘和关节痛等。

（二）相关基因

目前已经发现与曲妥珠单抗相关的基因有 6 种,即 *FCGR2A*、*FCGR3A*、*RNF8*、*ERBB3*、*ERBB2*、*BARD1*（表 4-153）。

表 4-153　曲妥珠单抗的主要相关基因

基因	染色体定位	主要功能	药物相关性	来源
ERBB2（别 名 为 HER2,erb-b2 受体酪氨酸激酶 2）	Chr17q12	原癌基因 *erbB-2* 编码的 185kDa 的细胞膜受体,为表皮生长因子受体（EGFR）家族成员之一	*ERBB2* 是曲妥珠单抗的治疗靶点	FDA EMA PMDA HCSC
FCGR2A（IgG Fc 片段低亲和力 IIa 受体）	Chr1q23	编码表达于免疫细胞膜上的 Fc 片段受体,其多态性可以改变 FcγRIIa 与 IgG 的结合力	*FCGR2A* 基因型与曲妥珠单抗的疗效相关	PharmGKB
FCGR3A（IgG Fc 片段低亲和力 IIIa 受体）	Chr1q23	编码表达于免疫细胞膜上的 Fc 片段受体,其多态性可以改变 FcγRIIIa 与 IgG 的结合力	*FCGR3A* 基因型与曲妥珠单抗的疗效相关	PharmGKB

（三）主要相关基因对药物疗效或不良反应的影响

据 PharmGKB 数据库中曲妥珠单抗相关基因的证据级别以及国内临床实践经验,影响曲妥珠单抗疗效的主要相关基因为 *FCGR2A*、*FCGR3A*、*ERBB2* 和激素受体基因 *ESR1*、*ESR2*、*PGR*,具体疗效和不良反应影响见表 4-154。

表 4-154　主要相关基因多态性对曲妥珠单抗疗效或不良反应的影响

基因	SNP 位点	基因型	白种人分布频率 /%	中国人群分布频率 /%	影响环节	证据级别	临床相关性
FCGR2A	rs1801274	GG	28.3	10.7	疗效	2B	相对于 AG 或 GG 基因型，AA 基因型乳腺癌患者应答更好，无进展生存期更长
		AG	45.1	45.2			
		AA	26.6	44.1			
FCGR3A	rs396991	AA	55.7	0	疗效	2B	相对于 AA 或 AC 基因型，CC 基因型乳腺癌患者应答更好，无进展生存期更长
		AC	32.6	29.6			
		CC	11.7	70.4			
ERBB2	rs1136201	AA	53.1	75.3	毒性 /不良反应	3	相对于 AA 基因型，AG 基因型乳腺癌患者发生心脏毒性的风险增加；而研究中 GG 基因型患者未发现心脏毒性
		AG	40.7	23.4			
		GG	6.2	1.3			

（四）临床用药指导

根据相关基因与药物疗效、不良反应的关系以及在中国人群的分布频率，建议检测 *FCGR2A*、*FCGR3A* 和 *ERBB2* 相关基因型。此外，曲妥珠单抗（trastuzumab）用于治疗 Her2 过度表达乳腺癌和 Her2 过度表达转移性胃或胃食管交界处腺癌，根据患者是否患有激素受体阳性疾病或激素受体阴性疾病来记录总的生存风险比。在应用曲妥珠单抗前，必须检测肿瘤组织中 HER2 受体是否为阳性，以指导曲妥珠单抗的精准治疗。

【资料来源】

［1］https://www.PharmGKB.org/chemical/PA451743.

［2］http://www.ncbi.nlm.nih.gov/gene/2212.

［3］http://www.ncbi.nlm.nih.gov/gene/2214.

［4］http://www.ncbi.nlm.nih.gov/gene/2064.

［5］https://www.PharmGKB.org/download.do?objCls=Attachment&objId=Trastuzumab_10_15_13.pdf.

［6］https://www.PharmGKB.org/download.do?objCls=Attachment&objId=Herceptin_EMA_EPAR_31_Oct_2013.pdf.

［7］https://www.PharmGKB.org/download.do?objCls=Attachment&objId=Trastuzumab_PMDA_11_17_14.pdf.

［8］https://www.PharmGKB.org/download.do?objCls=Attachment&objId=Trastuzumab_HCSC_06_05_15.pdf.

［9］http://www.ncbi.nlm.nih.gov/projects/SNP/snp_ref.cgi?rs=1801274.

［10］http://browser. 1000genomes. org/Homo_sapiens/Variation/Population?db=core；v=rs396991；vdb=variation.

［11］http://www. ncbi. nlm. nih. gov/projects/SNP/snp_ref. cgi?rs=1136201.

三、恩美曲妥珠单抗

（一）药物简介

恩美曲妥珠单抗（trastuzumab emtansine）是一种新型抗体药物，由恩美曲妥珠单抗和小分子微管抑制剂 DM1 偶联而成，可产生协同抗癌作用。本药可用于治疗 HER-2 阳性晚期转移性乳腺癌。其不良反应包括中度至重度的肝毒性、腹泻、左心功能不全、皮疹、哮喘和关节痛等。

（二）相关基因

目前与恩美曲妥珠单抗相关的基因为 *ERBB2*（表 4-155）。

表 4-155　恩美曲妥珠单抗的主要相关基因

基因	染色体定位	主要功能	药物相关性	来源
ERBB2（别名为 HER2，erb-b2 受体酪氨酸激酶 2）	Chr17q12	原癌基因 *erbB-2* 编码的 185kDa 的细胞膜受体，为 EGFR 家族成员之一	*ERBB2* 是恩美曲妥珠单抗的治疗靶点	FDA EMA HCSC

（三）临床用药指导

在应用恩美曲妥珠单抗前，必须检测肿瘤组织中 HER2 受体是否为阳性，以指导恩美曲妥珠单抗的精准治疗。Her2（ERBB2）的过度表达可以通过免疫组织化学（immunohistochemistry，IHC）检测（该检测可以测量 Her2 蛋白水平），或通过荧光原位杂交技术（fluorescence in situ hybridization，FISH）检测基因扩增。在随机试验研究中，当使用恩美曲妥珠单抗治疗时，要求患者有 Dako-Hercepest（TM）平台 IHC 检测为 3+ 的 HER2 过表达，或 Dako-HER2-FISH PharmDx（TM）测试平台 FISH 检测为扩增比≥2.0 的过表达的证据。HER2 状态的评估应由熟练掌握所使用的特定技术的实验室进行。

FDA 说明书还建议避免同时使用强 CYP3A4 抑制剂。体外研究表明，作为恩美曲妥珠单抗细胞毒性成分的DM1 主要由CYP3A4 代谢，其次由CYP3A5 代谢。由于DM1 暴露和毒性增加，应避免同时使用强 CYP3A4 抑制剂，而要考虑一种没有或几乎没有抑制 CYP3A4 的替代药物。

【资料来源】

［1］https://www. PharmGKB. org/chemical/PA165958441.

［2］http://www. ncbi. nlm. nih. gov/gene/2064.

［3］https://www. PharmGKB. org/download. do?objCls=Attachment&objId=trastuzumab_emtansine_FDA_drug_label_Oct：15：2013. pdf.

［4］https://www.PharmGKB.org/download.do?objCls=Attachment&objId=Kadcyla_EMA_EPAR_May_22_2014.pdf.

［5］https://www.PharmGKB.org/download.do?objCls=Attachment&objId=Trastuzumab_emtansine_HCSC_06_05_15.pdf.

四、西妥昔单抗

（一）药物简介

西妥昔单抗（cetuximab）是一种抗体类抗肿瘤药。本药是针对表皮生长因子受体（EGFR）的 IgG1 单克隆抗体，两者特异性结合后，通过对与 EGFR 结合的酪氨酸激酶（tyrosine kinase，TK）的抑制作用，阻断细胞内信号转导途径，从而抑制癌细胞的增殖，诱导癌细胞的凋亡，减少基质金属蛋白酶和血管内皮生长因子的产生。本药可单用或与伊立替康联用治疗表皮生长因子受体过度表达的、对以伊立替康为基础的化疗方案耐药的转移性结直肠癌。西妥昔单抗耐受性好，不良反应大多可耐受，最常见的是痤疮样皮疹、疲劳、腹泻、恶心、呕吐、腹痛、发热和便秘等。

（二）相关基因

目前已经发现与西妥昔单抗相关的基因有 9 种，包括 *EGFR*、*KRAS*、*EGF*、*AREG*、*MGAT4A*、*FCGR2A*、*FCGR3A*、*CCND1*、*RASSF1*。FDA、EMA、PMDA 和 HCSC 均提示 *KRAS* 基因突变状态及 *EGFR* 表达情况检测，FDA 还提示检测 *NRAS*（表 4-156）。

表 4-156　西妥昔单抗的主要相关基因

基因	染色体定位	主要功能	药物相关性	来源
EGFR（表皮生长因子受体）	Chr7p12	是致癌驱动基因	西妥昔单抗治疗 *EGFR* 表达转移性结肠癌患者可使其生存获益	FDA EMA PMDA HCSC
KRAS/NRAS（ras 基因）	Chr12p12.1	在 ras 基因中，K-Ras 对人类肿瘤影响最大	西妥昔单抗治疗 *KRAS/NRAS* 野生型转移性结肠癌患者可使其生存获益	FDA EMA PMDA HCSC

（三）主要相关基因对药物疗效或不良反应的影响

据 PharmGKB 数据库中西妥昔单抗相关基因的证据级别以及国内临床实践经验，影响西妥昔单抗疗效的主要相关基因为 *FCGR3A* 和 *EGF*。具体疗效和不良反应影响见表 4-157。

（四）临床用药指导

各国药物说明书均提示西妥昔单抗用于单独或联合治疗头颈癌，或治疗 K-ras 野生型以及表达 *EGFR* 的转移性结直肠癌，不适用于治疗有 K-ras 或 N-ras 第二外显子（密码子 12 和 13）、第三外显子（密码子 59 和 61）和第四外显子（密码子 117 和 146）体细胞突变的结直肠癌患者。

表 4-157　主要相关基因多态性对西妥昔单抗疗效或不良反应的影响

基因	SNP 位点	基因型	白种人分布频率 /%	中国人群分布频率 /%	影响环节	证据级别	临床相关性
FCGR3A	rs396991	AA	55.7	0	疗效	2B	AA 基因型结直肠癌患者应答最好,疗效最佳;AC 基因型次之;CC 基因型最差
		AC	32.6	29.6			
		CC	11.7	70.4			
EGF	rs4444903	AA	35.4	7.8	疗效	2B	GG 基因型患者应答最好,疗效最佳;AG 基因型次之;AA 基因型最差
		AG	49.5	43.7			
		GG	15.1	48.5			

　　参与结直肠癌临床研究的患者需要有表皮生长因子受体肿瘤表达的免疫组化证据。原发性肿瘤或转移部位的肿瘤用 DakoCytomation EGFR pharmDx^{TM} 试剂盒进行检测。

　　因此,根据相关基因与药物疗效、不良反应的关系以及在中国人群的分布频率,建议检测肿瘤组织中 *KRAS* 有无突变、*EGFR* 有无表达以及外周血中的 *FCGR3A* 和 *EGR* 相关基因型,以指导西妥昔单抗的精准治疗。

【资料来源】

［1］https://www. PharmGKB. org/chemical/PA10040.

［2］http://www. ncbi. nlm. nih. gov/gene/2214.

［3］http://www. ncbi. nlm. nih. gov/gene/1950.

［4］https://www. pharmgkb. org/download. do?objCls=Attachment&objId= Cetuximab_10_17_13. pdf.

［5］https://www. pharmgkb. org/download. do?objCls=Attachment&objId=Erbitux_EMA_ EPAR_12_17_2012. pdf.

［6］https://www. pharmgkb. org/download. do?objCls=Attachment&objId=Cetuximab_ PMDA_11_17_14. pdf.

［7］https://www. pharmgkb. org/download. do?objCls=Attachment&objId=Cetuximab_ HCSC_05_20_15. pdf.

［8］http://www. ncbi. nlm. nih. gov/projects/SNP/snp_ref. cgi?rs=396991.

［9］http://www. ncbi. nlm. nih. gov/projects/SNP/snp_ref. cgi?rs=4444903.

五、厄洛替尼

(一) 药物简介

　　厄洛替尼(erlotinib)是靶向抗肿瘤药物,是表皮生长因子受体(EGFR)/ 人表皮生长因子受体 1(HER1)的酪氨酸激酶抑制剂。本药作为一线药物主要用于治疗有 *EGFR* 基因 19 外显子缺失或 21 外显子替代突变(L858R)的转移性非小细胞肺癌(NSCLC)。其最常见的不良反应是皮疹、腹泻、疲劳、厌食、瘙痒、痤疮。

(二) 相关基因

目前已经发现与厄洛替尼相关的基因有 3 种,为 *EGFR*、*MAP3K1*、*CYP1A2*。各国药物说明书中均要求对 *EGFR* 基因突变状态进行检测,PharmGKB 也推荐对 *EGFR* 多态性进行检测(表 4-158)。

表 4-158　厄洛替尼的主要相关基因

基因	染色体定位	主要功能	药物相关性	来源
EGFR(表皮生长因子受体)	Chr7p12	是致癌驱动基因	是厄洛替尼的治疗靶点	FDA EMA HCSC

(三) 主要相关基因对药物疗效或不良反应的影响

据 PharmGKB 数据库中厄洛替尼相关基因的证据级别以及国内临床实践经验,影响厄洛替尼疗效的主要相关基因为 *EGFR*。具体疗效和不良反应影响见表 4-159。

表 4-159　主要相关基因多态性对厄洛替尼疗效或不良反应的影响

基因	SNP 位点	基因型	影响环节	证据级别	临床相关性
EGFR[#]	rs121434568	GG GT TT	疗效	1B	(1) 与非突变者(携带 T 等位基因)相比,体细胞 *EGFR* 突变(携带 G 等位基因)的晚期 NSCLC 患者使用厄洛替尼治疗,应答提高,无进展生存期增加 (2) 厄洛替尼疗效较标准化疗[&]:体细胞 *EGFR* 突变[@] 患者无进展生存期增加,毒性反应减少,严重不良事件减少
EGFR	rs121434569	CC CT TT	疗效	2B	与 TT 基因型相比,携带 CC/CT 基因型的晚期 NSCLC 患者,使用厄洛替尼治疗,应答提高,无进展生存期增加

[#] 暂无 EGFR 基因多态性在中国人群中的分布数据。亚洲人群中ⅢB 或Ⅳ期肺腺癌患者 EGFR 突变频率约为 50%。

[&] 标准化疗:①紫杉醇 + 卡铂;②顺铂 + 吉西他滨或多西他赛。

[@] 此处的 EGFR 突变包括:rs121434568(L858R)、第 19 外显子缺失以及其他突变。

(四) 临床用药指导

1. 指导临床用药的基因检测　根据相关基因与药物疗效、不良反应的相关性以及在中国人中的分布频率特点,建议临床行以下基因检测,以指导厄洛替尼的精准治疗:

(1) 肿瘤组织:所有含有腺癌成分的非小细胞肺癌患者应常规进行 *EGFR* 突变检测,应涵

盖 *EGFR*18、19、20、21 外显子。外显子 19 缺失突变,外显子 21 点突变 L858R,18 外显子 G719X、20 外显子 S768I 和 21 外显子 L861Q 突变均为 EGFR-TKI 的敏感性突变。

(2)外周血(非肿瘤组织):检测 *EGFR*(rs121434568)基因型,必要时检测 *EGFR* (rs121434569)基因型。

2. 药物相互作用对疗效和不良反应的影响　CYP3A4 抑制剂升高厄洛替尼血药浓度,而诱导剂降低厄洛替尼血药浓度,应尽可能避免此类药物联用。

3. 其他因素对疗效和不良反应的影响　EMA 提示由于厄洛替尼对 UGT1A1 的胶凝作用有抑制作用,因此 UGT1A1 表达水平较低或患有遗传性葡萄糖醛酸化疾病(如 Gilbert 疾病)的患者,血清胆红素浓度可能升高,必须慎用厄洛替尼,但不需要 *UGT1A1* 基因检测。

【资料来源】

[1]https://www.PharmGKB.org/chemical/PA134687924.

[2]http://www.ncbi.nlm.nih.gov/gene/1956.

[3]https://www.PharmGKB.org/download.do?objCls=Attachment&objId=Erlotinib_label_2013_10.pdf.

[4]https://www.PharmGKB.org/download.do?objCls=Attachment&objId=Tarceva_EMA_EPAR_Jan_7_2013.pdf.

[5]https://www.PharmGKB.org/download.do?objCls=Attachment&objId=Erlotinib_HCSC_06_01_15.pdf.

[6]New study documents frequency of EGFR mutations in lung adenocarcinoma in Asian population,NEWS MEDICAL,February 16,2014.

六、吉非替尼

(一)药物简介

吉非替尼(gefitinib)是靶向抗肿瘤药物,是表皮生长因子受体(EGFR)酪氨酸激酶抑制剂。本药作为一线靶向药物主要用于治疗有表皮生长因子受体基因 19 外显子缺失或 21 外显子替代突变(L858R)的转移性非小细胞肺癌,以及既往接受过铂剂和多西紫杉醇等化学治疗的局部晚期或转移性非小细胞肺癌(NSCLC)。其最常见的不良反应为腹泻、皮疹、瘙痒、皮肤干燥和痤疮。

(二)相关基因

目前已经发现与吉非替尼相关的基因有 5 种,包括 *EGFR*、*ABCG2*、*MAP3K1*、*ABCB1*、*CYP2D6*。各国药物说明书中均要求对 *EGFR* 进行基因检测(表 4-160)。

(三)主要相关基因对药物疗效或不良反应的影响

据 PharmGKB 数据库中吉非替尼相关基因的证据级别以及国内临床实践经验,影响吉非替尼疗效的主要相关基因为 *EGFR*。具体疗效和不良反应影响见表 4-161。

表 4-160　吉非替尼的主要相关基因

基因	染色体定位	主要功能	药物相关性	来源
EGFR（表皮生长因子受体）	Chr7p12	是致癌驱动基因	是吉非替尼的治疗靶点	FDA EMA PMDA HCSC

表 4-161　主要相关基因多态性对吉非替尼疗效或不良反应的影响

基因	SNP 位点	基因型	影响环节	证据级别	临床相关性
EGFR[#]	rs121434568	GG GT TT	疗效	1B	（1）与非突变者（携带 T 等位基因）相比，体细胞 *EGFR* 突变（携带 G 等位基因）的晚期 NSCLC 患者使用吉非替尼治疗，应答提高，无进展生存期增加 （2）吉非替尼疗效较标准化疗[&]：体细胞 *EGFR* 突变[@]患者无进展生存期增加，毒性反应减少，严重不良事件减少
EGFR	rs121434569	CC CT TT	疗效	2A	与 TT 基因型相比，携带 CC/CT 基因型的晚期 NSCLC 患者使用吉非替尼治疗，应答提高，无进展生存期增加
EGFR	rs11568315[^]	(CA)16/(CA)16 (CA)16/(CA)17 (CA)17/(CA)17	疗效	2B	给予吉非替尼治疗时，晚期非小细胞肺癌患者(CA)16/(CA)16 或(CA)16/(CA)17 基因型与(CA)17/(CA)17 基因型患者相比，可能有更好的临床反应（反应率，无进展生存期和生存时间增加）

[#] 暂无 *EGFR* 基因多态性在中国人群中的分布数据。亚洲人群中ⅢB 或Ⅳ期肺腺癌患者中的 EGFR 突变频率约为 50%。

[&] 标准化疗：①紫杉醇 + 卡铂；②顺铂 + 吉西他滨或多西他赛。

[@] 此处的 *EGFR* 突变包括：rs121434568（L858R）、第 19 外显子缺失以及其他突变。

[^] rs11568315 是在 EGFR 内含子中（CA）的 n 重复。(CA)重复≤16，短，均命名为（CA）16；(CA)重复≥17，长，均命名为（CA）17。

（四）临床用药指导

1. 指导临床用药的基因检测　根据相关基因与药物疗效、不良反应的相关性以及在中国人中的分布频率特点，建议临床行以下基因检测，以指导吉非替尼的精准治疗。

（1）肿瘤组织：所有含有腺癌成分的非小细胞肺癌应常规进行 *EGFR* 突变检测，应涵盖 *EGFR*18、19、20、21 外显子。外显子 19 缺失突变，外显子 21 点突变 L858R，18 外显子 G719X、20 外显子 S768I 和 21 外显子 L861Q 突变均为 EGFR-TKI 的敏感性突变。

（2）外周血（非肿瘤组织）：检测 *EGFR* rs121434568 基因型，必要时检测 *EGFR* rs121434569 和 rs11568315 基因型。

2. 药物相互作用对疗效和不良反应的影响　吉非替尼可能会升高经 CYP2D6 代谢的药物浓度。对于已知 CYP2D6 代谢不良基因型的患者，不建议进行吉非替尼特定剂量调整，但应密切监测不良事件。

CYP3A4 抑制剂类药物（如酮康唑、克霉唑、利托那韦和伊曲康唑）可能降低吉非替尼代谢和提高吉非替尼血浆浓度，增加临床相关不良反应。因此，使用吉非替尼时应谨慎给予 CYP3A4 抑制剂。

CYP3A4 诱导剂（如苯妥英、卡马西平、巴比妥类或圣约翰草）与吉非替尼联用可降低疗效，可将吉非替尼剂量增加至 500mg/d。

对于 CYP2D6 代谢不良基因型患者个体，用有效的 CYP3A4 抑制剂治疗可能导致血浆中吉非替尼水平升高。在开始使用 CYP3A4 抑制剂治疗时，应密切监测患者是否有吉非替尼不良反应。

【资料来源】

［1］https://www.PharmGKB.org/chemical/PA131301952.

［2］http://www.ncbi.nlm.nih.gov/gene/1956.

［3］https://www.PharmGKB.org/download.do?objCls=Attachment&objId=Gefitinib_03_01_16_FDA.pdf.

［4］https://www.PharmGKB.org/download.do?objCls=Attachment&objId=Iressa_EMA_EPAR_Jan_14_2013.pdf.

［5］https://www.PharmGKB.org/download.do?objCls=Attachment&objId=Gefitinib_PMDA_11_17_14.pdf.

［6］https://www.PharmGKB.org/download.do?objCls=Attachment&objId=Gefitinib_HCSC_06_02_15.pdf.

［7］New study documents frequency of EGFR mutations in lung adenocarcinoma in Asian population，NEWS MEDICAL，February 16，2014.

七、克唑替尼

（一）药物简介

克唑替尼（crizotinib）是靶向抗肿瘤药物，属于酪氨酸激酶受体抑制剂，通过抑制 Met/ALK/ROS 的 ATP 竞争性多靶点蛋白激酶而发挥作用。本药可用于治疗间变性淋巴瘤激酶（ALK）阳性的局部晚期或转移性非小细胞肺癌（NSCLC）。其最常见的不良反应是视物障碍、恶心、腹泻、呕吐、水肿及便秘。

（二）相关基因

目前已经发现与克唑替尼相关的基因有 3 种，即 *MET*、*ALK* 和 *ROS1*。各国药物说明书中均要求对 *ALK* 进行基因检测（表 4-162）。

表 4-162　克唑替尼的主要相关基因

基因	染色体定位	主要功能	药物相关性	来源
ALK	Chr2p23	是致癌驱动基因	是克唑替尼的治疗靶点	FDA EMA PMDA HCSC

（三）主要相关基因对药物疗效或不良反应的影响

各国药物说明书均强调，克唑替尼治疗 *ALK* 基因阳性的局部晚期或转移性非小细胞肺癌患者，可使其生存获益。

（四）临床用药指导

1. 指导临床用药的基因检测　根据相关基因与药物疗效的关系，*ALK* 和 *ROS1* 的检测应与 *EGFR* 突变检测平行进行，以指导克唑替尼的精准治疗。

检测技术包括 *ALK* 基因 FISH 检测或 *ALK* 融合变异检测，或 *ALK* 融合蛋白 IHC 检测。

临床试验显示，NSCLC 组织样本的 ROS1 状态通过实验室开发的 break-apart FISH (96%)或实时 PCR（real-time PCR，RT-PCR）(4%)分析确定。对于 FISH 评估，*ROS1* 阳性要求至少 50 个评估的肿瘤细胞中≥15% 含有 *ROS1* 基因重排。

2. 药物相互作用对疗效和不良反应的影响　参与克唑替尼代谢消除的主要酶是 CYP3A4/5，应避免联用 CYP3A 强诱导剂及 CYP3A 强抑制剂。当克唑替尼与主要由 CYP3A 代谢的药物联用时，后者可能需要减少剂量。

【资料来源】

［1］https://www. PharmGKB. org/chemical/PA165946122.

［2］http://www. ncbi. nlm. nih. gov/gene/238.

［3］https://www. PharmGKB. org/download. do?objCls=Attachment&objId=Crizotinib_10_17_13. pdf.

［4］https://www. PharmGKB. org/download. do?objCls=Attachment&objId=Xalkori_EMA_EPAR_12_17_2012. pdf.

［5］https://www. PharmGKB. org/download. do?objCls=Attachment&objId=Crizotinib_PMDA_11_17_14. pdf.

［6］https://www. PharmGKB. org/download. do?objCls=Attachment&objId=Crizotinib_HCSC_05_21_15. pdf.

八、舒尼替尼

(一) 药物简介

舒尼替尼(sunitinib)属于抗肿瘤药物,是一种小分子、多靶向受体酪氨酸激酶(receptor tyrosine kinase,RTK)抑制剂。本药靶向多个 RTK,包括血小板源生长因子受体、血管内皮细胞生长因子、干细胞因子受体、Fms 样酪氨酸激酶 3、集落刺激因子受体 1 型和胶质细胞源性神经营养因子受体等,通过抑制上述 RTK,预防肿瘤生长、病理性血管生成和癌转移进展。舒尼替尼用于伊马替尼治疗失败或不能耐受的胃肠间质瘤,以及不能手术的晚期肾细胞癌的治疗。其主要不良反应为疲乏、食欲减退、恶心、腹泻、皮疹、肝毒性和心脏毒性等。

(二) 相关基因

目前已经发现与舒尼替尼相关的基因有 17 种,包括 *ABCB1*、*FLT3*、*IL13*、*VEGFA*、*ABCG2*、*POR*、*SLCO1B3*、*FLT4*、*NR1I2*、*CXCL8*、*CYP3A5* 等,其中 *ABCB1* 和 *FLT3* 相关研究较多、证据较充分(表 4-163)。

表 4-163　舒尼替尼的主要相关基因

基因名称	染色体定位	主要功能	药物相关性	来源
CYP3A4(细胞色素酶 CYP450 第三亚家族成员 4)	Chr7q21.1	是 CYP450 酶第三亚家族中的重要成员,是人体重要的药物代谢酶	CYP3A4 影响舒尼替尼的代谢	EMA
ABCB1(磷酸腺苷结合盒转运体超家族 B1)	Chr7q21.12	属于多耐药基因,利用 ATP 水解产生的能量将与其结合的底物(包括化学物质和药物等)主动泵出细胞外	影响肠道吸收氯吡格雷	PharmGKB
FLT3(FMS 样的酪氨酸激酶 3)	Chr38.p12	属于Ⅲ型受体酪氨酸激酶家族成员,近年来,许多大样本研究已经证实 FLT3 的激活突变在疾病的发生及进展中起到十分重要的病理作用	影响舒尼替尼的药物毒性及不良反应	PharmGKB

(三) 主要相关基因对药物疗效或不良反应的影响

目前 *CYP3A4* 基因主要与舒尼替尼药物相互作用相关,暂无 *CYP3A4* 相关的基因多态性证据,但有研究发现,*CYP3A5*3*(rs776746)等位基因在亚洲人群中更常见,因此亚洲人舒尼替尼毒性发生率更高。具体疗效和不良反应影响见表 4-164。

表 4-164　主要相关基因多态性对吉非替尼疗效或不良反应的影响

基因	SNP 位点	基因型	影响环节	证据级别	临床相关性
ABCB1	ABCB1*1、ABCB1*2（PMID：11503014）	*1/*1	疗效	2B	肾细胞癌患者和 ABCB1*1/*1 患者对舒尼替尼的应答可能比 ABCB1*2（PMID：11503014）/ *2（PMID：11503014）二倍体患者高
		*1/*2（PMID：11503014）			
		*2（PMID：11503014）/*2（PMID：11503014）			
FLT3	rs1933437	AA	毒性 / 不良反应	2B	与 AG 和 GG 基因型患者相比，接受舒尼替尼治疗的 AA 基因型肾细胞癌患者可能出现白细胞减少症、血小板减少症和中性粒细胞减少症的风险增加
		AG			
		GG			

（四）临床用药指导

1. 指导临床用药的基因检测　根据相关基因与药物疗效的相关性，建议必要时可检测外周血中 CYP3A5*3（rs776746）基因型以及 ABCB1、FLT3 基因多态性，以指导舒尼替尼的精准治疗。

2. 药物相互作用对疗效和不良反应的影响　EMA 说明书中提到舒尼替尼经 CYP3A4 代谢，因此应避免与 CYP3A4 的抑制剂或诱导剂联用，以免影响舒尼替尼的血药浓度，但未提及剂量调整。

【资料来源】

［1］https://www. PharmGKB. org/chemical/PA162372840.

［2］http://www. ncbi. nlm. nih. gov/gene/1576.

［3］http://www. ncbi. nlm. nih. gov/gene/1577.

［4］http://www. ncbi. nlm. nih. gov/gene/3815.

［5］https://www. PharmGKB. org/download. do?objCls=Attachment&objId=sunitinib_EMA_EPAR_Aug_6_2014_1_. pdf.

［6］HYE RYUN K，HYUNG SOON P，WOO SUN K，et al. Pharmacogenetic determinants associated with sunitinib-induced toxicity and ethnic difference in Korean metastatic renal cell carcinoma patients. Cancer Chemotherapy & Pharmacology，2013，72（4）：825-835.

［7］JESUS GD，EMILIO E，LUIS JAVIER LG，et al. Single nucleotide polymorphism associations with response and toxic effects in patients with advanced renal-cell carcinoma treated with first-line sunitinib：a multicentre，observational，prospective study. Lancet Oncology，2011，12（12）：1143-1150.

［8］NARJOZ C，CESSOT A，THOMAS-SCHOEMANN A，et al. Role of the lean body mass and of pharmacogenetic variants on the pharmacokinetics and pharmacodynamics of sunitinib in cancer patients. Investigational New Drugs,2015,33(1):257-268.

[9] YING-HSIA C,HUIHUA L,HUI SHAN T,et al. Association of ABCB1 and FLT3 polymorphisms with toxicities and survival in Asian patients receiving sunitinib for renal cell carcinoma. Plos One,2014,10(8):e0134102.

[10] JESUS GARCIA-DONAS,EMILIO ESTEBAN,LUIS JAVIER LEANDRO-GARCIA,et al. Single nucleotide polymorphism associations with response and toxic effects in patients with advanced renal-cell carcinoma treated with first-line sunitinib:a multicentre,observational, prospective study. Lancet Oncol,2011,12:1143-1150.

[11] JIAN LI,JING GAO,JINLIN HONG,et al. Efficacy and safety of sunitinib in Chinese patients with imatinib-resistant or-intolerant gastrointestinal stromal tumors. Future Oncol, 2012,8(5):617-624.

九、伊马替尼

(一) 药物简介

伊马替尼(imatinib)是靶向抗肿瘤药物,与 ATP 竞争结合于 BCR-ABL、c-KIT、PDGFR 等酪氨酸激酶,是一种酪氨酸激酶抑制剂。本药用于治疗费城染色体阳性的慢性粒细胞白血病(chronic myeloid leukemia,CML)及不能切除和 / 或发生转移的恶性胃肠道间质瘤(gastrointestinal stromal tumors,GIST)。其最常见不良反应为水肿、恶心、呕吐、肌肉痉挛、肌肉骨骼疼痛、腹泻、皮疹、疲劳和腹痛。

(二) 相关基因

目前已经发现与伊马替尼相关的基因有 4 种,即 *BCR-ABL1*、*c-KIT*、*PDGFR*、*FIP1L1-PDGFRα*,各国药物说明书中均要求对以上基因进行检测(表 4-165)。

表 4-165　伊马替尼的主要相关基因

基因	染色体定位	主要功能	药物相关性	来源
BCR-ABL1(Bcr-Abl 融合基因)	t(9;22)(q32; q21)易位	编码具有高酪氨酸激酶活性的 BCR-ABL 融合蛋白,在慢性粒细胞白血病的发病中起重要作用	是伊马替尼的抑制靶点	FDA EMA PMDA HCSC
KIT(编码酪氨酸激酶受体的原癌基因)	Ch4q12	*KIT* 基因突变与胃肠道间质瘤、肥大细胞病、急性髓性白血病等发病相关	伊马替尼是 c-Kit 受体酪氨酸激酶抑制剂	FDA EMA PMDA HCSC
PDGFR(编码一种细胞表面受体酪氨酸激酶对血小板源性生长因子家族成员)	Ch4q12	*PDGFR* 变异与特发性嗜酸性粒细胞增多综合征、个体和家族性胃肠道间质瘤等多种肿瘤有关	伊马替尼是 PDGF 受体酪氨酸激酶抑制剂	FDA EMA PMDA HCSC

续表

基因	染色体定位	主要功能	药物相关性	来源
FIP1L1-PDGFRα（F/P 融合基因）	del(4)(q12;q12)	*FIP1LI-PDGFRα* 融合基因可能是高嗜酸性粒细胞综合征发病原因	*FIP1L1-PDGFRα* 是伊马替尼治疗的分子靶位	FDA EMA PMDA HCSC

（三）主要相关基因对药物疗效或不良反应的影响

各国药物说明书均强调 *BCR-ABL1*、*c-KIT*、*PDGFR*、*FIP1L1-PDGFRα* 是伊马替尼的治疗靶点，在用药前，必须对以上基因进行检测。

（四）临床用药指导

1. 指导临床用药的基因检测　根据相关基因与药物疗效的关系，建议检测肿瘤组织中 *BCR-ABL1*、*c-KIT*、*PDGFR* 及 *FIP1L1-PDGFRα* 基因突变状况，以指导伊马替尼的精准治疗。

伊马替尼是一种激酶抑制剂，用于治疗：费城染色体阳性慢性髓系白血病（Ph+CML）慢性期新诊断成人患者，与血小板衍生生长因子受体（platelet-derived growth factor receptor，PDGFR）基因重组相关的骨髓增生异常（myelodysplastic syndromes，MDS）/骨髓增生性疾病（myeloproliferative disease，MPD）成年患者，无 D816V c-Kit 突变或 c-Kit 突变状态未知的侵袭性全身性肥大细胞增多症（ASM）成年患者，Kit（CD117）阳性、不可切除和/或转移性恶性胃肠道间质瘤（GIST）患者，Kit（CD117）阳性 GIST 切除术后成人患者。

2. 药物相互作用对疗效和不良反应的影响　参与伊马替尼代谢消除的主要酶是 CYP3A4，应避免联用 CYP3A 强诱导剂及 CYP3A 强抑制剂。如果必须给患者服用强 CYP3A4 诱导剂，根据药代动力学研究，伊马替尼的剂量应至少增加 50%，并且应仔细监测临床反应。

【资料来源】

[1] https://www.PharmGKB.org/chemical/PA10804.

[2] http://www.ncbi.nlm.nih.gov/gene/25.

[3] http://www.ncbi.nlm.nih.gov/gene/613.

[4] http://www.ncbi.nlm.nih.gov/gene/3815.

[5] http://www.ncbi.nlm.nih.gov/gene/5156.

[6] http://www.ncbi.nlm.nih.gov/gene/5159.

[7] https://www.PharmGKB.org/download.do?objCls=Attachment&objId=Imatinib_10_15_2013.pdf.

[8] https://www.PharmGKB.org/download.do?objCls=Attachment&objId=Glivec_EMA_EPAR_April18th2013.pdf.

[9] https://www.PharmGKB.org/download.do?objCls=Attachment&objId=Imatinib_PMDA_11_17_14.pdf.

［10］https：//www. PharmGKB. org/download. do?objCls=Attachment&objId=Imatinib_HCSC_06_02_15. pdf.

十、达沙替尼

（一）药物简介

达沙替尼（dasatinib）是酪氨酸激酶抑制药,具有抗 BCR-ABL、SRC 家族（SRC、LCK、YES、FYN）、c-KIT、EPHA2 和血小板源生长因子受体 -β（platelet- derived growth factor receptor-β,PDGFR-β）的活性。本药主要用于治疗对其他疗法耐药或不能耐受的费城（Ph）染色体（BCR-ABL1）阳性的急性淋巴细胞白血病（acute lymphoblastic leukemia,ALL）、新近诊断的 Ph 染色体阳性的慢性粒细胞白血病（CML）慢性期等。其最常见的不良反应包括体液潴留（包括胸腔积液）、腹泻、头痛、恶心、皮疹、呼吸困难、出血、疲劳、肌肉骨骼疼痛、感染、呕吐、咳嗽、腹痛和发热等。

（二）相关基因

目前已经发现与达沙替尼相关的基因是特异融合基因 *BCR-ABL1*,详见表 4-166。

表 4-166　达沙替尼的主要相关基因

基因	染色体定位	主要功能	药物相关性	来源
BCR-ABL1（*BCR-ABL1* 融合基因）	t(9;22)(q32;q21)易位	编码具有高酪氨酸激酶活性的 BCR-ABL 融合蛋白,在慢性粒细胞白血病的发病中起着重要作用	达沙替尼具有抗 BCR-ABL 活性的作用	FDA EMA PMDA HCSC

（三）主要相关基因对药物疗效或不良反应的影响

各国药物说明书均指出达沙替尼可用于对其他疗法耐药或不能耐受的费城染色体（BCR-ABL1）阳性的急性淋巴细胞白血病或慢性粒细胞白血病。

（四）临床用药指导

根据相关基因与药物疗效的关系,建议检测 *BCR-ABL1* 融合基因,以指导达沙替尼的精准治疗。

【资料来源】

［1］https：//www. PharmGKB. org/chemical/PA162372878.

［2］http：//www. ncbi. nlm. nih. gov/gene/25.

［3］http：//www. ncbi. nlm. nih. gov/gene/613.

［4］https：//www. PharmGKB. org/download. do?objCls=Attachment&objId=Dasatinib_10_17_13. pdp.

［5］https：//www. PharmGKB. org/download. do?objCls=Attachment&objId=Sprycel_EMA_

EPAR_12_17_2012. pdf.

［6］https://www. PharmGKB. org/download. do?objCls=Attachment&objId=Dasatinib_PMDA_11_11_14. pdf.

［7］https://www. PharmGKB. org/download. do?objCls=Attachment&objId=Dasatinib_HCSC_05_22_15. pdf.

（王晓伟　薛　珂）

第 18 节　乳腺癌内分泌治疗药

一、他莫昔芬

（一）药物简介

他莫昔芬（tamoxifen）属于抗肿瘤药，是一种调节体内激素平衡的药物。其结构与雌激素相似。如果乳腺癌细胞内有雌激素受体（estrogen receptor，ER），本药进入细胞内会与 ER 竞争结合，形成受体复合物，抑制雌激素刺激肿瘤生长作用的发挥，从而可抑制乳腺癌细胞的增殖。他莫昔芬可用于复发转移乳腺癌的治疗和乳腺癌手术后的辅助治疗，以预防复发。其不良反应主要为潮热、体重增加。

（二）相关基因

目前已经发现与他莫昔芬相关的基因约有 20 种，即 *CYP2D6*、*CYP19A1*、*ZNF423*、*C10orf11*、*ESR2*、*ABCB1*、*RRAS2*、*ESR1* 等。其中 *CYP2D6*、*CYP19A1* 相关研究较多、证据较充分，而 *ESR1*、*ESR2*、*PGR*、*F2* 和 *F5* 基因在各国药物说明书中有相关的描述（表 4-167）。

表 4-167　他莫昔芬的主要相关基因

基因	染色体定位	主要功能	药物相关性	来源
CYP2D6（细胞色素酶 CYP450 第二亚家族 D 成员 6）	Chr22q13.1	是 CYP 酶系中重要的一种氧化代谢酶，参与多种药物的代谢	*CYP2D6* 的基因多态性影响他莫昔芬的效应和不良反应的发生	DPWG HCSC PharmGKB
CYP19A1（细胞色素酶 CYP450 第 19 亚家族 A 成员 1）	chr15:51210647	是 CYP 酶系中重要的一种氧化代谢酶，参与多种药物的代谢	*CYP19A1* 的基因多态性影响他莫昔芬的疗效	PharmGKB
ESR1（雌激素受体 1）	Chr6q25.1	是雌激素受体 α，具有调节雌激素水平的作用	ER 阳性的患者可能更能从他莫昔芬的治疗中获益	FDA HCSC
ESR2（雌激素受体 2）	Chr14q23.2	是雌激素受体 β，具有调节雌激素水平的作用	ER 阳性的患者可能更能从他莫昔芬的治疗中获益	FDA HCSC
F2［凝血因子Ⅱ（凝血酶）］	Chr11p11	是先天性血栓易感基因	他莫昔芬治疗可能增加血栓发生的风险	FDA

续表

基因	染色体定位	主要功能	药物相关性	来源
F5 [凝血因子Ⅴ(促凝血球蛋白原)]	Chr1q23	是先天性血栓易感因素	他莫昔芬治疗可能增加血栓发生的风险	FDA
PGR(孕酮受体)	chr11:101034566	是一种很重要的甾体激素	孕酮受体阳性的患者可能更能从他莫昔芬的治疗中获益	FDA

(三) 主要相关基因对药物疗效或不良反应的影响

根据 PharmGKB 数据库中他莫昔芬相关基因的证据级别以及国内临床实践经验,影响他莫昔芬疗效的主要相关基因为 *CYP2D6*、*ESR1*、*ESR2*、*PGR*、*F2* 和 *F5*,其中后四者均无与药物相关基因多态性,*CYP2D6* 代谢型的具体疗效和不良反应影响见表 4-168。

表 4-168　*CYP2D6* 代谢型对他莫昔芬疗效或不良反应的影响

基因	代谢型	双倍型	影响环节	证据级别	临床相关性
CYP2D6	/	*1/*1	疗效,代谢	1A	乳腺癌患者和 *1/*1 基因型 CYP2D6 正常代谢的患者可能有:①他莫昔芬代谢增加,导致内源性西芬浓度增加;②复发的可能性降低;③与有 2 个无功能等位基因(如 *CYP2D6**3、*4、*5、*6)或 1 个 *10 或 *41 等位基因与 1 个无功能等位基因或另 1 个 *10 或 *41 等位基因结合的患者相比,使用三苯氧胺辅助治疗可提高无复发生存率
	/	*10			
	/	*3			
	/	*4			
	/	*41			
	/	*5			
	/	*6			
CYP2D6	rs3892097	CC	疗效/毒性/不良反应	2A	接受他莫昔芬治疗的 CC 基因型患者:①与 TT 基因型患者相比,复发风险可能降低;②潮热的严重程度可能增加
		CT			
		TT			
CYP19A1	rs4646	AA	疗效	2B	与 AC 和 CC 基因型患者相比[有或无阿那曲唑、环磷酰胺、多西他赛、阿霉素、表柔比星(表阿霉素)、依西美坦、氟尿嘧啶、来曲唑、紫杉醇、放疗],接受他莫昔芬治疗的 AA 基因型乳腺癌患者中,绝经前妇女的治疗效果可能增加,绝经后妇女的治疗效果可能降低
		AC			
		CC			

(四) 临床用药指导

1. 指导临床用药的基因检测　根据相关基因与药物疗效的关系,建议检测 *CYP2D6* 相应代谢型,并检测乳腺癌肿瘤组织中 ER 是否为阳性,以指导他莫昔芬的精准治疗。

2. 指导临床用药的剂量调整　DPWG 指南基于 CYP2D6 代谢型对他莫昔芬给药的建议见表 4-169。建议据此调整他莫昔芬给药方案。

表 4-169　DPWG 基于 *CYP2D6*[#] 代谢型对他莫昔芬的给药建议

代谢型	给药建议
UM	无
IM	增加了乳腺癌复发的风险；需避免与 CYP2D6 抑制剂联用；绝经后妇女可考虑使用芳香化酶抑制剂
PM	增加了乳腺癌复发的风险；绝经后妇女可考虑使用芳香化酶抑制剂

[#] 具体单倍型分布频率及与代谢型的对应关系见附录 1。

3. 药物相互作用对疗效和不良反应的影响　他莫昔芬可能会增加硝苄香豆素的血清浓度从而提高出血的风险，因此应该避免两者联用。本药还可能增加华法林的血药浓度从而增加出血的风险，应避免联合用药。

4. 其他因素对疗效和不良反应的影响　FDA 在他莫昔芬的说明书中提到：他莫昔芬治疗可增加患者发生血栓疾病的风险，如果联合化疗可进一步提高风险，因此，有血栓病病史的患者在使用他莫昔芬时需要斟酌考量。但有研究认为，筛选出凝血因子 V Leiden（factor V leiden，FVL）和凝血因子 Ⅱ G20210A 突变的患者并不能从他莫昔芬治疗中获益。

【资料来源】

[1] https://www.PharmGKB.org/chemical/PA451581.

[2] http://www.ncbi.nlm.nih.gov/gene/1565.

[3] http://www.ncbi.nlm.nih.gov/gene/2099.

[4] http://www.ncbi.nlm.nih.gov/gene/2100.

[5] http://www.ncbi.nlm.nih.gov/gene/2147.

[6] http://www.ncbi.nlm.nih.gov/gene/2153.

[7] https://www.PharmGKB.org/download.do?objCls=Attachment&objId=Tamoxifen_6_27_2011.pdf.

[8] https://www.PharmGKB.org/download.do?objCls=Attachment&objId=Tamoxifen_HCSC_06_05_15.pdf.

[9] Swen JJ, Nijenhuis M, Boer A, et al. Pharmacogenetics: from bench to byte—an update of guidelines. Clinical Pharmacology & Therapeutics, 2011, 89(5): 662-673.

[10] http://www.ncbi.nlm.nih.gov/projects/SNP/snp_ref.cgi?rs=3892097.

二、阿那曲唑

（一）药物简介

阿那曲唑（anastrozole）为强效非甾体类芳香化酶抑制剂，可通过抑制细胞色素 P450 所依赖的芳香酶阻断雌激素的生物合成,降低血浆雌激素水平,产生抑制乳腺肿瘤生长的作用。本药可用于绝经后妇女的晚期乳腺癌治疗,以及绝经后妇女 ER 阳性或曾经接受 2~3 年他莫昔芬辅助治疗的绝经后妇女激素受体阳性的早期乳腺癌的辅助治疗。其不良反应多为轻度或中度,主要包括皮肤潮红、阴道干涩、头皮油脂过度分泌、胃肠功能紊乱、乏力、忧郁、头痛或皮疹等。

(二) 相关基因

目前已经发现与阿那曲唑相关的基因有 18 种,包括 *CYP19A1*、*TNFRSF11B*、*TUBB1*、*ESR1*、*MAP4K4*、*ABCB1*、*TNFSF11*、*UGT1A4* 等,其中 *CYP19A1*、*ESR1*、*ESR2* 和 *PGR*基因在各国药物说明书中有描述(表 4-170)。

表 4-170　阿那曲唑的主要相关基因

基因	染色体定位	主要功能	药物相关性	来源
ESR1(雌激素受体 1)	Chr6q25	是雌激素受体 α,具有调节雌激素水平的作用	阿那曲唑用于治疗 ER 阳性的乳腺癌。*ESR1* 基因多态性与阿那曲唑的不良反应肌肉骨骼疼痛发生相关	FDA HCSC
ESR2(雌激素受体 2)	Chr14q23.2	是雌激素受体 β,具有调节雌激素水平的作用	阿那曲唑用于治疗 ER 阳性的乳腺癌	FDA HCSC
PGR(孕酮受体,类固醇受体超家族成员之一)	Chr11q22-q23	孕酮发挥生理作用是通过其受体介导的	阿那曲唑用于治疗 ER 阳性的乳腺癌	FDA HCSC
CYP19A1(细胞色素酶 CYP450 第 19 亚家族 A 成员 1)	chr15: 51210647	是 CYP 酶系中重要的一种氧化代谢酶,参与多种药物的代谢	CYP19A1 的基因多态性影响他莫昔芬的疗效	**PharmGKB**

(三) 主要相关基因对药物疗效或不良反应的影响

FDA 和 HCSC 说明书均指出阿那曲唑用于绝经后 ER 阳性的妇女的晚期乳腺癌的一线治疗,强调用药前必须检测乳腺癌肿瘤组织中 ER 是否为阳性。

PharmGKB 数据库中指出 *CYP19A1*、*UGT1A4*、*ESR1* 等基因多态性与阿那曲唑代谢以及疗效的相关性,CYP19A1 证据级别为 2B,其他证据级别较低,且 FDA 和 HCSC 均未建议进行相应基因检测,仅予列出 *CYP19A1* 多态性与药物疗效关系(表 4-171)。

(四) 临床用药指导

1. 指导临床用药的基因检测　建议用药前必须检测乳腺癌肿瘤组织中 ER 是否为阳性,以指导阿那曲唑的精准治疗。

表 4-171 *CYP19A1* 代谢型对他莫昔芬疗效或不良反应的影响

基因	表型	双倍型	影响环节	证据级别	临床相关性
CYP19A1	rs4646	AA	疗效	2B	与 AC 和 CC 基因型患者相比,(有或无阿那曲唑、环磷酰胺、多西他赛、阿霉素、表柔比星、依西美坦、氟尿嘧啶、来曲唑、紫杉醇、放疗)在接受他莫昔芬治疗的 AA 基因型乳腺癌患者中,绝经前妇女的治疗效果可能增加,绝经后妇女的治疗效果可能降低
		AC			
		CC			

2. 指导临床用药的剂量 虽然阿那曲唑的血药浓度和疗效受 *UGT1A4* 和 *CYP19A1* 基因型的影响,但是目前暂无指导临床用药剂量的相关指南。

【资料来源】

[1] https://www.PharmGKB.org/chemical/PA448432.

[2] http://www.ncbi.nlm.nih.gov/gene/2099.

[3] http://www.ncbi.nlm.nih.gov/gene/2100.

[4] http://www.ncbi.nlm.nih.gov/gene/5241.

[5] https://www.PharmGKB.org/download.do?objCls=Attachment&objId=Anastrozole_12_16_2013_FDA.pdf.

[6] https://www.PharmGKB.org/download.do?objCls=Attachment&objId=Anastrozole_HCSC_05_05_15.pdf.

三、来曲唑

(一) 药物简介

来曲唑(letrozole)是高选择性非甾体类芳香酶抑制药类抗肿瘤药。本药通过竞争性地与 CYP450 酶亚单位的血红蛋白结合来抑制芳香化酶,导致雌激素在所有组织中的生物合成减少,从而消除雌激素对肿瘤生长的刺激作用。来曲唑可用于绝经后早期乳腺癌或已经接受他莫昔芬辅助治疗 5 年的绝经后早期乳腺癌的辅助治疗,以及绝经后 ER 阳性、孕激素受体阳性或受体状态不明的晚期乳腺癌的治疗。其不良反应主要有关节痛、肌痛、骨折、高血压、恶心、呕吐等。

(二) 相关基因

目前已经发现与来曲唑相关的基因有 10 种,包括 *TNFRSF11A*、*CYP19A1*、*ESR1*、*ESR2*、*TNFSF11*、*CYP2A6* 等。FDA 和 HCSC 提及了 *ESR1*、*ESR2* 和 *PGR*,但未提出相应基因检测。PMDA 提及 *CYP2A6* 基因在药物疗效及不良反应中的影响(表 4-172)。

表 4-172　来曲唑的主要相关基因

基因	染色体定位	主要功能	药物相关性	来源
ESR1（雌激素受体 1）	Chr6q25	是雌激素受体 α，具有调节雌激素水平的作用	与乳腺癌的发生、进展、转移及治疗反应等密切相关	FDA HCSC
ESR2（雌激素受体 2）	Chr14q23.2	是雌激素受体 β，具有调节雌激素水平的作用	与乳腺癌的发生、进展、转移及治疗反应等密切相关	HCSC
PGR（类固醇受体超家族成员之一）	Chr11q22-q23	编码蛋白介导孕激素的生理作用	来曲唑用于激素受体 PgR 阳性的乳腺癌患者	FDA HCSC
CYP2D6（细胞色素酶 CYP450 第二亚家族 D 成员 6）	Chr22q13.1	是 CYP 酶系中重要的一种氧化代谢酶，参与多种药物的代谢	CYP2D6 的基因多态性影响他莫昔芬的效应和不良反应的发生	PMDA

（三）主要相关基因对药物疗效或不良反应的影响

FDA 和 HCSC 说明书均指出来曲唑用于经他莫昔芬辅助治疗后的绝经后 ER 阳性妇女的早期浸润性乳腺癌的辅助治疗，强调用药前必须检测乳腺癌肿瘤组织中的 ER 是否为阳性。

来曲唑被代谢成一种药理学上不活跃的卡宾醇代谢产物，其葡萄糖醛酸结合物被肾排泄。体外实验表明，来曲唑在人肝微粒体中由 CYP3A4 和 CYP2A6 代谢。PDMAS 说明书指出，CYP2A6 慢代谢（CYP2A6*4、CYP2A6*7、CYP2A6*9 和 CYP2A6*10）的平均血药浓度高于快代谢（CYP2A6*1A 或 CYP2A6*1B）的两倍。

PharmGKB 数据库中指出 CYP19A1、CYP2A6、ESR1 等基因多态性与来曲唑代谢以及疗效的相关性，但证据级别较低，且 FDA 和 HCSC 均未建议相应的基因检测，故未予列出。

（四）临床用药指导

建议用药前必须检测乳腺癌肿瘤组织中 ER 是否为阳性，以指导来曲唑的精准治疗。

【资料来源】

［1］https://www.PharmGKB.org/chemical/PA450196.

［2］http://www.ncbi.nlm.nih.gov/gene/2099.

［3］http://www.ncbi.nlm.nih.gov/gene/2100.

［4］http://www.ncbi.nlm.nih.gov/gene/5241.

［5］https://www.PharmGKB.org/download.do?objCls=Attachment&objId=Letrozole_3_21_2013%27_FDA.pdf.

［6］https://www.PharmGKB.org/download.do?objCls=Attachment&objId=Letrozole_HCSC_06_02_15.pdf.

四、氟维司群

(一) 药物简介

氟维司群(fulvestrant)属于抗肿瘤药,为新型 ER 拮抗剂。本药可与内源性雌激素竞争结合 ER,相对亲和力为雌二醇的 89%,同时亦可抑制细胞芳香酶活性,故可能具有双重抗乳腺癌作用。氟维司群适用于抗雌激素治疗失败、激素受体阳性、绝经后妇女的晚期乳腺癌的内分泌治疗。其不良反应有注射部位疼痛、恶心、骨痛、关节炎、潮红、血管扩张、头痛、背痛等。

(二) 相关基因

目前已经发现与氟维司群相关的基因有 ESR1、ESR2、PGR、MKI67(表 4-173)。

表 4-173　氟维司群的主要相关基因

基因	染色体定位	主要功能	药物相关性	来源
ESR1(雌激素受体 1)	Chr6q25.1	是雌激素受体 α,具有调节雌激素水平的作用	氟维司群用于治疗 ER 阳性的绝经后妇女的乳腺癌	FDA EMA PMDA
ESR2(雌激素受体 2)	Chr14q23.2	是雌激素受体 β,具有调节雌激素水平的作用	氟维司群用于治疗 ER 阳性的绝经后妇女的乳腺癌	EMA PMDA
PGR(孕酮受体,类固醇受体超家族成员之一)	Chr11q22-q23	编码蛋白介导孕激素的生理作用	氟维司群用于治疗激素受体 PgR 阳性的乳腺癌	FDA
MKI67(增殖因子 ki-67 标记物)	Chr10q26.2	编码 ki-67(ki-67 提示细胞的增殖活跃程度)	该基因表达下调程度与氟维司群剂量相关	EMA

(三) 主要相关基因对药物疗效或不良反应的影响

各国药物说明书中均指出氟维司群适用于抗雌激素治疗失败、激素受体阳性、绝经后妇女的晚期乳腺癌的内分泌治疗,且与 ESR1、ESR2、PGR 基因相关,强调用药前必须检测乳腺癌肿瘤组织中的 ER 是否为阳性。

EMA 说明书中指出,MKI67 基因表达下调程度与氟维司群剂量相关。

(四) 临床用药指导

1. 指导临床用药的基因检测　建议用药前必须检测乳腺癌肿瘤组织中 ER 是否为阳性,以指导氟维司群的精准治疗。必要时可检测 MKI67 基因表达是否下调,酌情调整氟维司群剂量。

2. 药物相互作用对疗效和不良反应的影响　氟维司群经 CYP3A4 代谢,但酮康唑、利福平与氟维司群的相互作用研究结果表明,二者对氟维司群药代动力学无明显影响。因此,联合使用 CYP3A4 酶抑制剂或酶诱导剂的患者不需要调整氟维司群的剂量。

【资料来源】

[1] https://www.PharmGKB.org/chemical/PA164747170.

[2] http://www.ncbi.nlm.nih.gov/gene/2099.

[3] http://www.ncbi.nlm.nih.gov/gene/2100.

[4] http://www.ncbi.nlm.nih.gov/gene/5241.

[5] http://www.ncbi.nlm.nih.gov/gene/4288.

[6] https://www.PharmGKB.org/download.do?objCls=Attachment&objId=Fulvestrant_10_14_2013.pdf.

[7] https://www.PharmGKB.org/download.do?objCls=Attachment&objId=Faslodex_EMA_EPAR_Jan_09_2012.pdf.

[8] https://www.PharmGKB.org/download.do?objCls=Attachment&objId=Fulvestrant_PMDA_11_17_14.pdf.

五、依西美坦

(一) 药物简介

依西美坦(exemestane)为一种不可逆性甾体芳香酶灭活剂,属于抗肿瘤药。其结构上与该酶的自然底物雄烯二酮相似,为芳香酶的伪底物,可通过不可逆地与该酶的活性位点结合而使其失活,从而明显降低绝经妇女血液循环中的雌激素水平。本药可用于经他莫昔芬辅助治疗2~3 年后,绝经后 ER 阳性妇女的早期浸润性乳腺癌的辅助治疗,直至完成总共 5 年的辅助内分泌治疗。其不良反应常为轻至中度,常见潮热、恶心、关节痛、疲乏等。

(二) 相关基因

目前已经发现与依西美坦相关的基因有 13 种,包括 *CYP19A1*、*TUBB1*、*CYP3A4*、*MAP4K4*、*ESR1*、*AKR1C4*、*AKR1C3* 等。FDA 和 HCSC 提及了 *ESR1*、*ESR2* 和 *PGR*,但未提出相应基因检测。PharmGKB 提及 *CYP19A1* 有 2B 级证据(表 4-174)。

表 4-174 依西美坦的主要相关基因

基因	染色体定位	主要功能	药物相关性	来源
ESR1(雌激素受体 1)	Chr6q25.1	是雌激素受体 α,具有调节雌激素水平的作用	依西美坦用于治疗 ER 阳性的绝经后妇女的乳腺癌	FDA HCSC
ESR2(雌激素受体 2)	Chr14q23.2	是雌激素受体 β,具有调节雌激素水平的作用	依西美坦用于治疗 ER 阳性的绝经后妇女的乳腺癌	HCSC
PGR(孕酮受体,类固醇受体超家族成员之一)	Chr11q22-q23	编码蛋白介导孕激素的生理作用	依西美坦用于激素受体 PgR 阳性的乳腺癌患者	FDA

续表

基因	染色体定位	主要功能	药物相关性	来源
CYP19A1(细胞色素酶 CYP450 第 19 亚家族 A 成员 1)	chr15:51210647	是 CYP 酶系中重要的一种氧化代谢酶,参与多种药物的代谢	*CYP19A1* 的基因多态性影响依西美坦的疗效	PharmGKB

(三) 主要相关基因对药物疗效或不良反应的影响

FDA 和 HCSC 说明书均指出依西美坦用于经他莫昔芬辅助治疗 2~3 年后,绝经后 ER 阳性妇女的早期浸润性乳腺癌的辅助治疗,并强调用药前必须检测乳腺癌肿瘤组织中的 ER 是否为阳性。PharmGKB 数据库中列出 *CYP19A1* 多态性与药物疗效关系(表 4-175)。

表 4-175　*CYP19A1* 代谢型对他莫昔芬疗效或不良反应的影响

基因	表型	双倍型	影响环节	证据级别	临床相关性
CYP19A1	rs4646	AA AC CC	疗效	2B	与 AC 和 CC 基因型患者相比,(有或无阿那曲唑、环磷酰胺、多西他赛、阿霉素、表柔比星、依西美坦、氟尿嘧啶、来曲唑、紫杉醇、放疗)在接受他莫昔芬治疗的 AA 基因型乳腺癌患者中,绝经前妇女的治疗效果可能增加,绝经后妇女的治疗效果可能降低

(四) 临床用药指导

建议用药前必须检测乳腺癌肿瘤组织中 ER 是否为阳性,以指导依西美坦的精准治疗。

【资料来源】

[1] https://www.PharmGKB.org/chemical/PA449563.

[2] http://www.ncbi.nlm.nih.gov/gene/2099.

[3] http://www.ncbi.nlm.nih.gov/gene/2100.

[4] http://www.ncbi.nlm.nih.gov/gene/5241.

[5] https://www.PharmGKB.org/download.do?objCls=Attachment&objId=Exemestane_10_14_2013.pdf.

[6] https://www.PharmGKB.org/download.do?objCls=Attachment&objId=Exemestane_HCSC_06_01_15.pdf.

六、拉帕替尼

(一) 药物简介

拉帕替尼(lapatinib)是小分子 4- 苯胺基喹唑啉类受体酪氨酸激酶抑制剂,属于抗肿瘤药。本药可抑制细胞内酪氨酸激酶结构域的表皮生长因子受体(epithelial growth factor receptor,EGFR）——HER1（ERBB1）和 HER2（ERBB2）。拉帕替尼主要与卡培他滨联合治疗先前接受过化疗（包括安慈那环素、紫杉烷、曲妥珠单抗）并且 HER2 过度表达的晚期或转移性乳腺癌；或与来曲唑联用于治疗激素受体阳性且 HER2 过度表达的绝经期妇女转移性乳腺癌。其主要不良反应为恶心、呕吐、腹泻和皮疹等，可引起严重和致命的肝毒性。

（二）相关基因

目前已经发现与拉帕替尼相关的基因有 *ERBB2*、*HLA-DQA1* 和 *HLA-DRB1*，相关研究较多、证据较充分（表 4-176）。

表 4-176　拉帕替尼的主要相关基因

基因	染色体定位	主要功能	药物相关性	来源
ERBB2（人类表皮生长因子受体 2）	Chr17q12	与配体结合表皮生长因子受体家族成员形成异源二聚体，稳定和提高激酶介导的下游信号通路的活化	拉帕替尼用于治疗 *ERBB2* 过度表达的乳腺癌	FDA EMA PMDA HCSC
HLA-DQA1（人类白细胞抗原，HLA-Ⅱ类基因 DQA1 座）	Chr6p21.3	属于Ⅱ类分子的 α 链，在免疫系统中起着核心作用	可能影响拉帕替尼使用后肝损害不良反应的发生	FDA EMA HCSC
HLA-DRB1（人类白细胞抗原，HLA-Ⅱ类基因 DPB1 座）	Chr6p21.3	属于Ⅱ类分子的 β 链，在免疫系统中起着核心作用	可能影响使用拉帕替尼后肝损害不良反应的发生	FDA EMA HCSC

（三）主要相关基因对药物疗效或不良反应的影响

根据 PharmGKB 数据库中拉帕替尼相关基因的证据级别以及国内临床实践经验，影响拉帕替尼疗效的主要相关基因为 *ERBB2*、*HLA-DQA1* 和 *HLA-DRB1*。具体疗效和不良反应影响见表 4-177。其中，*ERBB2* 基因过度表达与药物疗效相关，而无具体基因多态性信息。

表 4-177　主要相关基因多态性对拉帕替尼疗效或不良反应的影响

基因	单倍型	白种人分布频率 /%	中国人群分布频率 /%	影响环节	证据级别	临床相关性
HLA-DQA1[#]	*02:01	15~25	23.3	毒性 / 不良反应	2B	与不携带者相比，携带 1 个或 2 个 *HLA-DQA1**02:01 等位基因的患者使用拉帕替尼可能会增加肝毒性的风险
HLA-DRB1[#]	*07:01	15~25	14.1~23.3	毒性 / 不良反应	3	与不携带者相比，携带 1 个或 2 个 *HLA-DRB1**07:01 等位基因的患者使用拉帕替尼可能会增加肝毒性的风险

[#]*HLA-DQA1**02:01 与 *HLA-DRB1**07:01 等位基因存在较强的连锁不平衡。

（四）临床用药指导

1. 指导临床用药的基因检测 根据与相关基因、药物疗效、不良反应的相关性以及在中国人中的分布频率特点,建议在行拉帕替尼治疗前检测肿瘤组织中 *ERBB2* 有无过度表达以及外周血中的 *HLA-DQA1*02:01* 和 *HLA-DRB1*07:01* 等位基因,以指导拉帕替尼的精准治疗。

2. 药物相互作用对疗效和不良反应的影响 拉帕替尼主要通过 CYP3A4 酶代谢,与该酶的强抑制剂或诱导剂联用可显著改变拉帕替尼的血药浓度,应尽量避免联用。如果必须联用CYP3A4 的强抑制剂或诱导剂,需要相应调整拉帕替尼的剂量。

【资料来源】

［1］https://www.PharmGKB.org/chemical/PA152241907.

［2］http://www.ncbi.nlm.nih.gov/gene/2064.

［3］http://www.ncbi.nlm.nih.gov/gene/3117.

［4］http://www.ncbi.nlm.nih.gov/gene/3123.

［5］https://www.PharmGKB.org/download.do?objCls=Attachment&objId=Lapatinib_06_01_15_FDA.pdf.

［6］https://www.PharmGKB.org/download.do?objCls=Attachment&objId=lapatinib_EMA_EPAR_April18th2013.pdf.

［7］https://www.PharmGKB.org/download.do?objCls=Attachment&objId=Lapatinib_PMDA_11_17_14.pdf.

［8］https://www.PharmGKB.org/download.do?objCls=Attachment&objId=Lapatinib_HCSC_06_02_15.pdf.

［9］HAN F,LIN L,LI J,et al.HLA-DQ association and allele competition in Chinese narcolepsy.Tissue Antigens,2012,80(4):328-335.

［10］http://www.allelefrequencies.net.

七、依维莫司

（一）药物简介

依维莫司(everolimus)为西罗莫司(雷帕霉素)的衍生物,是一种免疫抑制剂。本药可抑制 mTOR 激酶的活性,进而抑制蛋白质的合成、细胞增殖、血管生成及葡萄糖的吸收;亦可抑制低氧诱导因子的表达,减少血管内皮生长因子的表达。此外,本药还可抑制抗原和白细胞介素(IL-2 和 IL-5)的激活,并抑制 T、B 淋巴细胞的增殖。依维莫司主要用于治疗舒尼替尼或索拉菲尼治疗失败的晚期肾细胞癌、无法根治性切除伴结节硬化的室管膜下巨细胞星形细胞瘤、来曲唑和阿那曲唑治疗失败的 ER 阳性且人表皮生长因子受体(HER-2)阴性的绝经后晚期乳腺癌、无法手术切除的局部复发或远处转移的胰腺神经内分泌肿瘤和预防器官移植术后的免疫排斥。其最常见不良反应为口腔炎、非感染性肺炎、感染和肾衰竭。

（二）相关基因

目前已经发现与依维莫司相关的基因包括 *ERBB2*（HER2）、*ESR1*、*ABCB1*、*FGFR4*、*RPTOR*、*CYP3A5*、*PIK3R1*、*CYP3A4* 等。FDA、EMA 和 HCSC 提及了 *ESR1* 和 *ERBB2*，但未提出相应基因检测（表 4-178）。

表 4-178　依维莫司的主要相关基因

基因	染色体定位	主要功能	药物相关性	来源
ESR1（雌激素受体 1）	Chr6q25.1	是雌激素受体 α，具有调节雌激素水平的作用	依维莫司用于治疗 ER 阳性的绝经后妇女的晚期乳腺癌	FDA
ERBB2（别名为 HER2，erb-b2 受体酪氨酸激酶 2）	Chr17q12	是原癌基因 erbB-2 编码的 185kDa 细胞膜受体，与配体结合表皮生长因子受体家族成员形成异源二聚体，稳定和提高激酶介导的下游信号通路的活化	依维莫司用于治疗 HER2 阴性的绝经后妇女的晚期乳腺癌	FDA EMA HCSC

（三）主要相关基因对药物疗效或不良反应的影响

FDA、EMA 和 HCSC 说明书均指出依维莫司适用于 ER 阳性、HER2 阴性的乳腺癌患者，并强调用药前必须检测乳腺癌肿瘤组织中 ER 是否为阳性，HER2 是否为阴性。

（四）临床用药指导

1. 指导临床用药的基因检测　建议用药前必须检测乳腺癌肿瘤 ER 是否为阳性，HER2 是否为阴性，以指导依西美坦的精准治疗。

2. 药物相互作用对疗效和不良反应的影响　参与依维莫司代谢消除的主要酶是 CYP3A4 和 PgP，应避免联用 CYP3A4 和 PgP 强诱导剂及强抑制剂。当依维莫司与主要由 CYP3A4 和 PgP 代谢的药物联用时，后者可能需要减少剂量。

【资料来源】

［1］https://www.PharmGKB.org/chemical/PA164746311.

［2］http://www.ncbi.nlm.nih.gov/gene/2099.

［3］http://www.ncbi.nlm.nih.gov/gene/2064.

［4］https://www.PharmGKB.org/download.do?objCls=Attachment&objId=Everolimus_10_15_2012.pdf.

［5］https://www.PharmGKB.org/download.do?objCls=Attachment&objId=Afinitor_EMA_EPAR_Jan_09_2012.pdf.

［6］https://www.PharmGKB.org/download.do?objCls=Attachment&objId=Everolimus_HCSC_06_01_15.pdf.

八、昂丹司琼

(一) 药物简介

昂丹司琼(Ondansetron)化学名为 2,3- 二氢 -9- 甲基 -3- [(2- 甲基咪唑 -1- 基) 甲基]-4(1H) - 咔唑酮,为一种高度选择性的 5- 羟色胺(5-HT3) 受体拮抗剂,能抑制由化疗和放疗引起的恶心、呕吐,有高强度和高度选择性,能控制小肠及化学受体感受区(chemoreceptor trigger zone,CTZ)中受体受刺激而引起的呕吐,适用于预防或治疗由化疗(如顺铂、阿霉素等)和放疗引起的恶心、呕吐,也可用于预防和治疗手术后引起的恶心、呕吐。

(二) 相关基因

目前已经发现与昂丹司琼相关的基因包括 *CYP2D6*、*ABCB1*、*CYP3A5*、*SLC6A4* 等。FDA 提及了 *CYP2D6* 基因(表 4-179)。

表 4-179　昂丹司琼的主要相关基因

基因	染色体定位	主要功能	药物相关性	来源
CYP2D6(细胞色素酶 CYP450 第二亚家族 D 成员 6)	Chr22q13.1	是 CYP 酶系中重要的一种氧化代谢酶,参与多种药物的代谢	CYP2D6 的基因多态性影响昂丹司琼的效应和不良反应的发生	FDA PharmGKB
ABCB1(磷酸腺苷结合盒转运体超家族 B1)	Chr7q21.12	属于多耐药基因,利用 ATP 水解产生的能量将与其结合的底物(包括化学物质和药物等)主动泵出细胞外	影响昂丹司琼的疗效	PharmGKB

(三) 主要相关基因对药物疗效或不良反应的影响

FDA 说明书表明,昂丹司琼是 CYP2D6 的底物,详见表 4-180。

表 4-180　主要相关基因多态性对昂丹司琼疗效或不良反应的影响

基因	单倍型	SNP 位点	基因型	白种人分布频率 /%	中国人群分布频率 /%	影响环节	证据级别	临床相关性
ABCB1	/	rs2032582	AA	44.058	53.01	疗效	2A	与其他基因型患者相比,AA 基因型患者在接受昂丹司琼治疗后不久出现恶心和呕吐的比例降低
			AC	0	0			
			AT	0	0			
			CC	53.498	39.38			
			TT	2.444	7.61			
ABCB1	/	rs1045642	AA	54.685	51.96	疗效	2A	与 AG 或 GG 基因型患者相比,AA 基因型患者在接受昂丹司琼治疗后不久可能会出现恶心和呕吐
			AG	0	0			
			GG	45.315	48.04			

续表

基因	单倍型	SNP 位点	基因型	白种人分布频率 /%	中国人群分布频率 /%	影响环节	证据级别	临床相关性
CYP2D6	*1/*1	/	/	/	/	疗效	1A	与 CYP2D6 超快速代谢基因型(如 *1/*1XN)相比,快代谢基因型(如 *1/*1)、中间代谢基因型(如 *4/*10)或差代谢基因型(如 *4/*4)的患者对昂丹司琼药物的反应更大(导致化疗或麻醉后呕吐的风险降低)
	*1/*1xN	/	/	/	/			

(四) 临床用药指导

1. 指导临床用药的基因检测　基因复制与昂丹司琼较高的代谢和清除率有关,导致血浆浓度 - 时间曲线下面积较低。这在临床上转化为对昂丹司琼和托烷司琼的反应降低,尤其是在 CYP2D6 超快速代谢使用药物时呕吐的风险增加。如果已知 *CYP2D6* 基因型,则对 CYP2D6 超快速代谢的患者应考虑替代不由 CYP2D6 代谢的(如格拉尼司琼)5-HT3 受体拮抗剂抗呕吐药。基于 CYP2D6 代谢型 / 基因型的昂丹司琼给药建议见表 4-181。

表 4-181　基于 *CYP2D6* 代谢型 / 基因型的昂丹司琼给药建议

CYP2D6 代谢型	活性评分	二倍体	治疗建议	建议的分级	替代 5-HT3 受体拮抗剂抗呕吐药的考虑
UM	>2.0	*1/*1xN,*1/*2xN,*2/*2xN	选择主要不由 CYP2D6 代谢的替代药物(即 granisetron)	中等	多乐司琼、帕罗诺塞隆和雷莫司琼也被 CYP2D6 代谢(关于利用 CYP2D6 基因变异来指导这些药物的使用的证据有限)
EM	2.0~1.0	*1/*1,*1/*2,*1/*4,*1/*5,*1/*9,*1/*41,*2/*2,*41/*41	用推荐的起始剂量开始治疗	强	
IM	0.5	*4/*10,*4/*41,*5/*9	*CYP2D6* 基因型对临床影响的证据不足,用推荐的起始剂量开始治疗	没有建议	
PM	0	*3/*4,*4/*4,*5/*5,*5/*6	*CYP2D6* 基因型对临床影响的证据不足,用推荐的起始剂量开始治疗	没有建议	

2. 药物相互作用对疗效和不良反应的影响 FDA 说明书表明,该药物是 CYP2D6 的底物。然而,该药物的药代动力学在慢代谢和快代谢的 CYP2D6 之间没有差异。

【资料来源】

[1] https://www.PharmGKB.org/chemical/PA164746311.

[2] http://www.ncbi.nlm.nih.gov/gene/2099.

[3] http://www.ncbi.nlm.nih.gov/gene/2064.

[4] https://www.PharmGKB.org/download.do?objCls=Attachment&objId=Everolimus_10_15_2012.pdf.

[5] https://www.PharmGKB.org/download.do?objCls=Attachment&objId=Afinitor_EMA_EPAR_Jan_09_2012.pdf.

[6] https://www.PharmGKB.org/download.do?objCls=Attachment&objId=Everolimus_HCSC_06_01_15.pdf.

九、帕洛诺司琼

(一) 药物简介

帕洛诺司琼(palonosetron)是选择性 5- 羟色胺 3 受体(5-HT3)拮抗剂,对 5-HT3 受体有高选择性拮抗作用,可阻断呕吐反射中枢外周神经元的突触前 5-HT3 受体的兴奋,并且直接影响中枢神经系统内 5-HT3 受体传递的迷走神经传入后区的作用,阻断肠道中迷走神经末梢,阻止信号传递到 5-HT3 受体触发区,减少呕吐和恶心的发生率,但对已发生的恶心、呕吐效果较差。帕洛诺司琼半衰期较长,故对化疗诱发的急、慢性呕吐均有效,临床用于预防在实施中度或重度致呕吐性化疗方案时所引起的急性和迟发性呕吐。

(二) 相关基因

目前已经发现与帕洛诺司琼相关的基因包括 CYP2D6、ERCC1,但未提出相应基因检测(表 4-182)。

表 4-182　帕洛诺司琼的主要相关基因

基因	染色体定位	主要功能	药物相关性	来源
CYP2D6(细胞色素酶 CYP450 第二亚家族 D 成员 6)	Chr22q13.1	是 CYP 酶系中重要的一种氧化代谢酶,参与多种药物的代谢	CYP2D6 的基因多态性影响昂丹司琼的效应和不良反应的发生	FDA

(三) 主要相关基因对药物疗效或不良反应的影响

FDA 说明书表明,该药物是 CYP2D6 的底物。然而,该药物的药代动力学在慢代谢和快代谢的 CYP2D6 之间没有差异。

【资料来源】

https://www.pharmgkb.org/chemical/PA10352/label/PA166160052.

（王晓伟　房文通　郭　苗　刘香芳　苏　晨）

第 19 节　抗细菌药

一、磺胺甲𫫇唑

（一）药物简介

磺胺甲𫫇唑（sulfamethoxazole，SMZ）是一种广谱抗生素，对大多数革兰氏阳性和革兰氏阴性菌都有抑制作用。本药主要用于治疗敏感菌引起的尿路感染、呼吸系统感染、肠道感染、胆道感染及局部软组织或创面感染等。磺胺药在体内的代谢产物乙酰化物的溶解度低，容易在尿道中析出结晶而致结晶尿、血尿及闭尿等，大剂量应用时宜与碳酸氢钠同服。与增效剂甲氧苄啶（trimethoprim，TMP）联用，其抗菌效能有明显增强，可增加数倍至数十倍。本药可用于治疗扁桃体炎、急性支气管炎、肺部感染、尿路感染、皮肤化脓性感染、菌痢及伤寒等。其主要不良反应为过敏性皮炎，需要格外注意磺胺甲𫫇唑引起的致命性溶血性贫血。

（二）相关基因

目前已经发现与磺胺甲𫫇唑相关的基因有 4 种，即 G6PD、NAT2、HLA-C 和 HLA-B。其中 G6PD、NAT2 相关研究较多、证据较充分（表 4-183）。

表 4-183　磺胺甲𫫇唑的主要相关基因

基因	染色体定位	主要功能	药物相关性	来源
G6PD（葡萄糖 -6- 磷酸脱氢酶）	ChrXq28	G6PD 是一种存在于人体红细胞内，协助葡萄糖进行新陈代谢的酶，在代谢过程中会产生还原型辅酶 II（nicotinamide adenine dinucleotide phosphate，NADPH）的物质	G6PD 缺乏主要引起使用磺胺甲𫫇唑使用后不良反应的发生，如溶血性贫血	FDA PMDA HCSC
NAT2（N- 乙酰基转移酶 2）	Chr8p22	是药物在体内乙酰化代谢的关键酶	可能与磺胺甲𫫇唑疗效以及不良反应的发生存在相关性	FDA

（三）主要相关基因对药物疗效或不良反应的影响

尽管 PharmGKB 数据库中列出的主要相关基因多态性对临床用药影响的证据级别较低，但各国药物说明书中均指出 G6PD 基因缺陷可引起磺胺甲𫫇唑使用后不良反应的发生。在不同人种中,*G6PD* 基因的分布频率明显不同。在美国黑种人中分布频率为 10%~11%,库尔德犹太人分布频率高达 70%,在中国人群中分布频率为 0.5%~16.7%。此外,有研究显示,*HLA-C* *06:02:01:01、*HLA-C* *08:01 和 *HLA-B* *15:02:01 基因变异可能会引起磺胺甲噁唑联合 TMP 使用后的中毒性表皮坏死松解症和 Stevens-Johnson 综合征。

(四) 临床用药指导

1. 指导临床用药的基因检测　根据相关基因与药物不良反应的关系,建议检测是否存在 *G6PD* 基因缺陷,以指导磺胺甲噁唑的精准治疗。G6PD 功能缺陷可由 *G6PD* 基因的一系列变异引起,通过酶活性检测或遗传学检测发现。

2. 对药物选择的影响　美国 FDA 建议 G6PD 功能缺陷的患者慎用磺胺甲噁唑,因其可引起溶血性贫血风险,应考虑使用非磺胺类药物替代治疗。

3. 药物相互作用对疗效和不良反应的影响　磺胺甲噁唑是 CYP2C9 抑制剂,与其他 CYP2C9 底物(如华法林)联用可增强后者的抗凝作用。

【资料来源】

[1] https://www.PharmGKB.org/chemical/PA451544.

[2] http://www.ncbi.nlm.nih.gov/gene/2539.

[3] https://www.PharmGKB.org/download.do?objCls=Attachment&objId=Sulfamethoxazole_and_Trimethoprim_1_15_2014_FDA.pdf.

[4] https://www.PharmGKB.org/download.do?objCls=Attachment&objId=Sulfamethoxazole_and_trimethoprim_HCSC_06_05_15.pdf.

[5] BEUTLER E. G6PD deficiency. Blood,1994,84(11):3613-3636.

[6] HU R,LIN M,YE J,et al. Molecular epidemiological investigation of G6PD deficiency by a gene chip among Chinese Hakka of southern Jiangxi province. Int J Clin Exp Pathol,2015,8(11):15013-15018.

[7] YAN T,CAI R,MO O,et al. Incidence and complete molecular characterization of glucose-6-phosphate dehydrogenase deficiency in the Guangxi Zhuang autonomous region of southern China:description of four novel mutations. Haematologica,2006,91(10):1321-1328.

[8] CHIU DT,ZUO L,CHAO L,et al. Molecular characterization of glucose-6-phosphate dehydrogenase(G6PD)deficiency in patients of Chinese descent and identification of new base substitutions in the human G6PD gene. Blood,1993,81(8):2150-2154.

[9] KONGPAN T,MAHASIRIMONGKOL S,KONYOUNG P,et al. Candidate HLA genes for prediction of co-trimoxazole-induced severe cutaneous reactions. Pharmacogenetics & Genomics,2015,25(8):531-547.

二、磺胺米隆

（一）药物简介

磺胺米隆(mafenide)是磺胺类广谱抑菌剂,结构上类似对氨基苯甲酸(para-aminobenzoic acid,PABA),可与 PABA 竞争性作用于细菌体内的二氢叶酸合成酶,从而阻止 PABA 作为原料合成细菌所需叶酸的过程,对多种革兰氏阴性及阳性菌都有效,对绿脓杆菌有较强作用。本药不受脓液、坏死组织、对氨苯甲酸等的影响,并能迅速渗入创面及焦痂,因此局部应用于烧伤感染及化脓创面较为适宜。其主要不良反应为过敏性皮炎。需要格外注意磺胺米隆引起的致命性溶血性贫血。

（二）相关基因

目前已经发现与磺胺米隆相关的基因主要为 *G6PD*(表 4-184)。

表 4-184　磺胺米隆的主要相关基因

基因	染色体定位	主要功能	药物相关性	来源
G6PD(葡萄糖 -6- 磷 酸脱氢酶)	ChrXq28	G6PD 是一种存在于人体红细胞内,协助葡萄糖进行新陈代谢的酶素,在代谢过程中会产生 NADPH 的物质	G6PD 缺乏主要引起磺胺米隆使用后不良反应的发生,如溶血性贫血	FDA

（三）主要相关基因对药物疗效或不良反应的影响

尽管 PharmGKB 中未列出主要相关基因多态性对临床用药影响的证据,但 FDA 药物说明书指出 *G6PD* 基因缺陷可引起磺胺米隆使用后不良反应的发生。在不同人种中,*G6PD* 基因的分布频率明显不同。在美国黑种人中分布频率为 10%~11%,库尔德犹太人分布频率高达 70%,在中国人群中分布频率为 0.5%~16.7%。

（四）临床用药指导

1. 指导临床用药的基因检测　根据相关基因与药物不良反应的关系,建议检测是否存在 *G6PD* 基因缺陷,以指导磺胺米隆的精准治疗。G6PD 功能缺陷可由 *G6PD* 基因的一系列变异引起,通过酶活性检测或遗传学检测发现。

2. 对药物选择的影响　FDA 建议 G6PD 功能缺陷的患者需要慎用磺胺米隆,因其可引起溶血性贫血风险,应考虑使用非磺胺类药物替代治疗。

【资料来源】

[1] https://www. PharmGKB. org/chemical/PA166114925.

[2] http://www. ncbi. nlm. nih. gov/gene/2539.

[3] https://www. PharmGKB. org/download. do?objCls=Attachment&objId=Mafenide_12_17_2013_FDA.pdf.

［4］BEUTLER E. G6PD deficiency. Blood, 1994, 84(11): 3613-3636.

［5］HU R, LIN M, Ye J, et al. Molecular epidemiological investigation of G6PD deficiency by a gene chip among Chinese Hakka of southern Jiangxi province. Int J Clin Exp Pathol, 2015, 8(11): 15013-150138.

［6］YAN T, CAI R, MO O, et al. Incidence and complete molecular characterization of glucose-6-phosphate dehydrogenase deficiency in the Guangxi Zhuang autonomous region of southern China: description of four novel mutations. Haematologica, 2006, 91(10): 1321-1328.

［7］CHIU DT, ZUO L, CHAO L, et al. Molecular characterization of glucose-6-phosphate dehydrogenase(G6PD)deficiency in patients of Chinese descent and identification of new base substitutions in the human G6PD gene. Blood, 1993, 81(8): 2150-2154.

三、磺胺嘧啶

（一）药物简介

磺胺嘧啶（sulfadiazine）是磺胺类广谱抑菌剂，其作用机制是在结构上类似对氨基苯甲酸（PABA），可与 PABA 竞争性作用于细菌体内的二氢叶酸合成酶，从而阻止 PABA 作为原料合成细菌所需要的四氢叶酸，进而抑制细菌蛋白质的合成而起抗菌作用。本药可用于脑膜炎球菌所致脑膜炎的预防及治疗，也可用于上呼吸道感染、中耳炎、痈、疖及产褥热等疾病的治疗。由于目前许多临床常见病原菌对本类药物耐药，故磺胺嘧啶仅用于敏感细菌及其他敏感病原微生物所致的感染。其主要不良反应为过敏性皮炎。需要格外注意磺胺嘧啶引起的致命性溶血性贫血。

（二）相关基因

目前已经发现与磺胺嘧啶相关的基因主要为 G6PD（表 4-185）。

表 4-185　磺胺嘧啶的主要相关基因

基因	染色体定位	主要功能	药物相关性	来源
G6PD（葡萄糖-6-磷酸脱氢酶）	ChrXq28	G6PD 是一种存在于人体红细胞内，协助葡萄糖进行新陈代谢的酶，在代谢过程中会产生 NADPH 的物质	G6PD 缺乏主要引起磺胺嘧啶使用后不良反应的发生，如溶血性贫血	FDA PMDA HCSC

（三）主要相关基因对药物疗效或不良反应的影响

尽管 PharmGKB 数据库中未列出主要相关基因多态性对临床用药影响的证据，但 FDA、PMDA 和 HCSC 药物说明书均指出 *G6PD* 基因缺陷可引起磺胺嘧啶使用后不良反应的发生。在不同人种中，*G6PD* 基因的分布频率明显不同。在美国黑种人中分布频率为 10%~11%，库尔德犹太人分布频率高达 70%，在中国人群中分布频率为 0.5%~16.7%。

（四）临床用药指导

1. 指导临床用药的基因检测　根据相关基因与药物不良反应的关系，建议检测是否存在

G6PD 基因缺陷,以指导磺胺嘧啶的精准治疗。G6PD 功能缺陷可由 *G6PD* 基因的一系列变异引起,通过酶活性检测或遗传学检测发现。

2. 对药物选择的影响 FDA、PMDA 和 HCSC 建议 G6PD 功能缺陷的患者需要慎用磺胺嘧啶,因其可引起溶血性贫血风险,应考虑使用非磺胺类药物替代治疗。

【资料来源】

[1] https://www. PharmGKB. org/chemical/PA451539.

[2] http://www. ncbi. nlm. nih. gov/gene/2539.

[3] https://www. PharmGKB. org/download. do?objCls=Attachment&objId=Sulfadiazine_FDA_drug_label_11_29_2012. pdf.

[4] https://www. PharmGKB. org/download. do?objCls=Attachment&objId=Sulfadiazine_HCSC_06_05_15. pdf.

[5] BEUTLER E. G6PD deficiency. Blood,1994,84(11):3613-3636.

[6] HU R,LIN M,YE J,et al. Molecular epidemiological investigation of G6PD deficiency by a gene chip among Chinese Hakka of southern Jiangxi province. Int J Clin Exp Pathol,2015, 8(11):15013-15018.

[7] YAN T,CAI R,MO O,et al. Incidence and complete molecular characterization of glucose-6-phosphate dehydrogenase deficiency in the Guangxi Zhuang autonomous region of southern China:description of four novel mutations. Haematologica,2006;91(10):1321-1328.

[8] CHIU DT,ZUO L,CHAO L,et al. Molecular characterization of glucose-6-phosphate dehydrogenase(G6PD)deficiency in patients of Chinese descent and identification of new base substitutions in the human G6PD gene. Blood,1993,81(8):2150-2154.

四、柳氮磺吡啶

(一) 药物简介

柳氮磺吡啶(sulfasalazine)是抗炎、抗风湿药,也是合成的磺胺类抗菌药。本药为水杨酸与磺胺吡啶(sulfapyridine,SP)的偶氮化合物。SP 有微弱的抗菌作用,在药物分子中起载体作用,阻止 5- 氨基水杨酸(5-aminosalicylic acid,5-ASA)在胃和十二指肠部位吸收。5-ASA 发挥抗菌、抗炎和免疫抑制作用。柳氮磺吡啶主要用于治疗溃疡性结肠炎、克罗恩病以及类风湿性关节炎。其常见不良反应有胃肠道反应,如恶心、呕吐、食欲减退、腹痛、腹泻等,也可发生头痛、心悸和药疹等。

(二) 相关基因

目前已经发现与柳氮磺吡啶相关的基因有 4 种,包括 *G6PD*、*HLA-B*、*ABCG2*、*NAT2*,其中 *G6PD* 基因在各国药物说明书中提及,*NAT-2* 在 FDA 说明书中提及(表 4-186)。

表 4-186　柳氮磺嘧啶的主要相关基因

基因	染色体定位	主要功能	药物相关性	来源
G6PD（葡萄糖 -6-磷酸脱氢酶）	ChrXq28	G6PD 是一种存在于人体红细胞内,协助葡萄糖进行新陈代谢的酶素,在代谢过程中会产生 NADPH 的物质	G6PD 缺乏主要引起柳氮磺吡啶使用后不良反应的发生,如溶血性贫血	FDA PMDA HCSC
NAT2（N- 乙酰基转移酶 2）	Chr8p22	是药物在体内乙酰化代谢的关键酶	可能与磺胺甲噁唑疗效以及不良反应的发生存在相关性	FDA

（三）主要相关基因对药物疗效或不良反应的影响

尽管 PharmGKB 数据库中未列出 G6PD 主要相关基因多态性对临床用药影响的证据,但 FDA、PMDA 和 HCSC 药物说明书均指出 G6PD 基因缺陷可引起柳氮磺嘧啶使用后不良反应的发生。在不同人种中,G6PD 基因的分布频率明显不同。在美国黑种人中分布频率为 10%~11%,库尔德犹太人分布频率高达 70%,在中国人群中分布频率为 0.5%~16.7%。此外,有研究显示,HLA-B *39:01:01:01 和 HLA-B *13:01:01 基因变异可能会引起柳氮磺吡啶使用后的伴有嗜酸粒细胞增多的药物反应和全身症状。ABCG2 的 rs2231142 基因变异可能会影响柳氮磺吡啶的代谢和疗效。

（四）临床用药指导

根据相关基因与药物及不良反应的关系,建议检测是否存在 G6PD 基因缺陷,以指导柳氮磺吡啶的精准治疗。G6PD 功能缺陷可由 G6PD 基因的一系列变异引起,通过酶活性检测或遗传学检测发现。

尽管 FDA 和 HCSC 说明书中未特别注明需要基因检测,但 FDA 仍强调 G6PD 功能缺陷患者应警惕此药引起溶血性贫血的风险,而且此反应常与剂量相关。如果出现毒性反应或高敏反应,应立即停止服用。

【资料来源】

［1］https://www. PharmGKB. org/chemical/PA451547.

［2］http://www. ncbi. nlm. nih. gov/gene/2539.

［3］https://www. PharmGKB. org/download. do?objCls=Attachment&objId=Sulfasalazine_FDA_drug_label_11_29_2012.

［4］https://www. PharmGKB. org/download. do?objCls=Attachment&objId=Sulfasalazine_HCSC_06_05_15.

［5］CAPPELLINI MD,FIORELLI G. Glucose-6-phosphate dehydrogenase deficiency. Lancet,2008,371:64-74.

［6］BEUTLER E. G6PD deficiency. Blood,1994,84（11）:3613-3636.

［7］HU R,LIN M,YE J,et al. Molecular epidemiological investigation of G6PD deficiency by a gene chip among Chinese Hakka of southern Jiangxi province. Int J Clin Exp Pathol, 2015, 8(11):15013-15018.

[8] YAN T, CAI R, MO O, et al. Incidence and complete molecular characterization of glucose-6-phosphate dehydrogenase deficiency in the Guangxi Zhuang autonomous region of southern China:description of four novel mutations. Haematologica, 2006, 91(10):1321-1328.

[9] CHIU DT, ZUO L, CHAO L, et al. Molecular characterization of glucose-6-phosphate dehydrogenase(G6PD)deficiency in patients of Chinese descent and identification of new base substitutions in the human G6PD gene. Blood, 1993, 81(8):2150-2154.

[10] YANG F, GU B, ZHANG L, et al. HLA-B*13:01 is associated with salazosulfapyridine-induced drug rash with eosinophilia and systemic symptoms in Chinese Han population. Pharmacogenomics, 2014, 15(11):1461-1469.

[11] WARE J, NAKAI Y, YAMASAKI Y, et al. Pharmacogenetic characterization of sulfasalazine disposition based on NAT2 and ABCG2(BCRP)gene polymorphisms in humans. Clinical Pharmacology & Therapeutics, 2008, 84(1):95-103.

五、异烟肼

(一) 药物简介

异烟肼(isoniazid)是临床常用的抗结核药物之一,是一种具有杀菌作用的合成抗菌药,只对分枝杆菌(主要是生长繁殖期的细菌)有效。本药单用适用于各型结核病的预防。其不良反应主要为肝毒性。

(二) 相关基因

目前已经发现与异烟肼相关的基因有 12 种,即 *NAT2*、*TNF*、*NOS2*、*MAFK*、*GSTT1*、*XPO1*、*CYP2B6*、*GSTP1*、*BACH1*、*ABCB1*、*GSTM1* 和 *STAT3*,其中 *NAT2* 相关研究较多、证据较充分(表 4-187)。

表 4-187　异烟肼的主要相关基因

基因	染色体定位	主要功能	药物相关性	来源
NAT2(N- 乙酰基转移酶 2)	Chr8:p22	药物在体内乙酰化代谢的关键酶	异烟肼在肝脏主要由 NAT2 代谢,NAT2 酶活性下降会导致异烟肼的肝毒性物质生成增多	FDA PMDA

(三) 主要相关基因对药物疗效或不良反应的影响

1. 根据 PharmGKB 数据库中异烟肼相关基因的证据级别以及国内临床实践经验,影响异烟肼疗效的主要相关基因为 *NAT2*。具体疗效和不良反应影响见表 4-188。

2. 乙酰化代谢型与 *NAT* 双倍型的对应关系以及代谢型在中国人群中的分布频率见表 4-189。

表 4-188　主要相关基因多态性对异烟肼疗效或不良反应的影响

基因	单倍型	SNP 位点	基因型	白种人分布频率 /%	中国人群分布频率 /%	影响环节	证据级别	临床相关性
NAT2	*12	rs1208	AA	33.3	95.6	代谢 / 不良反应	2A	携带 1 个或 2 个快速或中间乙酰化等位基因 *4/*12/*13 的患者，与携带 2 个慢乙酰化等位基因 *5/*6/*7/*14 的患者相比，服用异烟肼后体内代谢较快，血药浓度较低，发现不良反应（药物毒性反应、肝炎、肝毒性等）的风险较低
			AG	48.3	4.4			
			GG	18.3	0			
	*13	rs1041983	CC	51.3	39.5			
			CT	37.2	44.2			
			TT	11.5	16.3			
	*14#	rs1801279	AA	0	0			
			AG	2.7	0			
			GG	97.8	100			
	*4&	/	/	/	/			
	*5	rs1801280	CC	18.3	0			
			CT	51.6	4.4			
			TT	30.0	95.6			
	*6	rs1799930	AA	11.5	9.3			
			AG	35.4	16.3			
			GG	53.1	74.4			
	*7	rs1799931	AA	0	2.2			
			AG	3.3	40.0			
			GG	96.7	57.8			

#*14 在中国人群中无突变。

&*4 为野生型，即无突变。

表 4-189　NAT 双倍型与代谢型的对应关系以及代谢型在中国人群中的分布频率

代谢型	双倍型	在中国人中的分布频率 /%
EM（乙酰化快代谢型）	*4/*4、*4/*12、*4/*13、*12/*12、*12/*13、*13/*13	15.8%
IM（乙酰化中间代谢型）	*4/*5、*4/*6、*4/*7、*12/*5、*12/*6、*12/*7、*13/*5、*13/*6、*13/*7	44.7%
PM（乙酰化慢代谢型）	*5/*5、*6/*6、*7/*7、*5/*6、*5/*7、*6/*7	39.5%

（四）临床用药指导

1. 指导临床用药的基因检测　根据相关基因与药物疗效、不良反应的关系以及在中国人群的分布频率，建议检测 NAT2 相关基因型，以指导异烟肼的精准治疗。

2. 指导临床用药的剂量　FDA 说明书中提到,乙酰化慢代谢型患者由于血药浓度升高,出现毒性的风险更大。乙酰化水平可以通过测定 *NAT2* 基因多态性得知。本着先安全、再有效的原则,推荐如下剂量:①乙酰化快代谢型患者,按 7.5mg/kg 给药;②乙酰化中间代谢型患者,按 5.0mg/kg 给药;③乙酰化慢代谢型患者,按 2.5mg/kg 给药。

3. 药物相互作用对疗效和不良反应的影响　本药可抑制细胞色素 CYP3A 介导的艾司唑仑代谢,联用可升高艾司唑仑的血药浓度,增加中毒的风险。联用时应监测苯二氮䓬类药物的中毒症状(如镇静、头晕、共济失调、软弱、认知能力和运动功能减退),如果出现以上症状,应减小艾司唑仑的剂量,并考虑换用劳拉西泮、奥沙西泮、替马西泮。

【资料来源】

[1] https://www.PharmGKB.org/label/PA166104850.

[2] http://www.ncbi.nlm.nih.gov/gene/10.

[3] https://www.PharmGKB.org/download.do?objCls=Attachment&objId=Rifampin_isoniazid_Pyrazinamide_FDA_label_Oct_20_2013.pdf.

[4] http://www.ncbi.nlm.nih.gov/projects/SNP/snp_ref.cgi?rs=1208.

[5] http://www.ncbi.nlm.nih.gov/projects/SNP/snp_ref.cgi?rs=1041983.

[6] http://www.ncbi.nlm.nih.gov/projects/SNP/snp_ref.cgi?rs=1801279.

[7] http://www.ncbi.nlm.nih.gov/projects/SNP/snp_ref.cgi?rs=1801280.

[8] http://www.ncbi.nlm.nih.gov/projects/SNP/snp_ref.cgi?rs=1799930.

[9] http://www.ncbi.nlm.nih.gov/projects/SNP/snp_ref.cgi?rs=1799931.

[10] CHREN B,LI JH,XU YM,et al. The influence of NAT2 genotypes on the plasma concentration of isoniazid and acetylisoniazid in Chinese pulmonary tuberculosis patients. Clinical Chimicaacta,2006,365:104-108.

[11] MARTINA KINZIG-SCHIPPERS,DOROTA TOMALIK-SCHARTE,ALEXANDER JETTER,et al. Should we use N-acetyltransferase type 2 genotyping to personalize isoniazid doses?Antimicrobial Agents and Chemotherapy,2005,49(5):1733-1738.

六、萘啶酸

(一) 药物简介

萘啶酸(nalidixic acid)是第一代喹诺酮类抗菌药,通过抑制细菌 DNA 回旋酶,阻碍 DNA 合成而导致细菌死亡。本药适用于敏感革兰氏阴性杆菌(如大肠埃希菌、肠杆菌属、克雷伯菌属、变形杆菌属等)所致尿路感染的治疗。其不良反应主要为胃肠道反应、中枢神经系统反应、过敏反应和光敏反应等,偶可见溶血性贫血。

(二) 相关基因

目前已经发现与萘啶酸相关的基因主要为 *G6PD* (表 4-190)。

表 4-190　萘啶酸的主要相关基因

基因	染色体定位	主要功能	药物相关性	来源
G6PD（葡萄糖 -6-磷酸脱氢酶）基因	ChrXq28	催化 6- 磷酸葡萄糖脱氢，形成 6- 磷酸葡糖酸，参与糖酵解途径和磷酸戊糖途径	G6PD 缺乏主要引起萘啶酸使用后不良反应的发生，如溶血性贫血	FDA PMDA

（三）主要相关基因对药物疗效或不良反应的影响

尽管 PharmGKB 数据库中未列出主要相关基因多态性对临床用药影响的证据，但各国药物说明书均指出 G6PD 基因缺陷可引起萘啶酸使用后不良反应的发生。在不同人种中，G6PD 基因的分布频率明显不同。在美国黑种人中分布频率为 10%~11%，库尔德犹太人分布频率高达 70%，在中国人群中分布频率为 0.5%~16.7%。

（四）临床用药指导

根据相关基因与药物不良反应的关系，建议检测是否存在 G6PD 基因缺陷，以指导萘啶酸的精准治疗。G6PD 功能缺陷可由 G6PD 基因的一系列变异引起，通过酶活性检测或遗传学检测发现。

【资料来源】

［1］https://www. PharmGKB. org/chemical/PA164746384.

［2］http://www. ncbi. nlm. nih. gov/gene/2539.

［3］https://www. PharmGKB. org/download. do?objCls=Attachment&objId=Nalidixic_Acid_12_18_2013_FDA. pdf.

［4］NKHOMA ET，POOLE C，VANNAPAGARI V，et al. The global prevalence of glucose-6-phosphate dehydrogenase deficiency：a systematic review and meta-analysis. Blood Cells，Molecules and Diseases，2009，42：267-278.

［5］BEUTLER E. G6PD deficiency. Blood，1994，84（11）：3613-3636.

［6］HU R，LIN M，YE J，et al. Molecular epidemiological investigation of G6PD deficiency by a gene chip among Chinese Hakka of southern Jiangxi province. Int J Clin Exp Pathol，2015，8（11）：15013-15018.

［7］YAN T，CAI R，Mo O，et al. Incidence and complete molecular characterization of glucose-6-phosphate dehydrogenase deficiency in the Guangxi Zhuang autonomous region of southern China：description of four novel mutations. Haematologica，2006，91（10）：1321-1328.

［8］CHIU DT，ZUO L，CHAO L，et al. Molecular characterization of glucose-6-phosphate dehydrogenase（G6PD）deficiency in patients of Chinese descent and identification of new base substitutions in the human G6PD gene. Blood，1993，81（8）：2150-2154.

七、诺氟沙星

（一）药物简介

诺氟沙星（norfloxacin）是第三代喹诺酮类抗菌药，具有广谱抗菌作用，尤其对需氧革兰氏阴性杆菌的抗菌活性高。本药适用于敏感菌所致的尿路感染、淋病、前列腺炎、肠道感染和伤寒及其他沙门菌感染的治疗。其不良反应包括 Q-T 间期延长、关节疼痛、皮疹等。此药对未成年人骨骼形成有延缓作用，会影响到发育，故未成年人禁止服用。

（二）相关基因

目前已经发现与诺氟沙星相关的基因主要为 *G6PD*（表 4-191）。

表 4-191　诺氟沙星的主要相关基因

基因	染色体定位	主要功能	药物相关性	来源
G6PD（葡萄糖 -6- 磷酸脱氢酶）	ChrXq28	G6PD 是一种存在于人体红细胞内，协助葡萄糖进行新陈代谢的酶素，在代谢过程中会产生 NADPH 的物质	G6PD 缺乏主要引起诺氟沙星使用后不良反应的发生，如溶血性贫血	FDA HCSC

（三）主要相关基因对药物疗效或不良反应的影响

尽管 PharmGKB 数据库中未列出主要相关基因多态性对临床用药影响的证据，但 FDA 和 HCSC 药物说明书均指出 *G6PD* 基因缺陷可引起诺氟沙星使用后不良反应的发生。在不同人种中，G6PD 基因的分布频率明显不同。在美国黑种人中分布频率为 10%~11%，库尔德犹太人分布频率高达 70%，在中国人群中分布频率为 0.5%~16.7%。

（四）临床用药指导

1. 指导临床用药的基因检测　根据相关基因与药物不良反应的关系，建议检测是否存在 *G6PD* 基因缺陷，以指导诺氟沙星的精准治疗。G6PD 功能缺陷可由 *G6PD* 基因的一系列变异引起，通过酶活性检测或遗传学检测发现。

2. 对药物选择的影响　FDA 和 HCSC 建议 G6PD 功能缺陷的患者需要慎用诺氟沙星，因其可引起溶血性贫血风险，应考虑使用非喹诺酮类药物替代治疗。

【资料来源】

［1］https://www. PharmGKB. org/chemical/PA450654.

［2］http://www. ncbi. nlm. nih. gov/gene/2539.

［3］https://www. PharmGKB. org/download. do?objCls=Attachment&objId=Norfloxacin_FDA_drug_label_11_29_2012. pdf.

［4］https://www. PharmGKB. org/download. do?objCls=Attachment&objId=Norfloxacin_HCSC_06_03_15. pdf.

［5］BEUTLER E. G6PD deficiency. Blood,1994,84(11):3613-3636.

［6］HU R,LIN M,Ye J,et al. Molecular epidemiological investigation of G6PD deficiency by a gene chip among Chinese Hakka of southern Jiangxi province. Int J Clin Exp Pathol,2015, 8(11):15013-15018.

［7］YAN T,CAI R,MO O,et al. Incidence and complete molecular characterization of glucose-6-phosphate dehydrogenase deficiency in the Guangxi Zhuang autonomous region of southern China:description of four novel mutations. Haematologica,2006,91(10):1321-1328.

［8］CHIU DT,ZUO L,CHAO L,et al. Molecular characterization of glucose-6-phosphate dehydrogenase(G6PD)deficiency in patients of Chinese descent and identification of new base substitutions in the human G6PD gene. Blood,1993,81(8):2150-2154.

八、呋喃妥因

(一) 药物简介

呋喃妥因(nitrofurantoin)为合成抗菌药,抗菌谱较广,对大多数革兰氏阳性菌及阴性菌均有抗菌作用,如金黄色葡萄球菌、大肠埃希菌、白色葡萄球菌及化脓性链球菌等,其作用机制尚不十分明确,可能与干扰细菌酶系、导致细菌代谢紊乱有关。根据浓度的不同,呋喃妥因可具抑菌或杀菌效能,临床上用于敏感菌所致的肾盂肾炎、尿路感染、膀胱炎及前列腺炎等泌尿系统感染。其较常见不良反应有胸痛、寒战、咳嗽、发热、呼吸困难(肺炎)等;较少见的不良反应有眩晕、嗜睡、头痛(神经毒性)、面或口腔麻木、麻刺或烧灼感、皮肤苍白(溶血性贫血)、异常疲倦或软弱(神经毒性、多神经病、溶血性贫血)以及皮肤与巩膜黄染(肝炎)等。

(二) 相关基因

目前已经发现与呋喃妥因相关的基因是 G6PD(表 4-192)。

表 4-192　呋喃妥因的主要相关基因

基因	染色体定位	主要功能	药物相关性	来源
G6PD(葡萄糖 -6- 磷酸脱氢酶)	ChrXq28	G6PD 是一种存在于人体红细胞内,协助葡萄糖进行新陈代谢的酵素,在代谢过程中会产生 NADPH 的物质	G6PD 缺乏患者服用呋喃妥因后,可能会引起红细胞破裂而导致的溶血、贫血等严重不良反应	FDA HCSC

(三) 主要相关基因对药物疗效或不良反应的影响

1. PharmGKB 数据库中有关于 G6PD 基因变异与呋喃妥因的相关性,但证据级别仅为 3 级:

(1) 与携带 B 单倍型(野生型)患者相比较,携带 A-202A_376G 单倍型(杂合子)的男性可能出现溶血性贫血。

(2) 与携带 B/B 双倍体(野生型)患者相比较,携带 1 个或 2 个 A-202A_376G(纯合子或杂合子)的女性可能出现溶血性贫血。

2. FDA 和 HCSC 药物说明书均指出,*G6PD* 基因缺陷可引起呋喃妥因使用后不良反应的发生。在不同人种中,G6PD 基因的分布频率明显不同。在美国黑种人中分布频率为 10%~11%,库尔德犹太人分布频率高达 70%,在中国人群中分布频率为 0.5%~16.7%。

(四) 临床用药指导

根据相关基因与药物不良反应的关系,建议检测是否存在 *G6PD* 基因缺陷,尤其 A-202A_376G,以指导呋喃妥因的精准治疗。G6PD 功能缺陷可由 *G6PD* 基因的一系列变异引起,通过酶活性检测或遗传学检测发现。

【资料来源】

[1] https://www. PharmGKB. org/chemical/PA450640.

[2] http://www. ncbi. nlm. nih. gov/gene/2539.

[3] https://www. PharmGKB. org/download. do?objCls=Attachment&objId=Nitrofurantoin_12_18_2013_FDA. pdf.

[4] https://www. PharmGKB. org/download. do?objCls=Attachment&objId=Nitrofurantoin_HCSC_06_03_15. pdf.

[5] BEUTLER E. G6PD deficiency. Blood,1994,84(11):3613-3636.

[6] HU R,LIN M,YE J,et al. Molecular epidemiological investigation of G6PD deficiency by a gene chip among Chinese Hakka of southern Jiangxi province. Int J Clin Exp Pathol,2015, 8(11):15013-15018.

[7] YAN T,CAI R,MO O,et al. Incidence and complete molecular characterization of glucose-6-phosphate dehydrogenase deficiency in the Guangxi Zhuang autonomous region of southern China:description of four novel mutations. Haematologica,2006,91(10):1321-1328.

[8] CHIU DT,ZUO L,CHAO L,et al. Molecular characterization of glucose-6-phosphate dehydrogenase (G6PD)deficiency in patients of Chinese descent and identification of new base substitutions in the human G6PD gene. Blood,1993,81(8):2150-2154.

九、氨苯砜

(一) 药物简介

氨苯砜(dapsone)是砜类抑菌剂,对麻风杆菌有较强的抑菌作用,大剂量时显示杀菌作用。其作用机制与磺胺类药物相似,作用于细菌的二氢叶酸合成酶,干扰叶酸的合成。氨苯砜亦可作为二氢叶酸还原酶抑制剂,还具有免疫抑制作用。本药主要与其他抑制麻风药联合用于由麻风分枝杆菌引起的各种类型麻风和疱疹样皮炎的治疗,也用于脓疱性皮肤病、类天疱疮、系统性红斑狼疮的某些皮肤病变以及聚合性痤疮、银屑病、带状疱疹的治疗,还可以治疗卡氏肺孢子虫感染、预防疟疾等。其主要不良反应为背、腿痛,胃痛、食欲减退,皮肤苍白、发热、溶血性贫血、药物超敏反应综合征等。

(二) 相关基因

目前已经发现与氨苯砜相关的基因主要包括 *G6PD* 和 *HLA-B*,其中 *G6PD* 基因在各国药物说明书中提及(表 4-193)。

表 4-193　氨苯砜的主要相关基因

基因	染色体定位	主要功能	药物相关性	来源
G6PD(葡萄糖 -6- 磷酸脱氢酶)基因	ChrXq28	G6PD 是一种存在于人体红细胞内,协助葡萄糖进行新陈代谢的酶素,在代谢过程中会产生 NADPH 的物质	G6PD 缺乏主要引起氨苯砜使用后不良反应的发生,如溶血和溶血性贫血	FDA PMDA HCSC
HLA-B(人类白细胞抗原 B)	Chr6p21.3	主要负责免疫系统中细胞之间的相互识别和诱导免疫反应,调节免疫应答	HLA-B 与氨苯砜药物超敏反应综合征的发生存在相关性	PharmGKB

(三) 主要相关基因对药物疗效或不良反应的影响

根据 PharmGKB 数据库中氨苯砜相关基因的证据级别以及国内临床实践经验,影响氨苯砜疗效的主要相关基因为 *G6PD* 和 *HLA-B*。具体疗效和不良反应影响见表 4-194。

表 4-194　主要相关基因多态性对氨苯砜疗效或不良反应的影响

基因	单倍型	SNP 位点	基因型	白种人分布频率 /%	中国人群分布频率 /%	影响环节	证据级别	临床相关性
G6PD	/	rs1050828[#]	CC	100	100	毒性 / 不良反应	1B	相对于 CT/TT 基因型,CC 基因型患者:①出现溶血或严重血红蛋白减少的风险较低;②需要输血的风险较低
			CT	0	0			
			TT	0	0			
HLA-B	*13:01:01	/	/	<6	4~8.2	毒性 / 不良反应	2A	与不携带者相比,患者携带 1 个或 2 个 *HLA-B* *13:01:01 等位基因者服用氨苯砜时会增加发生药物超敏综合征的风险

[#]rs1050828 在中国人群中无突变,可以不予检测。

(四) 临床用药指导

FDA、PMDA 和 HCSC 说明书中均强调口服氨苯砜容易导致严重的剂量相关的溶血和贫血,尤其是在有 *G6PD* 基因缺陷的患者中,因此建议检测是否存在 *G6PD* 基因缺陷。G6PD 功能缺陷可由 *G6PD* 基因的一系列变异引起,通过酶活性检测或遗传学检测发现。在不同人种中,*G6PD* 基因的分布频率明显不同。在美国黑种人中分布频率为 10%~11%,库尔德犹太人分布频率高达 70%,在中国人群中分布频率为 0.5%~16.7%。

此外,*HLA-B* *13:01:01 与氨苯砜药物超敏反应综合征的发生相关,建议在用药前给予检测。

【资料来源】

[1] https://www. PharmGKB. org/chemical/PA449211.

[2] http://www. ncbi. nlm. nih. gov/gene/2539.

[3] http://www. ncbi. nlm. nih. gov/gene/3106.

[4] https://www. PharmGKB. org/download. do?objCls=Attachment&objId=Dapsone_FDA_label_Oct_18_2013. pdf.

[5] https://www. PharmGKB. org/download. do?objCls=Attachment&objId=Dapsone_HCSC_05_21_15. pdf.

[6] CAPPELLINI MD,FIORELLI G. Glucose-6-phosphate dehydrogenase deficiency. Lancet,2008,371:64-74.

[7] BEUTLER E. G6PD deficiency. Blood,1994,84(11):3613-3636.

[8] HU R,LIN M,YE J,et al. Molecular epidemiological investigation of G6PD deficiency by a gene chip among Chinese Hakka of southern Jiangxi province. Int J Clin Exp Pathol,2015, 8(11):15013-15018.

[9] YAN T,CAI R,MO O,et al. Incidence and complete molecular characterization of glucose-6-phosphate dehydrogenase deficiency in the Guangxi Zhuang autonomous region of southern China:description of four novel mutations. Haematologica,2006,91(10):1321-1328.

[10] CHIU DT,ZUO L,CHAO L,et al. Molecular characterization of glucose-6-phosphate dehydrogenase (G6PD)deficiency in patients of Chinese descent and identification of new base substitutions in the human G6PD gene. Blood,1993,81(8):2150-2154.

[11] http://www. ncbi. nlm. nih. gov/snp/?term=rs1050828.

[12] http://www. allelefrequencies. net/.

(林 艳 薛 珂)

第 20 节 抗真菌药

一、伏立康唑

(一) 药物简介

伏立康唑(voriconazole)属于三唑类抗真菌药,通过抑制真菌麦角固醇的生物合成增加细胞膜的通透性,进而导致细胞溶解和死亡。本药主要用于治疗侵袭性曲霉病、非中性粒细胞减少的念珠菌血症、对氟康唑耐药的念珠菌引起的严重侵袭性感染。其主要不良反应为胃肠道症状、肝毒性、暂时性视觉变化等。

(二) 相关基因

目前已经发现与伏立康唑相关的基因有5种,即 *ABCB1*、*CYP2C19*、*CYP3A4*、*CYP2C9* 和 *CYP3A5*,其中 *CYP2C19* 相关研究较多、证据较充分,*CYP2C9* 和 *CYP3A4* 在 EMA 说明书中提到(表 4-195)。

表 4-195　伏立康唑的主要相关基因

基因	染色体定位	主要功能	药物相关性	来源
CYP2C19(细胞色素酶 CYP450 第二亚家族成员 19)	Chr10q24	是 CYP450 酶第二亚家族中的重要成员,是人体重要的药物代谢酶	伏立康唑主要由 CYP2C19 代谢,CYP2C19 酶活性下降会导致伏立康唑在体内蓄积	FDA PMDA EMA HCSC CPIC DPWG
CYP2C9(细胞色素酶 CYP450 第二亚家族成员 9)	Chr10q24	是 CYP450 酶第二亚家族中的重要成员,是人体重要的药物代谢酶	伏立康唑由 CYP2C9 代谢,CYP2C9 酶活性下降会导致伏立康唑在体内蓄积	EMA
CYP3A4(细胞色素酶 CYP450 第三亚家族 A 成员 4)	Chr7q21.1	是 CYP450 酶第三亚家族中的重要成员,是人体重要的药物代谢酶;50% 以上临床常用药物的氧化还原反应通过 CYP3A5 和 CYP3A4 完成	伏立康唑由 CYP3A4 代谢,CYP3A4 酶活性下降会导致伏立康唑在体内蓄积	EMA

(三) 主要相关基因对药物疗效或不良反应的影响

根据 PharmGKB 数据库中伏立康唑相关基因的证据级别以及国内临床实践经验,影响伏立康唑疗效的主要相关基因为 *CYP2C19*。具体疗效和不良反应影响见表 4-196。

表 4-196　*CYP2C19* 代谢型对伏立康唑疗效或不良反应的影响

基因	代谢型	双倍型	影响环节	证据级别	临床相关性
CYP2C19#	UM	*1/*17、*17/*17	代谢 / PK	1A	代谢速度的快慢如下:UM(其中 *17/*17>*1/*17)>EM>IM>PM
	EM	*1/*1			
	IM	*1/*2、*1/*3、*2/*17			
	PM	*2/*2、*2/*3、*3/*3			

#*CYP2C19* 具体单倍型分布频率及与代谢型的对应关系见附录 2。

（四）临床用药指导

1. 指导临床用药的基因检测　根据相关基因与药物剂量、疗效的关系以及在中国人群的分布频率，建议检测 *CYP2C19* 相关代谢型，以指导伏立康唑的精准治疗。

2. 指导临床用药的剂量调整　CPIC 和 DPWG 指南基于 *CYP2C19* 对伏立康唑给药剂量调整的建议见表 4-197 和表 4-198。建议据此调整伏立康唑的给药方案。

表 4-197　CPIC 基于 *CYP2C19* 代谢型对伏立康唑给药剂量调整的建议

代谢型	伏立康唑应用的影响	治疗推荐	推荐级别
UM	达到治疗的药物浓度低于正常	考虑换用其他不经过 CYP2C19 代谢的药物，如伊沙康唑、两性霉素 B 和泊沙康唑等	中等
EM	正常血药浓度	标准剂量	强
IM	达到治疗的药物浓度高于正常	标准剂量	中等
PM	达到治疗的药物浓度高于正常，可能发生不良反应	考虑换用其他不经过 CYP2C19 代谢的药物，如伊沙康唑、两性霉素 B 和泊沙康唑等；或者在血药浓度监测下给予低剂量	中等

表 4-198　DPWG 基于 *CYP2C19* 代谢型对伏立康唑给药剂量调整的建议

代谢型	剂量调整建议
UM	无
EM	按照药物说明书正常剂量给药
IM	监测血药浓度
PM	监测血药浓度

3. 药物相互作用对疗效和不良反应的影响　参与伏立康唑代谢消除的主要酶是 CYP2C19、CYP3A4 和 CYP2C9。伏立康唑还是一种 CYP3A4、CYP2C19 和 CYP2C9 同工酶抑制剂。伏立康唑会与 CYP2C19、CYP3A4 和 CYP2C9 的底物、抑制剂和诱导剂发生药物相互作用，应避免联用或适当调整药物剂量。

【资料来源】

[1] https://www.PharmGKB.org/chemical/PA10233.

[2] http://www.ncbi.nlm.nih.gov/gene/1557.

[3] https://www.PharmGKB.org/download.do?objCls=Attachment&objId=Voriconazole_10_17_13.pdf.

[4] https://www.PharmGKB.org/download.do?objCls=Attachment&objId=Voriconazole_HCSC_06_08_15.pdf.

[5] https://www.PharmGKB.org/download.do?objCls=Attachment&objId=Voriconazole_EMA_EPAR_May_22_2014.

［6］SWEN JJ,NIJENGUIS M,DE BOER A,et al.Pharmacogenetics:from bench to byte-an update of guidelines.Clin Pharmacol Ther,2011,89(5):662-673.

［7］http://www.ncbi.nlm.nih.gov/projects/SNP/snp_ref.cgi?rs=4244285.

［8］http://www.ncbi.nlm.nih.gov/projects/SNP/snp_ref.cgi?rs=4986893.

［9］http://www.ncbi.nlm.nih.gov/projects/SNP/snp_ref.cgi?rs=12248560.

二、特比萘芬

（一）药物简介

特比萘芬(terbinafine)是具有广谱抗真菌活性的丙烯胺类药物,可抑制真菌的角鲨烯环氧化酶,干扰真菌细胞膜麦角固醇的生物合成,使真菌细胞内角鲨烯过度堆积和麦角固醇的合成受阻,从而起到杀菌或抑菌的作用。本药口服可治疗由毛癣菌、小孢子菌和絮状表皮癣菌等所致皮肤、毛发和指(趾)甲的感染,由念珠菌所致皮肤酵母菌感染,大面积、严重的皮肤真菌感染和甲癣。特比萘芬亦可外用治疗。其主要不良反应为胃肠道症状和轻型皮肤反应。

（二）相关基因

目前已经发现与特比萘芬相关的基因有 *CYP1A2*、*CYP3A4*、*CYP2C8*、*CYP2C19* 和 *CYP2C9*,主要为 *CYP2D6* 基因(表 4-199)。

表 4-199　特比萘芬的主要相关基因

基因	染色体定位	主要功能	药物相关性	来源
CYP2D6(细胞色素酶 CYP450 第二亚家族成员6)	Chr22q13.1	是 CYP450 酶第二亚家族中的重要成员;是人体重要的药物代谢酶	特比萘芬是 CYP2D6 的抑制剂,与经 CYP2D6 代谢的药物同时服用时需要调整后者的剂量	FDA

（三）主要相关基因对药物疗效或不良反应的影响

FDA 药物说明书中并没有说明需要在药物使用之前检测 *CYP2D6* 的基因型,主要注意的是特比萘芬作为 CYP2D6 的抑制剂对药物相互作用的影响。

（四）临床用药指导

1. 指导临床用药的基因检测　暂无需要进行基因检测的证据。

2. 药物相互作用对疗效和不良反应的影响　FDA 说明书中提到,特比萘芬是 CYP2D6 的抑制剂,会影响地昔帕明、西咪替丁、氟康唑、环孢素、利福平和咖啡因的代谢。当同时使用特比萘芬和经 CYP2D6 代谢的药物时,应密切监视不良反应的发生,同时考虑降低经 CYP2D6 代谢药物的剂量。

【资料来源】

［1］https://www.PharmGKB.org/chemical/PA451614.

［2］http://www.ncbi.nlm.nih.gov/gene/1565.

［3］https://www.PharmGKB.org/download.do?objCls=Attachment&objId=Terbinafine_2013_10.pdf.

三、泊沙康唑

(一) 药物简介

泊沙康唑(posaconazole)为吡咯类抗真菌药,通过抑制羊毛固醇 14-α 去甲基酶而抑制真菌麦角固醇的合成,对真菌细胞色素酶系统具有高选择性。本药可用于重度免疫缺陷患者侵袭性曲霉菌和念珠菌感染的预防,如具有移植物抗宿主病(graft versus host reaction,GVHD)的造血干细胞移植(hematopoietic stem cell transplantation,HSCT)受者或化疗导致白细胞减少的恶性肿瘤患者。口服制剂用于治疗口腔念珠菌感染,包括伊曲康唑和氟康唑无效的口腔念珠菌。与其他抗真菌药相比,本药的临床安全性和耐受性均较好,与其他药物发生相互作用的可能性更小,对免疫力低下患者的真菌感染更有效。与两性霉素 B、氟胞嘧啶、伏立康唑相比,本药的肾毒性、肝毒性、眼毒性或皮肤反应的发生率更低。

(二) 相关基因

目前已经发现与泊沙康唑相关的基因主要为 *CYP3A4*(表 4-200)。

表 4-200　泊沙康唑的主要相关基因

基因	染色体定位	主要功能	药物相关性	来源
CYP3A4(细胞色素酶 CYP450 第三亚家族 A 成员 4)	Chr 7q21.1	是 CYP450 酶第三亚家族中的重要成员;是人体重要的药物代谢酶	泊沙康唑可抑制 CYP3A4 酶的代谢,减少 CYP3A4 底物的代谢	EMA

(三) 主要相关基因对药物疗效或不良反应的影响

EMA 药物说明书中并没有说明需要在药物使用之前检测 *CYP3A4* 的基因型,而主要注意的是 CYP3A4 对药物相互作用的影响。

(四) 临床用药指导

1. 指导临床用药的基因检测　暂无需要进行基因检测的证据。

2. 药物相互作用对疗效和不良反应的影响　泊沙康唑是一种 CYP3A4 抑制剂,与 CYP3A4 底物(如特非那定、阿司咪唑、西沙比利、匹莫齐特和奎尼丁等)联用时,可能增加这些药物的血药浓度,导致 QT 间期延长,甚至尖端扭转型室性心动过速。

【资料来源】

［1］https://www.PharmGKB.org/chemical/PA151958574.

［2］http://www.ncbi.nlm.nih.gov/gene/1576.

[3] https://www.PharmGKB.org/download.do?objCls=Attachment&objId=posaconazole_EMA_EPAR_Aug_6_2014_1_.pdf.

（林　艳）

第 21 节　抗病毒药

一、阿巴卡韦

（一）药物简介

阿巴卡韦（abacavir）是一种抗艾滋病新药,属于核苷类似物反转录酶抑制剂,通过引起 RNA 分子链的终止并中断病毒复制周期而发挥作用。阿巴卡韦适用于人类免疫缺陷病毒（human immunodeficiency virus,HIV）感染的抗反转录病毒联合疗法。其不良反应主要为超敏反应,症状与体征包括发热、皮疹、疲乏、胃肠道症状（如恶心、呕吐、腹泻或腹痛）以及呼吸道症状和体征（如咽炎、呼吸困难、咳嗽和胸部 X 线检查结果异常）等。终末期肾病患者和中度至重度肝损伤患者禁用此药。

（二）相关基因

目前已经发现与阿巴卡韦相关的基因有 4 种,即 HLA-B、LST1、LTB 和 TNF,其中 HLA-B 相关研究较多、证据较充分（表 4-201）。

表 4-201　阿巴卡韦的主要相关基因

基因	染色体定位	主要功能	药物相关性	来源
HLA-B（人类白细胞抗原 B）	Chr6p21.3	主要负责免疫系统中细胞之间的相互识别和诱导免疫反应,调节免疫应答	与阿巴卡韦过敏反应的发生存在强相关性	FDA EMA PMDA HCSC CPIC DPWG

（三）主要相关基因对药物疗效或不良反应的影响

1. 根据 PharmGKB 数据库中阿巴卡韦相关基因的证据级别以及国内临床实践经验,影响阿巴卡韦疗效的主要相关基因为 HLA-B。具体疗效和不良反应影响见表 4-202。

2. 根据 CPIC 和 DPWG 指南对阿巴卡韦给药方案的建议如表 4-203 所示。

表 4-202　主要相关基因单倍型对阿巴卡韦疗效和不良反应的影响

基因	单倍型	白种人分布频率 /%	中国人群分布频率 /%	影响环节	证据级别	临床相关性
HLA-B	*57:01	7.1	0.9~3.3	毒性 / 不良反应	1A	与不携带者相比，携带 1 个或 2 个 *HLA-B**57:01 等位基因患者服用阿巴卡韦时会增加过敏反应的风险

表 4-203　CPIC 和 DPWG 指南基于 *HLA-B* 基因对阿巴卡韦给药方案的建议

基因型	可能的表型	双体型举例	对表型的影响	治疗建议	推荐级别
不携带 *57:01 基因（基因类型检测为阴性）	发生过敏反应风险极低	*X/*X#	阿巴卡韦过敏反应发生减少	按指南标准剂量给药	强烈建议
携带至少 1 个 *57:01 基因（基因类型检测为阳性）	发生过敏反应风险高	*57:01/*X *57:01/*57:01	阿巴卡韦过敏反应发生风险明显升高	不推荐使用	强烈建议

#*X= 除 *57:01 外的任何一个 HLA-B 基因。

（四）临床用药指导

各国说明书中均指出对是否携带 *HLA-B* *57:01 基因不明确的患者首次或再次使用阿巴卡韦前需要检测 *HLA-B* *57:01 基因。由于阿巴卡韦过敏反应的高风险性，不推荐携带 *HLA-B* *57:01 等位基因的患者使用阿巴卡韦。

综上所述，根据相关基因与药物不良反应的关系，建议检测 *HLA-B* *57:01 等位基因，以指导阿巴卡韦的精准治疗。

【资料来源】

[1] https://www.PharmGKB.org/chemical/PA448004.

[2] http://www.ncbi.nlm.nih.gov/gene/3106.

[3] https://www.PharmGKB.org/download.do?objCls=Attachment&objId=Abacavir_FDA_Label_approved_Sept-11-2013.pdf.

[4] https://www.PharmGKB.org/download.do?objCls=Attachment&objId=Abacavir_EMA_EPAR_10_15_2012.pdf.

[5] https://www.PharmGKB.org/download.do?objCls=Attachment&objId=Abacavir_PMDA_11_17_14.pdf.

[6] https://www.PharmGKB.org/download.do?objCls=Attachment&objId=Abacavir_HCSC_05_04_15.pdf.

[7] https://www.PharmGKB.org/download.do?objCls=Attachment&objId=CPIC_Abacavir_HLAB_Supplement_Update_MA.pdf.

[8] SWEN JJ,NIJENHUIS M,DE BOER A,et al.Pharmacogenetics:from bench to byte-an update of guidelines.Clin Pharmacol Ther,2011,89(5):662-673.

[9] http://www.allelefrequencies.net.

二、阿扎那韦

(一) 药物简介

阿扎那韦(atazanavir)是蛋白酶抑制剂类抗反转录病毒药物,可选择性抑制 HIV-1 感染细胞中病毒 Gag 和 Gag-Pol 多聚蛋白的特定加工过程,从而阻断成熟病毒的形成。本药与其他抗反转录病毒药物联合用于 HIV 的治疗及暴露后预防。其不良反应主要为恶心、呕吐、腹泻、胃痛、皮疹、发热、咳嗽、失眠、抑郁、手脚麻木等,可出现皮肤及眼睛发黄、眩晕,诱发糖尿病和血糖升高,血液病患者可能会增加出血倾向,可使心电图 P-R 间期延长。

(二) 相关基因

目前已经发现与阿扎那韦相关的基因有 9 种,即 *UGT1A1*、*CYP3A5*、*ABCB1*、*ABCC2*、*CY3A4*、*NR1I2*、*SORCS2*、*UGT1A3* 和 *UGT1A7*。其中,*UGT1A1* 和 *ABCB1* 相关研究较多、证据较充分,而 *CYP2C19* 基因在各国药物说明书中有详细描述(表 4-204)。

表 4-204　阿扎那韦的主要相关基因

基因	染色体定位	主要功能	药物相关性	来源
UGT1A1(尿苷二磷酸葡糖醛酸转移酶 1A1)	Chr2q37	使各种不同外源性药物和内生底物葡萄糖醛酸化,使其更好地从体内被清除	阿扎那韦治疗感染 HIV 的患者时,*UGT1A1* 基因多态性与高胆红素血症及胆红素相关停药风险相关	CPIC PharmGKB
ABCB1(磷酸腺苷结合盒转运体超家族 B1)	Chr7q21.12	属于多耐药基因,利用 ATP 水解产生的能量将与其结合的底物(包括化学物质和药物等)主动泵出细胞外	*ABCB1* 基因多态性与阿扎那韦的清除率和高胆红素血症的发生风险相关	PharmGKB
CYP2C19(细胞色素酶 CYP450 第二亚家族 C 成员 19)	Chr10q24	是 CYP450 酶第二亚家族中的重要成员;是人体重要的药物代谢酶	*CYP2C19* 基因型与阿扎那韦 / 利托那韦和伏立康唑联合使用后的血药浓度相关	EMA PMDA HCSC

(三) 主要相关基因对药物疗效或不良反应的影响

1. 根据 PharmGKB 数据库中他扎那韦相关基因的证据级别以及国内临床实践经验,影响阿扎那韦疗效的主要相关基因为 *UGT1A1* 和 *ABCB1* 和 *CYP2C19*。具体疗效和不良反应影响见表 4-205。

2. CPIC 指南对阿扎那韦给药剂量调整的建议如表 4-206 所示。

表 4-205　主要相关基因多态性对阿扎那韦疗效或不良反应的影响

基因	单倍型	SNP 位点 /代谢型	基因型	白种人分布频率 /%	中国人群分布频率 /%	影响环节	证据级别	临床相关性
UGT1A1	*28	rs8175347	(TA)6/(TA)6 *1/*1	/	<10	不良反应	1A	相对于 *1/*28 或 *28/*28 型 HIV 感染患者,*1/*1 型患者发生高胆红素血症(甚至黄疸)风险较低,在较低剂量下出现治疗终止的风险较低
			(TA)6/(TA)7 *1/*28					
			(TA)7/(TA)7 *28/*28					
	/	rs887829	CC	45.1	81.4	不良反应	1A	相对于 TT 基因型 HIV 患者,CC 或 CT 基因型患者发生高胆红素血症或胆红素相关的停药事件的概率较低
			CT	46.9	18.6			
			TT	8.0	0			
ABCB1	*1		/	/	/	不良反应 /代谢 /PK	4	阿扎那韦的清除率和联合使用利托那韦时利托那韦的清除率:携带双倍体 *1/*1 的患者 > 携带双倍体 *1/*2 的患者 > 携带双倍体 *2/*2 的患者;发生高胆红素血症的可能性:携带双倍体 *2/*2 的患者 > 携带双倍体 *1/*2 的患者 > 携带双倍体 *1/*1 的患者
	*2							

表 4-206　CPIC 指南基于 *UGT1A1* 代谢型对阿扎那韦给药剂量调整的建议

代谢型	双倍型	剂量调整建议
EM	*1/*1,rs887829C/C	按照药物说明书正常剂量给药
IM	*1/*28,rs887829C/T	可使用本药,告知患者可能出现因黄疸换药的情况,但基于此检测结果出现此情况可能性不大
PM	*28/*28,rs887829T/T	可能出现黄疸,需要考虑换药

3. 伏立康唑可能升高阿扎那韦血药浓度,因此 EMA 说明书中建议,对于同时使用阿扎那韦、利托那韦和伏立康唑治疗方案者,如果条件允许,应根据 *CYP2C19* 基因型进行监测:

（1）对至少携带一个 *CYP2C19* 快代谢型患者，推荐密切监测疗效的临床表现，如伏立康唑的临床症状和阿扎那韦的抗病毒响应率。

（2）对于 *CYP2C19* 慢代谢型患者，推荐密切监测是否出现伏立康唑相关不良反应的临床表现及实验室指标变化。

（3）若不能行基因型检测，则应全面监测用药的安全性及有效性。

注：*CYP2C19* 具体单倍型分布频率及与代谢型的对应关系见附录 2。

PMDA 和 HCSC 说明书也同样指出，同时使用阿扎那韦、利托那韦和伏立康唑治疗方案时，对于 *CYP2C19* 慢代谢型患者，应减少阿扎那韦剂量，增加伏立康唑剂量。

（四）临床用药指导

根据与相关基因、药物剂量、不良反应的相关性以及在中国人中的分布频率特点，建议检测 *UGT1A1*、*CYP2C19* 相关代谢型以及 *ABCB1* 相关基因型，以指导阿扎那韦的精准治疗，并根据 CYP2C19 相关代谢型调整阿扎那韦给药剂量。

【资料来源】

［1］https://www.PharmGKB.org/chemical/PA10251.

［2］http://www.ncbi.nlm.nih.gov/gene/54658.

［3］http://www.ncbi.nlm.nih.gov/gene/1577.

［4］http://www.ncbi.nlm.nih.gov/gene/1557.

［5］https://www.PharmGKB.org/download.do?objCls=Attachment&objId=atazanavir_EMA_EPAR_Aug_6_2014_1_.pdf.

［6］https://www.PharmGKB.org/redirect.jsp?p=https%3A%2F%2Fgithub.com%2FPharmGKB%2Fcpic-guidelines%2Fraw%2Fmaster%2Fatazanavir%2F2015%2F26417955.pdf.

［7］http://www.ncbi.nlm.nih.gov/projects/SNP/snp_ref.cgi?rs=887829.

三、利托那韦

（一）药物简介

利托那韦（ritonavir）属于抗 HIV 药，作用机制是抑制 HIV 蛋白酶，使其不能合成 gag-pol 多蛋白质前体，从而产生不具感染性的未成熟的 HIV 颗粒。本药与其他抗反转录病毒药物联用于治疗 HIV 感染。其主要不良反应为神经系统症状、无力、胃肠道症状等。

（二）相关基因

目前已经发现与利托那韦相关的基因有 18 种，包括 *ABCB1*、*ABCC1*、*TOMM40*、*APOE*、*ABCC2*、*APOA4*、*APOC1*、*APOC3*、*CYP3A5*、*UGT1A1*、*UGT1A7*、*CYP2D6*、*IFNL3* 等，其中 *UGT1A1*、*CYP3A4* 和 *CYP2D6* 相关研究较多、证据较充分（表 4-207）。

表 4-207　利托那韦的主要相关基因

基因名称	染色体定位	主要功能	药物相关性	来源
IFNL3(干扰素 -lambda 蛋白家族成员 3)	Chr19q13.13	能够阻碍病毒感染的清除	*IFNL3* 基因型与持续病毒应答(sustained virologic response, SVR)率相关	FDA
CYP2D6(细胞色素酶 CYP450 第二亚家族成员 6)	Chr22q13.1	是 CYP450 酶第二亚家族中的重要成员;是人体重要的药物代谢酶	与利托那韦的代谢相关	EMA
CYP3A4(细胞色素酶 CYP450 第三亚家族成员 4)	Chr7q21.1	是 CYP450 酶第三亚家族中的重要成员;是人体重要的药物代谢酶	与利托那韦的代谢相关	EMA
UGT1A1(尿苷二磷酸葡糖醛酸转移酶 1A1)	Chr2q37	使各种不同外源性药物和内生底物葡萄糖醛酸化,使其更好地从体内被清除	与利托那韦的不良反应的发生风险相关	PharmGKB

(三) 主要相关基因对药物疗效或不良反应的影响

根据 PharmGKB 数据库中利托那韦相关基因的证据级别以及国内临床实践经验,影响利托那韦疗效的主要相关基因为 *UGT1A1*、*CYP3A4* 和 *CYP2D6*。具体疗效和不良反应影响见表 4-208。其中,*CYP3A4* 和 *CYP2D6* 主要涉及药物相互作用,而未涉及基因多态性对疗效和不良反应的影响。

表 4-208　主要相关基因多态性对利托那韦疗效或不良反应的影响

基因	单倍型	SNP 位点	基因型	白种人分布频率 /%	中国人群分布频率 /%	影响环节	证据级别	临床相关性
UGT1A1	*28	rs8175347	(TA)6/(TA)6 *1/*1 (TA)6/(TA)7 *1/*28 (TA)7/(TA)7 *28/*28	/	<10	毒性 / 不良反应	1A	给予低剂量利托那韦治疗时,相对于 *1/*1 基因型,*1/*28 基因型的 HIV 感染患者,发生高胆红素血症的风险较高,而 *28/*28 基 因 型 HIV 感染,除了发生高胆红素血症的风险(严重时可出现黄疸)较高,出现中断该药物治疗的可能性也相对较大

此外,FDA 说明书中提到的 *IFNL3* 基因位点主要涉及一种新的包含利托那韦的复合制剂 VIEKIRA PAK 的相关信息,但并未涉及基因检测与药物之间的相关性。

(四) 临床用药指导

1. 指导临床用药的基因检测　　根据相关基因与药物疗效、不良反应的关系以及在中国人群中的分布频率,建议检测 *UGT1A1*(rs8175347)基因型,以指导利托那韦的精准治疗。

2. 药物相互作用对疗效和不良反应的影响

(1) EMA 说明书中提到利托那韦是 CYP3A4 和 CYP2D6 的抑制剂,同时使用利托那韦和其他主要经 CYP3A 代谢的药物可能导致后者的血药浓度升高,引起疗效的增强和不良反应的增加。

(2) 利托那韦可抑制 CYP3A4 介导的阿托伐他汀的代谢,联用时应监测并使用阿托伐他汀的最小可能剂量,或用其他羟甲基戊二酸单酰辅酶 A(hydroxy methylglutaryl coenzyme A,HMG-CoA)还原酶抑制药(如普伐他汀、氟伐他汀)。

(3) 利托那韦可诱导 CYP1A2 和葡萄糖醛酸转移酶介导的奥氮平的代谢,联用时应监测奥氮平的疗效,并可能需要调整奥氮平的剂量。停用利托那韦时,应密切监测由于奥氮平暴露量增加而引起的症状。

【资料来源】

[1] https://www.PharmGKB.org/chemical/PA451260.

[2] http://www.ncbi.nlm.nih.gov/gene/1565.

[3] http://www.ncbi.nlm.nih.gov/gene/1576.

[4] http://www.ncbi.nlm.nih.gov/gene/54658.

[5] https://www.PharmGKB.org/download.do?objCls=Attachment&objId=ritonavir_EMA_EPAR_Aug_6_2014_1_.pdf.

四、茚地那韦

(一) 药物简介

茚地那韦(indinavir)是抗 HIV 药,可与 HIV 蛋白酶活性部位结合并抑制其活性,阻断病毒聚合蛋白的裂解,导致生成无感染性的未成熟病毒颗粒。本药与其他抗反转录病毒药联用于治疗 1 型人类免疫缺陷病毒(HIV-1)感染。其主要不良反应有疲乏、头痛、胃肠道反应、结晶尿、高胆红素血症等。

(二) 相关基因

目前已经发现与茚地那韦相关的基因有 2 种,即 *CYP3A4* 和 *UGT1A1*。EMA 提示茚地那韦经 CYP3A4 代谢,但未提出需要对相关基因进行检测(表 4-209)。

表 4-209　茚地那韦的主要相关基因

基因名称	染色体定位	主要功能	药物相关性	来源
CYP3A4（细胞色素酶 CYP450 第三亚家族 A 成员 4）	Chr7q21.1	是 CYP450 酶第三亚家族中的重要成员；是人体重要的药物代谢酶	茚地那韦主要通过 CYP3A4 经肝脏代谢（该酶影响药物在体内血药浓度）	EMA
UGT1A1（尿苷二磷酸葡糖醛酸转移酶 1A1）	Chr2q37	使各种不同外源性药物和内生底物葡萄糖醛酸化，使其更好地从体内被清除	茚地那韦治疗感染 HIV 的患者时，UGT1A1 基因多态性与高胆红素血症风险相关	PharmGKB

（三）主要相关基因对药物疗效或不良反应的影响

根据 PharmGKB 数据库中茚地那韦相关基因的证据级别以及国内临床实践经验，影响茚地那韦疗效的主要相关基因为 CYP3A4 和 UGT1A1。具体疗效和不良反应影响见表 4-210。

表 4-210　主要相关基因多态性对茚地那韦疗效或不良反应的影响

基因	单倍型	SNP 位点	基因型	白种人分布频率 /%	中国人群分布频率 /%	影响环节	证据级别	临床相关性
UGT1A1	*28	rs8175347	(TA)6/(TA)6 *1/*1	/	<10	毒性/不良反应	3	相对于 *1/*1 和 *1/*28 基因型患者，*28/*28 基因型患者发生高胆红素血症的风险较高
			(TA)6/(TA)7 *1/*28					
			(TA)7/(TA)7 *28/*28					
	*6	rs4148323	AA (*6/*6)	≈0	23	毒性/不良反应	3	相对于 GG 基因型患者，AG 基因型 HIV 感染患者发生高胆红素血症的风险较高
			AG (*1/*6)					
			GG (*1/*1)					
CYP3A4	*1B	rs2740574	CC	0	0	代谢	3	相对于 CT/TT 基因型患者，TT 基因型 HIV 感染患者代谢较慢
			CT	3	0			
			TT	97	100			

（四）临床用药指导

1. 指导临床用药的基因检测　根据相关基因与药物代谢和不良反应的关系，考虑到证据级别仅为 3 级，建议必要时检测 CYP3A4、UGT1A1 相关基因型，以指导茚地那韦的精准治疗。

2. 药物相互作用对疗效和不良反应的影响　EMA 中提到茚地那韦为 CYP3A4 抑制剂，应避免与治疗窗窄且为 CYP3A4 底物的药物联用。其对 CYP3A4 抑制作用将导致这些药物的血浆浓度升高，引起严重或致残、致死的不良反应。这些药物包括胺碘酮、特非那定、西沙必利、阿司咪唑、匹莫齐特、麦角衍生物、三唑仑、咪达唑仑、阿普唑仑等。

与 CYP3A4 抑制剂（如克拉霉素、酮康唑、伊曲康唑等）联用时，茚地那韦的血药浓度升高，应降低本药的剂量。

【资料来源】

［1］https://www.PharmGKB.org/chemical/PA449977.

［2］http://www.ncbi.nlm.nih.gov/gene/1576.

［3］http://www.ncbi.nlm.nih.gov/gene/54658.

［4］https://www.PharmGKB.org/download.do?objCls=Attachment&objId=indinavir_EMA_EPAR_Aug_6_2014_1_.pdf.

［5］Rodríguez-Nóvoa S,BARREIRO P,Jiménez-Nácher I,et al. Overview of the pharmacogenetics of HIV therapy. Pharmacogenomics J,2006,6(4):234-245.

［6］PL ANFDERSON,J LAMBA,CL AQUILANTE,et al. Pharmacogenetic characteristics of indinavir,zidovudine,and lamivudine therapy in HIV-infected adults:a pilot study. J Acquir Immune Defic Syndr,2006,42(4):441-449.

［7］http://browser.1000genomes.org/Homo_sapiens/Variation/Population?db=core;r=7:99381596-99382596;v=rs2740574;vdb=variation;vf=2029788.

五、聚乙二醇干扰素 α-2b

（一）药物简介

聚乙二醇干扰素 α-2b（peginterferon alfa-2b）是一种抗病毒药。重组人干扰素 α-2b 在体内和体外均可抑制病毒复制，其抗病毒作用的机制尚不清楚，可能与改变宿主细胞的代谢有关。此作用可抑制病毒复制，或病毒复制后使子代病毒不能离开细胞。本药可用于治疗慢性丙型肝炎和慢性乙型肝炎。其不良反应包括心动过速、鼻炎、寒战、发热、抑郁等。

（二）相关基因

目前已经发现与聚乙二醇干扰素 α-2b 相关的基因有 18 种，包括 *IFNL3*、*IFNL4*、*VDR*、*ITPA*、*CXCL10*、*SLC29A1*、*LDLR*、*HLA-C*、*HLA-B* 等，其中 *IFNL3*、*IFNL4* 和 *ITPA* 相关研究较多、证据较充分（表 4-211）。

（三）主要相关基因对药物疗效或不良反应的影响

根据 PharmGKB 数据库中聚乙二醇干扰素 α-2b 相关基因的证据级别以及国内临床实践经验，影响聚乙二醇干扰素 α-2b 疗效的主要相关基因为 *IFNL3*、*IFNL4*、*VDR* 和 *ITPA*。具体疗效和不良反应影响见表 4-212。

表 4-211　聚乙二醇干扰素 α-2b 的主要相关基因

基因	染色体定位	主要功能	药物相关性	来源
IFNL3（干扰素 - lambda 蛋白家族成员 3）	Chr19q13.13	能够阻碍病毒感染的清除	*IFNL3* 基因型与持续病毒应答（sustained virologic response，SVR）率相关	FDA CPIC
IFNL4（干扰素 - lambda 蛋白家族成员 4）	Chr19q13.2	能够阻碍病毒感染的清除	*IFNL4* 基因型与 SVR 率相关	PharmGKB
VDR（维生素 D 受体）	Chr 12q13.11	维持机体钙 - 磷代谢，在调节细胞增殖、分化等方面起重要作用	*VDR* 基因型与 SVR 率相关	PharmGKB
ITPA（三磷酸肌苷焦磷酸酶）	Chr20p	是 HAM1 NTPase 蛋白家族的一个成员，在细胞质中以同型二聚体存在；编码蛋白的缺陷可以导致三磷酸肌苷焦磷酸化酶缺乏造成红细胞聚集	*ITPA* 基因型与贫血及血小板减少的风险相关	PharmGKB

表 4-212　主要相关基因多态性对聚乙二醇干扰素 α-2b 疗效或不良反应的影响

基因	SNP 位点	基因型	白种人分布频率 /%	中国人群分布频率 /%	影响环节	证据级别	临床相关性
IFNL3/ *IFNL4*	rs12979860	CC	47.8	86.7	疗效	1A	相对于 CT 或 TT 基因型，CC 基因型丙型肝炎基因 1 型患者对三联疗法（替拉瑞韦、聚乙二醇干扰素 α-2a/b 和利巴韦林）的应答更好，可以考虑缩短疗程（标准的 48 周缩短为 24 周），且 CC 基因型丙型肝炎患者具有较高的自发清除能力
		CT	41.1	13.3			
		TT	11.1	0			
IFNL3	rs8099917	GG	2.7	0	疗效	1B	相对于 GG 或 GT 基因型，TT 基因型丙型肝炎基因 1 型患者对三联疗法（替拉瑞韦、聚乙二醇干扰素 α-2a/b 和利巴韦林）的应答更好
		GT	24.8	7.0			
		TT	72.5	93.0			
	rs11881222	AA	51.7	93.3	疗效	2A	相对于 AG 或 GG 基因型，AA 基因型丙型肝炎或 HIV 患者对聚乙二醇干扰素 α-2a/b 和利巴韦林联合治疗的应答更好
		AG	35.0	6.7			
		GG	13.3	0			

基因	SNP 位点	基因型	白种人分布频率 /%	中国人群分布频率 /%	影响环节	证据级别	临床相关性
VDR	rs2228570	AA	23.3	20.0	疗效	2A	相对于 GG 基因型,AA 或 AG 基因型慢性丙型肝炎患者对聚乙二醇干扰素 α-2a/b 和利巴韦林联合治疗的持续性病毒学应答更好
		AG	41.7	48.9			
		GG	35.0	31.1			
	rs368234815	GG	12.2	0	疗效	2B	相对于 GG 或 G/TT 基因型,TT/TT 基因型丙型肝炎患者对聚乙二醇干扰素 α-2a/b 和利巴韦林(有或无替拉瑞韦)治疗的应答更好,但治疗失败的概率也更高
		G/TT	40.0	13.3			
		TT/TT	47.8	86.7			
ITPA	rs1127354	AA	0	4.5	毒性 / 不良反应	2B	相对于 CC 基因型,AA 和 AC 基因型丙型肝炎患者在接受聚乙二醇干扰素 α-2a/b 和利巴韦林治疗时,可能贫血的风险降低,血小板减少的风险增加
		AC	16.7	13.3			
		CC	83.3	82.2			
	rs7270101	AA	74.3	100	毒性 / 不良反应	2B	相对于 CC 基因型,AA 和 AC 基因型丙型肝炎患者在接受聚乙二醇干扰素 α-2a/b 和利巴韦林治疗时,可能贫血的风险增加,血小板减少的风险降低
		AC	25.7	0			
		CC	0	0			

(四) 临床用药指导

1. 指导临床用药的基因检测　根据相关基因与药物剂量、不良反应的关系以及在中国人群的分布频率,建议检测 *IFNL3*、*IFNL4*、*VDR* 和 *ITPA* 基因型,以指导聚乙二醇干扰素 α-2b 的精准治疗。

2. 指导临床用药的剂量调整　CPIC 指南中提到,*IFNL3* 中 rs12979860 位点的基因型是预测聚乙二醇干扰素 α-2b 在 *HCV* 基因 1 型患者中疗效的最强证据。与 rs12979860 CT 或 TT 基因型相比,患者基因型为 rs12979860 CC 时,使用聚乙二醇干扰素 α-2b 可能更好(表 4-213)。建议根据 *IFNL3* 中 rs12979860 位点的基因型调整治疗方案。

表 4-213 CPIC 基于 rs12979860 基因型对聚乙二醇干扰素 α-2b 的治疗方案建议

rs12979860 的基因型	聚乙二醇干扰素 α-2b 与利巴韦林的应用	蛋白酶抑制剂、聚乙二醇干扰素 α-2b 与利巴韦林联合治疗的应用
CC	治疗 48 周后,约有 70% 的概率出现持续病毒学应答[#]	治疗 24~48 周后,约有 90% 的概率出现持续病毒学应答;80%~90% 的患者适合缩短周期的治疗方案(24~28 周与 48 周相比[&])
CT 或 TT	治疗 48 周后,约有 30% 的概率出现持续病毒学应答[#]	治疗 24~48 周后,约有 60% 的概率出现持续病毒学应答;约 50% 的患者适合缩短周期的治疗方案(24~28 周与 48 周相比[&])

[#] 持续病毒学应答:在治疗结束后 12~24 周,血清中检测不到病毒 RNA。

[&] 如果治疗 8 周后,血清中检测不到丙型肝炎病毒,给予患者波西普韦使用 24~28 周治疗方案替代标准 48 周方案;如果治疗 4 周后,血清中检测不到丙型肝炎病毒,给予患者替拉瑞韦使用 24 周治疗方案替代标准 48 周方案。

【资料来源】

[1] https://www.PharmGKB.org/chemical/PA164784024.

[2] http://www.ncbi.nlm.nih.gov/gene/282617.

[3] http://www.ncbi.nlm.nih.gov/gene/101180976.

[4] http://www.ncbi.nlm.nih.gov/gene/3704.

[5] https://www.PharmGKB.org/download.do?objCls=Attachment&objId=FDA-label-PegIntron_201108.pdf.

[6] https://www.PharmGKB.org/redirect.jsp?p=https%3A%2F%2Fgithub.com%2FPharmGKB%2Fcpic-guidelines%2Fraw%2Fmaster%2Fpegintron%2F2013%2F24096968.pdf.

[7] http://www.ncbi.nlm.nih.gov/projects/SNP/snp_ref.cgi?rs=12979860.

[8] http://www.ncbi.nlm.nih.gov/projects/SNP/snp_ref.cgi?rs=8099917.

[9] http://www.ncbi.nlm.nih.gov/projects/SNP/snp_ref.cgi?rs=368234815.

[10] http://www.ncbi.nlm.nih.gov/projects/SNP/snp_ref.cgi?rs=1127354.

[11] http://www.ncbi.nlm.nih.gov/projects/SNP/snp_ref.cgi?rs=7270101.

(林 艳 薛 珂)

第 22 节 抗疟药

一、奎宁

(一) 药物简介

奎宁(quinine)为抗疟药物,能与疟原虫的 DNA 结合而形成复合物,抑制 DNA 的复制和 RNA 的转录,从而抑制原虫的蛋白合成。本药主要用于治疗耐氯喹的恶性疟原虫疟疾,也可用于治疗间日疟。其主要不良反应为金鸡纳反应,如耳鸣、头痛、恶心、呕吐、腹痛、腹泻、视力和听力减退。

（二）相关基因

目前发现与奎宁相关的基因有 *G6PD* 和 *CYP2D6*（表 4-214）。

表 4-214　奎宁的主要相关基因

基因	染色体定位	主要功能	药物相关性	来源
G6PD（葡萄糖 -6- 磷酸脱氢酶）	ChrXq28	G6PD 是一种存在于人体红细胞内,协助葡萄糖进行新陈代谢的酶素,在代谢过程中会产生 NADPH 的物质	G6PD 缺乏主要引起奎宁使用后不良反应的发生,如溶血性贫血	FDA HCSC
CYP2D6（细胞色素酶 CYP450 第 二 亚 家族 D 成员 6）	Chr22q13.1	CYP 酶系中重要的一种氧化代谢酶,参与多种药物的代谢	*CYP2D6* 的基因多态性影响奎宁的效应和不良反应的发生	FDA

（三）主要相关基因对药物疗效或不良反应的影响

尽管 PharmGKB 数据库中未列出主要相关基因多态性对临床用药影响的证据,但各国药物说明书均指出 *G6PD* 基因缺陷可引起奎宁使用后不良反应的发生。在不同人种中,*G6PD* 基因的分布频率明显不同。在美国黑种人中分布频率为 10%~11%,库尔德犹太人分布频率高达 70%,在中国人群中分布频率为 0.5%~16.7%。

此外,FDA 指出对于 *CYP2D6* 正常代谢患者,奎宁（750mg/d,连续 2d）会降低地昔帕明的代谢,但对 *CYP2D6* 慢代谢患者没有影响。

（四）临床用药指导

1. 指导临床用药的基因检测　根据相关基因与药物不良反应的关系,建议检测是否存在 *G6PD* 基因缺陷,以指导奎宁的精准治疗。G6PD 功能缺陷可由 *G6PD* 基因的一系列变异引起,通过酶活性检测或遗传学检测发现。

2. 对药物选择的影响　FDA 和 HCSC 建议,G6PD 功能缺陷的患者需要慎用奎宁,因其可引起溶血性贫血风险,应考虑使用其他药物替代治疗。

【资料来源】

［1］https://www.PharmGKB.org/chemical/PA451213.

［2］http://www.ncbi.nlm.nih.gov/gene/2539.

［3］https://www.PharmGKB.org/download.do?objCls=Attachment&objId=Quinine_sulfate_06_01_15_FDA.pdf.

［4］https://www.PharmGKB.org/download.do?objCls=Attachment&objId=Quinine_HCSC_06_04_15.pdf.

［5］BEUTLER E. G6PD deficiency. Blood,1994,84（11）:3613-3636.

［6］HU R,LIN M,YE J,et al.Molecular epidemiological investigation of G6PD deficiency by a gene chip among Chinese Hakka of southern Jiangxi province.Int J Clin Exp Pathol,2015,8(11):15013-15018.

［7］YAN T,CAI R,MO O,et al.Incidence and complete molecular characterization of glucose-6-phosphate dehydrogenase deficiency in the Guangxi Zhuang autonomous region of southern China:description of four novel mutations.Haematologica,2006,91(10):1321-1328.

［8］CHIU DT,ZUO L,CHAO L,et al.Molecular characterization of glucose-6-phosphate dehydrogenase(G6PD)deficiency in patients of Chinese descent and identification of new base substitutions in the human G6PD gene.Blood,1993,81(8):2150-2454.

二、氯喹

（一）药物简介

氯喹（chloroquine）为 4- 氨基喹啉类抗疟药,主要对疟原虫的红内期起作用,可能系干扰疟原虫裂殖体 DNA 的复制与转录过程或阻碍其内吞作用,从而使虫体由于缺乏氨基酸而死亡。本药主要用于治疗疟疾急性发作,并控制疟疾症状;也可用于治疗肝阿米巴病、华支睾吸虫病、肺吸虫病、结缔组织病等;还可用于治疗光敏性疾病,如日晒红斑症。其不良反应主要为眼毒性、听力损害、心律失常、药物性精神病、白细胞减少、皮炎、神经肌肉痛、溶血、再生障碍性贫血、可逆性粒细胞缺乏症、血小板减少等。

（二）相关基因

目前已经发现与氯喹相关的基因主要为 *G6PD*（表 4-215）。

表 4-215　氯喹的主要相关基因

基因	染色体定位	主要功能	药物相关性	来源
G6PD（葡萄糖 -6-磷酸脱氢酶）	ChrXq28	G6PD 是一种存在于人体红细胞内,协助葡萄糖进行新陈代谢的酶,在代谢过程中会产生 NADPH 的物质	G6PD 缺乏主要引起氯喹使用后不良反应的发生,如溶血性贫血	FDA

（三）主要相关基因对药物疗效或不良反应的影响

PharmGKB 数据库中有关于 *G6PD* 基因变异与氯喹的相关性,但证据级别仅为 3 级:①与携带 B 单倍型（野生型）患者相比较,携带 A-202A_376G 单倍型（杂合子）和 Mediterranean 突变的男性可能出现溶血性贫血;②与携带 B/B 双倍体（野生型）患者相比较,携带 1 个或 2 个 A-202A_376G、Mediterranean 突变（纯合子或杂合子）的女性可能出现溶血性贫血。

此外,FDA 药物说明书指出 *G6PD* 基因缺陷可引起氯喹使用后不良反应的发生。在不同人种中,*G6PD* 基因的分布频率明显不同。在美国黑种人中分布频率为 10%~11%,库尔德犹太人分布频率高达 70%,在中国人群中分布频率为 0.5%~16.7%。

（四）临床用药指导

1. 指导临床用药的基因检测　根据相关基因与药物不良反应的关系，建议检测是否存在 *G6PD* 基因缺陷，以指导氯喹的精准治疗。G6PD 功能缺陷可由 *G6PD* 基因的一系列变异引起，通过酶活性检测或遗传学检测发现。

2. 对药物选择的影响　美国 FDA 的说明书中提到，对 G6PD 功能缺陷的患者需要慎用氯喹。如果患者需要长期治疗，应定期进行全血细胞计数检查。在治疗中发现任何与疾病无关的血液毒性反应时，应考虑停用氯喹。

【资料来源】

［1］https://www.PharmGKB.org/chemical/PA448948.

［2］http://www.ncbi.nlm.nih.gov/gene/2539.

［3］https://www.PharmGKB.org/download.do?objCls=Attachment&objId=Chloroquine_06_28_11.pdf.

［4］BEUTLER E. G6PD deficiency. Blood，1994，84（11）：3613-3636.

［5］HU R，LIN M，YE J，et al. Molecular epidemiological investigation of G6PD deficiency by a gene chip among Chinese Hakka of southern Jiangxi province. Int J Clin Exp Pathol，2015，8（11）：15013-15018.

［6］YAN T，CIA R，MO O，et al. Incidence and complete molecular characterization of glucose-6-phosphate dehydrogenase deficiency in the Guangxi Zhuang autonomous region of southern China：description of four novel mutations. Haematologica，2006，91（10）：1321-1328.

［7］CHIU DT，ZUO L，CHAO L，et al. Molecular characterization of glucose-6-phosphate dehydrogenase（G6PD）deficiency in patients of Chinese descent and identification of new base substitutions in the human G6PD gene. Blood，1993，81（8）：2150-2154.

三、伯氨喹

（一）药物简介

伯氨喹（primaquine）属 8- 氨基喹啉类衍生物，通过抑制线粒体的氧化作用，使疟原虫摄氧量减少。本药主要用于根治间日疟和控制疟疾传播，常与氯喹或乙胺嘧啶联用。其不良反应主要为疲乏、头昏、恶心、呕吐、腹痛、发绀、药热等症状，少数特异质者可发生急性溶血性贫血。

（二）相关基因

目前已经发现与伯氨喹相关的基因主要为 *G6PD*、*CYB5R1*、*CYB5R2*、*CYB5R3* 和 *CYB5R4*（表 4-216）。

表 4-216　伯氨喹的主要相关基因

基因	染色体定位	主要功能	药物相关性	来源
G6PD（葡萄糖 -6- 磷酸脱氢酶）	ChrXq28	G6PD 是一种存在于人体红细胞内,协助葡萄糖进行新陈代谢的酶素,在代谢过程中会产生 NADPH 的物质	G6PD 缺乏主要引起伯氨喹使用后不良反应的发生,如溶血性贫血	FDA HCSC
CYB5R1（细胞色素 b5 还原酶 1）	Chr1q32.1	编码 NADH- 细胞色素 b5 还原酶,其是人体重要的药物代谢酶	NADH- 细胞色素 b5 还原酶缺乏症患者应用伯氨喹时可增加发生高铁血红蛋白的风险;新生儿体内 NADH- 细胞色素 b5 还原酶水平较成年人低,药物清除时间延长,因此更容易发生高铁血红蛋白血症	FDA HCSC
CYB5R2（细胞色素 b5 还原酶 2）	Chr11p15.4			
CYB5R3（细胞色素 b5 还原酶 3）	Chr22q13.2			
CYB5R4（细胞色素 b5 还原酶 4）	Chr6pter-q22.33			

（三）主要相关基因对药物疗效或不良反应的影响

PharmGKB 数据库显示 *G6PD* 基因多态性(rs1050828)与伯氨喹不良反应的发生相关,但证据级别仅为 3 级,且针对人群为黑种人和白种人,具体如下:在给予青蒿琥酯、伯氨喹、乙胺嘧啶和磺胺多辛治疗儿童患者时,相对于 CC 基因型,CT 或 TT 基因型更可能发生中度贫血。

FDA 和 HCSC 药物说明书均指出 *G6PD* 基因缺陷可引起伯氨喹使用后不良反应的发生。且 FDA 明确指出,由于 G6PD 缺乏症患者有溶血性贫血的危险,在使用伯氨喹之前必须进行 G6PD 检测。由于 G6PD 检测的局限性,医生需要了解溶血残留风险,应提供足够的医疗支持和随访以管理溶血风险。严重 G6PD 缺乏症患者不应开伯氨喹。对于轻度至中度 G6PD 缺乏症或当 G6PD 状态未知且无法进行 G6PD 检测时,是否开伯氨喹必须基于对其风险和益处的评估。

在不同人种中,*G6PD* 基因的分布频率明显不同。在美国黑种人中分布频率为 10%~11%,库尔德犹太人分布频率高达 70%,在中国人群中分布频率为 0.5%~16.7%。

FDA 和 HCSC 说明书中均提示 NADH- 细胞色素 b5 还原酶缺乏症患者应用伯氨喹时可增加发生高铁血红蛋白和 / 或硫化血红蛋白血症的风险。NADH- 细胞色素 b5 还原酶被 *CYB5R1*、*CYB5R2*、*CYB5R3* 和 *CYB5R4* 基因编码,但目前并无 *CYB5R* 系列的基因多态性证据。

（四）临床用药指导

1. 指导临床用药的基因检测　根据相关基因与药物不良反应的关系,建议检测是否存在 *G6PD* 基因缺陷以及 NADH- 细胞色素 b5 还原酶缺乏或 *CYB5R1*、*CYB5R2*、*CYB5R3* 和

CYB5R4 基因缺陷,以指导伯氨喹的精准治疗。G6PD 功能缺陷可由 *G6PD* 基因的一系列变异引起,通过酶活性检测或遗传学检测发现。

2. 对药物选择的影响 FDA 和 HCSC 均建议,G6PD 功能缺陷的患者需要慎用伯氨喹,因其可引起溶血性贫血风险。在治疗中发现任何与疾病无关的血液毒性时,应考虑停用伯氨喹。

此外,FDA 和 HCSC 还建议 NADH- 细胞色素 b5 还原酶缺乏者慎用伯氨喹,因其可能引起高铁血红蛋白血症。

【资料来源】

[1] https://www. PharmGKB. org/chemical/PA451103.

[2] http://www. ncbi. nlm. nih. gov/gene/2539.

[3] http://www. ncbi. nlm. nih. gov/gene/51706.

[4] http://www. ncbi. nlm. nih. gov/gene/51700.

[5] http://www. ncbi. nlm. nih. gov/gene/1727.

[6] http://www. ncbi. nlm. nih. gov/gene/266690.

[7] https://www. PharmGKB. org/download. do?objCls=Attachment&objId=Primaquine_Phosphate_Label_17Aug2012. pdf.

[8] https://www. PharmGKB. org/download. do?objCls=Attachment&objId=Primaquine_HCSC_06_04_15. pdf.

[9] BEUTLER E. G6PD deficiency. Blood,1994,84(11):3613-3636.

[10] HU R,LIN M,YE J,et al. Molecular epidemiological investigation of G6PD deficiency by a gene chip among Chinese Hakka of southern Jiangxi province. Int J Clin Exp Pathol,2015, 8(11):15013-15018.

[11] YAN T,CAI R,MO O,et al. Incidence and complete molecular characterization of glucose-6-phosphate dehydrogenase deficiency in the Guangxi Zhuang autonomous region of southern China:description of four novel mutations. Haematologica,2006,91(10):1321-1328.

[12] CHIU DT,ZUO L,CHAO L,et al. Molecular characterization of glucose-6-phosphate dehydrogenase(G6PD)deficiency in patients of Chinese descent and identification of new base substitutions in the human G6PD gene. Blood,1993,81(8):2150-2154.

(林 艳)

第 23 节 抗组胺药

地氯雷他定

(一)药物简介

地氯雷他定(desloratadine)属于非镇静性的长效三环类抗组胺药,为氯雷他定的活性代谢物,可通过选择性阻断外周 H1 受体,缓解相关疾病症状。本药主要用于过敏性鼻炎、慢性特发性荨麻疹以及哮喘等过敏性疾病。其主要不良反应包括恶心、头晕、头痛、困倦、口干、乏力,偶见嗜睡等。

(二) 相关基因

PharmGKB 数据库中提到影响地氯雷他定疗效的基因是 *FCER1A*(表 4-217)。

表 4-217　地氯雷他定的主要相关基因

基因	染色体定位	主要功能	药物相关性	来源
FCER1A(IgE 的 Fc 片段受体 1a)	Chr1q23	启动过敏反应	影响患者对地氯雷他定的应答反应	PharmGKB

(三) 主要相关基因对药物疗效或不良反应的影响

在 PharmGKB 数据库中仅有 *FCER1A* 基因多态性对地氯雷他定的影响,但证据级别为 3 级,详见表 4-218。

表 4-218　主要相关基因多态性对地氯雷他定疗效或不良反应的影响

基因	SNP 位点	基因型	白种人分布频率 /%	中国人群分布频率 /%	影响环节	证据级别	临床相关性
FCER1A	rs2298805	AA	0	2.4	疗效	3	携带 AA 基因型的患者对地氯雷他定有较好的应答,AG 基因型次之,GG 基因型最差
		AG	0	9.5			
		GG	100	88.1			

(四) 临床用药指导

EMA 在地氯雷他定药物说明书中指出不同个体间的药物代谢的差异性,但未涉及具体的药物基因组学以及基因检测。

根据相关基因与药物疗效的关系以及在中国人群的分布频率,考虑到证据级别仅为 3 级,建议必要时检测 *FCER1A*(rs2298805)基因型,以指导地氯雷他定的精准治疗。

【资料来源】

[1] https://www.PharmGKB.org/chemical/PA164776964.

[2] http://www.ncbi.nlm.nih.gov/gene/2205.

[3] https://www.PharmGKB.org/download.do?objCls=Attachment&objId=Aerinaze_EMA_EPAR_12_17_2012.pdf.

[4] http://www.ncbi.nlm.nih.gov/projects/SNP/snp_ref.cgi?rs=2298805.

(林　艳)

第 24 节　麻醉用药

一、琥珀胆碱

(一) 药物简介

琥珀胆碱(succinylcholine)为去极化骨骼肌松弛药,与烟碱样受体结合后,产生稳定的除极作用,引起骨骼肌松弛,进入体内后能迅速被血中假性胆碱酯酶水解。本药主要用于全身麻醉时气管插管和术中维持肌松。其主要不良反应包括高钾血症,拟乙酰胆碱作用引起的心动过缓、心律失常,眼内压增高以及与氟烷联用引起的恶性高热。

(二) 相关基因

目前已经发现与琥珀胆碱相关的基因有 *BCHE*、*CACNA1S* 和 *RYR1*。FDA 和 HCSC 药物说明书提到这 3 个基因,但未提及基因检测(表 4-219)。

表 4-219　琥珀胆碱的主要相关基因

基因	染色体定位	主要功能	药物相关性	来源
BCHE(假性胆碱酯酶)	Chr3q26.1-q26.2	水解琥珀胆碱	*BCHE* 基因突变可导致酶活性降低,导致琥珀胆碱蓄积	FDA HCSC
RYR1(理阿诺碱受体 1)	Chr19q13.2	是恶性高热风险基因	*RYR1* 基因多态性与恶性高热[#]风险相关联	FDA
CACNA1S(编码缓慢失活的 L 型电压依赖性钙通道的 α_1 亚单位)	Chr1q32	是恶性高热风险基因	*CACNA1S* 基因多态性与恶性高热风险相关联	FDA

[#] 恶性高热是一种由吸入麻醉药或去极化肌肉松弛药引起的常染色体显性遗传的骨骼肌疾病。在易感个体,琥珀胆碱麻醉可能引发骨骼肌处于高代谢状态,导致高氧需求和临床综合征,称为恶性高热。

(三) 主要相关基因对药物疗效或不良反应的影响

目前,与琥珀胆碱相关的主要是 *BCHE*、*CACNA1S* 和 *RYR1* 基因。

1. 琥珀胆碱经血浆胆碱酯酶(butyrylcholinesterase,BCHE)代谢。BCHE 的活性在人群中呈遗传多态性分布,遗传变异可引起 BCHE 酶活性降低或丧失。FDA 和 HCSC 药物说明书中均强调,*BCHE* 基因突变者[尤其是非典型(atypical,A)*BCHE* 变异的杂合子或纯合子],可能因 BCHE 酶活性降低或丧失而出现神经肌肉阻滞延长所致的麻醉后窒息。

FDA 还指出,非典型 *BCHE* 变异的纯合子(约见 1/2 500 患者)对琥珀胆碱神经肌肉接头阻滞效果极为敏感。因此,应给予这类患者 5~10mg 的试验剂量以评估对琥珀胆碱的敏感性,或静脉缓慢注入 1mg/mL 琥珀胆碱,以观察神经肌肉阻滞情况。若出现呼吸停止或肌肉阻滞延长,应予控制呼吸治疗。

此外,PharmGKB 数据库还指出 *BCHE* 基因多态性(rs1803274 和 rs1799807)与给予琥珀胆碱后出现的麻醉后窒息相关,但证据级别均为 3 级,未予列出。

2. FDA 药物说明书中提到,*RYR1* 和 *CACNA1S* 基因中特定的突变位点,与使用琥珀胆碱时出现的恶性高热具有相关性。如果已知或怀疑存在上述基因突变,应禁用此类麻醉药。

在 PharmGKB 数据库中有 *CACNA1S* 基因多态性(rs1800559 和 rs772226819)和 *RYR1* 的 44 个基因多态性提示与给予琥珀胆碱以后出现恶性高热风险相关,证据级别均为 1A 级。

(四) 临床用药指导

尽管 FDA 和 HCSC 药物说明书中强调 *BCHE*、*CACNA1S* 和 *RYR1* 基因与不良反应之间的相关性,但并未明确给予基因检测的建议。

CPIC 强烈建议,携带有 *CACNA1S* 和 *RYR1* 相关位点风险等位基因的患者,发生恶性高热的风险较大,除非受益大大高于风险,否则禁止使用琥珀胆碱,建议选择其他药物替代治疗。

根据相关基因与药物不良反应的关系,结合主要相关基因多态性对临床用药的具体影响,建议必要时检测 *BCHE*、*CACNA1S* 和 *RYR1* 的相关基因型,以指导琥珀胆碱的精准治疗。

【资料来源】

[1] https://www.PharmGKB.org/chemical/PA451522.

[2] http://www.ncbi.nlm.nih.gov/gene/590.

[3] http://www.ncbi.nlm.nih.gov/gene/6261.

[4] http://www.ncbi.nlm.nih.gov/gene/12292.

[5] https://www.PharmGKB.org/download.do?objCls=Attachment&objId=Succinylcholine_chloride_8_7_14.pdf.

[6] https://www.PharmGKB.org/download.do?objCls=Attachment&objId=Succinylcholine_HCSC_06_05_15.pdf.

二、异氟烷

(一) 药物简介

异氟烷(isoflurane)为卤素吸入类全身麻醉药,是恩氟烷的同分异构体,可用于全身麻醉的诱导与维持。本药可通过内源性血管扩张作用引起脑血流增加,故易致颅内压的显著升高。此外,本药亦可引起支气管扩张。其主要不良反应包括不自主的肌肉运动、呃逆、咳嗽、支气管痉挛、呼吸抑制、低血压、心律失常和轻度低温。

(二) 相关基因

目前已经发现与异氟烷相关的基因有 *CACNA1S* 和 *RYR1*。FDA 和 HCSC 药物说明书均提到这两个基因,但未提及基因检测(表 4-220)。

表 4-220　异氟烷的主要相关基因

基因	染色体定位	主要功能	药物相关性	来源
RYR1(理阿诺碱受体 1)	Chr19q13.2	是恶性高热风险基因	*RYR1* 基因多态性与恶性高热风险相关联	FDA HCSC
CACNA1S(编码缓慢失活的 L 型电压依赖性钙通道的 α_1 亚单位)	Chr1q32	是恶性高热风险基因	*CACNA1S* 基因多态性与恶性高热风险相关联	FDA HCSC

（三）主要相关基因对药物疗效或不良反应的影响

在 PharmGKB 数据库中有 *CACNA1S* 基因多态性(rs1800559 和 rs772226819)和 *RYR1* 的 44 个基因多态性提示与给予琥珀胆碱以后出现恶性高热的风险相关,证据级别均为 1A 级,未予列出。

（四）临床用药指导

FDA 和 HCSC 的说明书中提到,*RYR1* 和 *CACNA1S* 基因中特定的突变位点,与使用效力较强的吸入性麻醉药(如异氟烷)时出现的恶性高热具有相关性。尽管说明书中未明确指出需要进行基因检测,但如果已知或怀疑存在上述基因突变,应禁用此类麻醉药。

CPIC 强烈建议,对于携带有 *CACNA1S* 和 *RYR1* 相关位点的风险等位基因的患者,发生恶性高热的风险较大,除非受益大大高于风险,否则禁止使用异氟烷,建议选择其他药物替代治疗。

根据相关基因与药物不良反应的关系,结合主要相关基因多态性对临床用药的具体影响,建议必要时检测 *CACNA1S* 和 *RYR1* 的相关基因型,以指导异氟烷的精准治疗。

【资料来源】

［1］https://www.PharmGKB.org/chemical/PA450106.

［2］http://www.ncbi.nlm.nih.gov/gene/6261.

［3］http://www.ncbi.nlm.nih.gov/gene/12292.

［4］https://www.PharmGKB.org/download.do?objCls=Attachment&objId=isoflurane_9_30_15.pdf.

［5］https://www.PharmGKB.org/download.do?objCls=Attachment&objId=isoflurane_HCSC_9_30_15.PDF.

三、七氟烷

（一）药物简介

七氟烷(sevoflurane)是一种全身麻醉用药,用于院内手术及门诊手术的全身麻醉的诱导和维持。其常见不良反应为低血压、术后恶心呕吐等,儿童常见激动不安。

（二）相关基因

目前已经发现与七氟烷相关的基因有 *CACNA1S*、*RYR1*。FDA 和 HCSC 药物说明书均提到这两个基因,但未提及基因检测(表 4-221)。

表 4-221 七氟烷的主要相关基因

基因	染色体定位	主要功能	药物相关性	来源
RYR1(理阿诺碱受体 1)	Chr19q13.2	是恶性高热风险基因	*RYR1* 基因多态性与恶性高热风险相关联	FDA HCSC
CACNA1S(编码缓慢失活的 L 型电压依赖性钙通道的 α_1 亚单位)	Chr1q32	是恶性高热风险基因	*CACNA1S* 基因多态性与恶性高热风险相关联	FDA HCSC

（三）主要相关基因对药物疗效或不良反应的影响

在 PharmGKB 数据库中有 *CACNA1S* 基因多态性(rs1800559 和 rs772226819)和 *RYR1* 的 44 个基因多态性提示与给予琥珀胆碱以后出现恶性高热的风险相关,证据级别均为 1A 级,未予列出。

（四）临床用药指导

FDA 和 HCSC 的说明书中提到 *RYR1* 和 *CACNA1S* 基因中特定的突变位点,与使用效力较强的吸入性麻醉药(如七氟烷)时出现的恶性高热具有相关性。尽管说明书中未明确指出需要进行基因检测,但如果已知或怀疑存在上述基因突变,应禁用此类麻醉药。

CPIC 强烈建议,对于携带有 *CACNA1S* 和 *RYR1* 相关位点的风险等位基因的患者,发生恶性高热的风险较大,除非受益大大高于风险,否则禁止使用七氟烷,建议选择其他药物替代治疗。

根据相关基因与药物不良反应的关系,结合主要相关基因多态性对临床用药的具体影响,建议必要时检测 *CACNA1S* 和 *RYR1* 的相关基因型,以指导七氟烷的精准治疗。

【资料来源】

［1］https://www.PharmGKB.org/chemical/PA451341.

［2］http://www.ncbi.nlm.nih.gov/gene/6261.

［3］http://www.ncbi.nlm.nih.gov/gene/12292.

［4］https://www.PharmGKB.org/download.do?objCls=Attachment&objId=sevoflurane_10_1_15.pdf.

［5］https://www.PharmGKB.org/download.do?objCls=Attachment&objId=sevoflurane_HCSC_9_30_15.pdf.

（林　艳）

第 25 节 其他

一、噻吗洛尔

（一）药物简介

噻吗洛尔（timolol）是一种非选择性 β- 肾上腺能受体阻滞剂，作用强度为普萘洛尔的 8 倍，但无选择性及膜稳定作用，无内在拟交感活性，无直接抑制心脏作用，无局部麻醉作用。本药还可减少房水生成，因此具有明显的降低眼压的作用。本药可用于原发性高血压、心绞痛或心肌梗死的治疗以及偏头痛的预防；其滴眼液主要用于降低眼内压，适用于成年人开角型青光眼或眼内高压。其主要不良反应为心动过缓、支气管痉挛。

（二）相关基因

目前已经发现与噻吗洛尔相关的基因有 *ADRB1*、*CYP2D6*，其中 *CYP2D6* 在 EMA 药物说明书中有指出（表 4-222）。

表 4-222 噻吗洛尔的主要相关基因

基因名称	染色体定位	主要功能	药物相关性	来源
CYP2D6（细胞色素酶 CYP450 第二亚家族 D 成员 6）	Chr22q13.1	重要的药物代谢酶	CYP2D6 影响噻吗洛尔全身性不良反应事件的发生	EMA

（三）主要相关基因对药物疗效或不良反应的影响

PharmGKB 数据库中提到一些级别仅为 3 级的基因多态性证据：

1. *CYP2D6* 慢代谢型等位基因携带者（*3/*4/*5）较快代谢型携带者（*1）在使用噻吗洛尔滴眼液时发生全身性不良反应事件可能性升高，故对于慢代谢者需要降低噻吗洛尔用药剂量。

2. *CYP2D6**2（rs16947 位点）等位基因携带者使用噻吗洛尔导致心动过缓不良反应发生概率较野生型（*1/*1）高。*CYP2D6* 单倍型具体分布频率及代谢型对应关系见附录 1。

3. Rs1801252（*ADRB1* 基因上的）AA 等位基因携带者较 AG、GG 等位基因携带者更容易出现收缩压和舒张压的增高。

（四）临床用药指导

1. 指导临床用药的基因检测　虽然目前相关国家药物说明书均未建议进行基因检测，但根据相关基因与药物疗效及不良反应的关系，考虑到证据级别仅为 3 级，建议必要时检测 *CYP2D6* 相关代谢型以及 rs1801252 基因型，以指导噻吗洛尔的精准治疗。

2. 药物相互作用对疗效和不良反应的影响　EMA 说明书中提到当噻吗洛尔与 CYP2D6 抑制剂联用时，可能加强 β 受体抑制作用。奎尼丁可抑制 CYP2D6 对本药的代谢，联用可引起

全身 β- 肾上腺素受体阻滞作用（如心率减慢）。

【资料来源】

［1］https：//www. PharmGKB. org/chemical/PA451690.

［2］http：//www. ncbi. nlm. nih. gov/gene/1565.

［3］https：//www. PharmGKB. org/download. do?objCls=Attachment&objId=Ganfort_EMA_EPAR_31_Oct_2013. pdf.

［4］HONGAZHI Y，MINBIN Y，YANGFAN Y，et al. Association of CYP2D6 single-nucleotide polymorphism with response to ophthalmic timolol in primary open-angle Glaucoma-a pilot study. Journal of Ocular Pharmacology & Therapeutics，2010，26（5）：497-501.

［5］TUOMO NIEMINEN，MIKA Kähönen，et al. Polymorphisms of genes CYP2D6，ADRB1 and GNAS1 in pharmacokinetics and systemic effects of ophthalmic timolol. A pilot study. Eur J Clin Pharmacol，2005，61：811-819.

二、维生素 C

（一）药物简介

维生素 C（vitamin C）是一种水溶性维生素。维生素 C 和脱氢抗坏血酸可在体内形成可逆的氧化还原系统，此系统在生物氧化及还原作用和细胞呼吸中起重要作用。同时，维生素 C 可降低毛细血管通透性，加速血液凝固，刺激凝血功能，促进铁在肠内吸收，促使血脂下降，增强机体对感染的抵抗力，参与解毒功能，并有抗组胺及阻止致癌物质（亚硝胺）生成的作用。本药可用于治疗维生素 C 缺乏病、慢性铁中毒和作为维生素 C 的补充等。其不良反应多发生在大量用药时，可导致血清胆红素水平下降，尿液 pH 下降，尿中草酸盐、尿酸盐浓度升高等。

（二）相关基因

目前已经发现与维生素 C 相关的基因为 *G6PD*（表 4-223）。

表 4-223　维生素 C 的主要相关基因

基因	染色体定位	主要功能	药物相关性	来源
G6PD（葡萄糖 -6- 磷酸脱氢酶）	ChrXq28	G6PD 是一种存在于人体红细胞内，协助葡萄糖进行新陈代谢的酶，在代谢过程中会产生 NADPH 的物质，保护红细胞免受氧化物质的破坏	G6PD 缺乏症患者服用维 C 后，可能会引起红细胞破裂而引起溶血、贫血等严重不良反应	FDA HCSC

（三）主要相关基因对药物疗效或不良反应的影响

尽管 PharmGKB 数据库中未列出主要相关基因多态性对临床用药影响的证据，但 FDA 和 HCSC 药物说明书均指出 *G6PD* 基因缺陷可引起维生素 C 使用后不良反应的发生。在不同人种中，*G6PD* 基因的分布频率明显不同。在美国黑种人中分布频率为 10%~11%，库尔德犹太人分布频率高达 70%,在中国人群中分布频率为 0.5%~16.7%。

(四) 临床用药指导

在 FDA 及 HCSC 药物标签中均显示 MoviPrep——一种用于肠镜检查的药物,因含有维生素 C,G6PD 缺乏的患者可能会发生溶血性反应。

根据相关基因与药物不良反应的关系,建议检测是否存在 *G6PD* 基因缺陷,以指导维生素 C 的精准治疗。G6PD 功能缺陷可由 *G6PD* 基因的一系列变异引起,通过酶活性检测或遗传学检测发现。

【资料来源】

[1] https://www.PharmGKB.org/chemical/PA451898.

[2] http://www.ncbi.nlm.nih.gov/gene/2539.

[3] https://www.PharmGKB.org/download.do?objCls=Attachment&objId=Moviprep_FDA_drug_label_11_29_12.pdf.

[4] https://www.PharmGKB.org/download.do?objCls=Attachment&objId=MoviPrep_HCSC_06_08_15.pdf.

[5] BEUTLER E.G6PD deficiency.Blood,1994,84(11):3613-3636.

[6] HU R,LIN M,YE J,et al.Molecular epidemiological investigation of G6PD deficiency by a gene chip among Chinese Hakka of southern Jiangxi province.Int J Clin Exp Pathol,2015,8(11):15013-15018.

[7] YAN T,CAI R,MO O,et al.Incidence and complete molecular characterization of glucose-6-phosphate dehydrogenase deficiency in the Guangxi Zhuang autonomous region of southern China:description of four novel mutations.Haematologica,2006,91(10):1321-1328.

[8] CHIU DT,ZUO L,CHAO L,et al.Molecular characterization of glucose-6-phosphate dehydrogenase(G6PD)deficiency in patients of Chinese descent and identification of new base substitutions in the human G6PD gene.Blood,1993,81(8):2150-2154.

三、屈螺酮炔雌醇

(一) 药物简介

屈螺酮炔雌醇[drospirenone and ethinyl estradiol(Yaz)]为一种复方口服避孕药。其中,屈螺酮是人工合成的孕激素,具有抗盐皮质激素和抗雄激素活性,可作为复方口服避孕药的孕激素成分;有高钾血症倾向、肝肾损伤或肾功能不全的患者禁用;不良反应主要为对心血管系统的影响,可发生血栓和缺血性事件。炔雌醇(ethinyl estradiol)是一种雌激素类药,对下丘脑和垂体有正、负反馈作用。小剂量炔雌醇可刺激促性腺素分泌;大剂量炔雌醇则抑制促性腺素分泌,从而抑制卵巢的排卵,达到抗生育作用。炔雌醇主要用于补充雌激素不足。炔雌醇与孕激素配伍,对抑制排卵有协同作用,能增强避孕效果,常用作口服避孕药配伍。

（二）相关基因

目前各国药物说明书内容是针对屈螺酮和炔雌醇的复合避孕药 Yaz,与屈螺酮 / 炔雌醇相关的基因主要为 *CYP2C19*、*F5*、*PROC*、*PROS1* 和 *SERPINC1*（表 4-224）。

表 4-224　屈螺酮的主要相关基因

基因	染色体定位	主要功能	药物相关性	来源
CYP2C19（细胞色素酶 CYP450 第二亚家族成员 19）	Chr22q13.1	是 CYP 酶系中重要的一种氧化代谢酶,参与多种药物的代谢	屈螺酮可能对 CYP2C19 底物有抑制作用	FDA
F5［凝血因子Ⅴ（促凝血球蛋白原,不稳定因素）］	Chr1q23	是先天性血栓易感因素	屈螺酮慎用于凝血因子Ⅴ莱顿突变患者	HCSC
PROC（蛋白 C）	Chr2q13-q14	编码凝血因子Ⅴa 和Ⅷa 抑制剂	屈螺酮慎用于 PROC 缺乏患者	HCSC
PROS1（蛋白 S1）	Chr3q11.2	编码维生素 K 依赖性血浆蛋白	屈螺酮慎用于 PROS1 缺乏患者	HCSC
SERPINC1（丝氨酸蛋白酶抑制剂家族成员 1）	Chr1q25.1	编码抗凝血酶Ⅲ,抑制凝血酶	屈螺酮慎用于 *SERPINC1* 突变患者	HCSC

（三）主要相关基因对药物疗效或不良反应的影响

目前与屈螺酮炔雌醇复合避孕药 Yaz 的主要相关基因包括 *CYP2C19*、*F5*、*PROC*、*PROS1* 和 *SERPINC1*。HCSC 说明书中提到,有凝血因子Ⅴ莱顿突变、抗凝血酶Ⅲ缺乏、遗传性或获得性蛋白 C 或其辅因子蛋白 S 缺乏、高同型半胱氨酸血症及抗磷脂抗体（抗心磷脂抗体、狼疮抗凝物）的女性,在接受屈螺酮炔雌醇复合避孕药 Yaz 治疗时,动脉或静脉血栓风险可能增加,故应避免对这些患者使用屈螺酮。

（四）临床用药指导

1. 指导临床用药的基因检测　虽然目前相关国家药物说明书均未建议进行基因检测,但在必要时,可以对 *F5*、*PROC*、*PROS1*、*SERPINC1* 基因进行相关检测。

2. 药物相互作用对疗效和不良反应的影响　FDA 说明书中提到,屈螺酮炔雌醇复合避孕药 Yaz 在体外实验中显示对 *CYP1A1*、*CYP2C9*、*CYP2C19* 和 *CYP3A4* 底物有抑制作用。然而,使用奥美拉唑作为标记底物的体内研究显示,屈螺酮在临床治疗水平上与细胞色素 P450 酶没有相互作用。

【资料来源】

［1］https://www.PharmGKB.org/chemical/PA164749409.

［2］http://www.ncbi.nlm.nih.gov/gene/1557.

［3］http://www.ncbi.nlm.nih.gov/gene/5624.

［4］http://www.ncbi.nlm.nih.gov/gene/5627.

［5］http://www.ncbi.nlm.nih.gov/gene/462.

［6］https://www.PharmGKB.org/download.do?objCls=Attachment&objId=Drospireno ne_and_ethinyl_estradiol_10_16_13.pdf.

［7］https://www.PharmGKB.org/download.do?objCls=Attachment&objId=Drospireno ne_and_ethinyl_estradiol_HCSC_06_01_15.pdf.

四、炔雌醇／甲基孕酮

(一) 药物简介

炔雌醇／甲基孕酮(ethinyl estradiol/norelgestromin,Evra)是一种复方口服避孕药。其中,炔雌醇是一种雌激素类药,对下丘脑和垂体有正、负反馈作用。小剂量炔雌醇可刺激促性腺素分泌;大剂量炔雌醇则抑制其分泌,从而抑制卵巢的排卵,达到抗生育作用。炔雌醇主要用于补充雌激素不足。炔雌醇与孕激素配伍,对抑制排卵有协同作用,能增强避孕效果,常用作口服避孕药配伍。此外,本药还可用于治疗女性性腺功能不良、闭经、围绝经期综合征等,也用于晚期乳腺癌(绝经期后妇女)、晚期前列腺癌的治疗。与雌激素有关的肿痛(如乳腺癌、子宫颈癌)患者(前列腺癌、绝经期后乳腺癌患者除外)以及血栓性静脉炎、肺栓塞患者禁用本药。

(二) 相关基因

目前发现的与炔雌醇／甲基孕酮相关的基因主要为 *F2*、*F5*、*PROC*、*PROS1*、*MTHFR* 和 *SERPINC1*(表 4-225)。

表 4-225　炔雌醇的主要相关基因

基因	染色体定位	主要功能	药物相关性	来源
F5［凝血因子Ⅴ(促凝血球蛋白原,不稳定因素)］	Chr1q23	是先天性血栓易感因素	炔雌醇慎用于凝血因子Ⅴ莱顿突变患者	EMA HCSC
F2［凝血因子Ⅱ(凝血酶)］	Chr11p11	是先天性血栓易感基因	炔雌醇慎用于凝血酶原突变患者	HCSC
MTHFR(亚甲基四氢叶酸还原酶)	Chr1p36.3	在叶酸代谢通路中将 5,10-亚甲基四氢叶酸转化为具有生物学功能的 5-甲基四氢叶酸	炔雌醇用于 *MTHFR* 基因突变患者,可能导致高同型半胱氨酸血症	HCSC
PROC(蛋白 C)	Chr2q13-q14	编码凝血因子Ⅴa 和Ⅷa 抑制剂	炔雌醇慎用于 PROC 缺乏患者	HCSC
PROS1(蛋白 S1)	Chr3q11.2	编码维生素 K 依赖性血浆蛋白	炔雌醇慎用于 PROS1 缺乏患者	HCSC
SERPINC1(丝氨酸蛋白酶抑制剂家族成员 1)	Chr1q25.1	编码抗凝血酶Ⅲ,抑制凝血酶	炔雌醇慎用于 SERPINC1 突变患者	HCSC

（三）主要相关基因对药物疗效或不良反应的影响

目前，与炔雌醇／甲基孕酮的主要相关基因包括 *F2*、*F5*、*PROC*、*PROS1*、*MTHFR* 和 *SERPINC1*，具体描述如下。

1. EMA 药物说明书中强调，炔雌醇／甲基孕酮的复合避孕药应禁用于有发生静脉栓塞倾向的女性；主要提到凝血因子Ⅴ（F5）莱顿突变中的 rs6025 位点与血栓发生的相关性，并建议进行基因检测（表 4-226）。

表 4-226　主要相关基因多态性对炔雌醇／甲基孕酮疗效和不良反应的影响

基因	SNP 位点	基因型	白种人分布频率 /%	中国人群分布频率 /%	影响环节	证据级别	临床相关性
F5	rs6025	CC	96.4	97.7	毒性／不良反应		（1）相对于 CC 基因型患者（携带正常 F5 基因），CT 基因型或 TT 基因型口服避孕药的患者（携带 F5 莱顿突变）发生血栓的风险更大 （2）*F5* 莱顿突变和口服避孕药都是独立的血栓形成的风险因素，但当两者同时发生时，会产生累积效应，发生风险增加
		CT	2.7	2.3			
		TT	0.9	0			

2. HCSC 药物说明书提到有凝血因子Ⅴ莱顿突变、抗凝血酶Ⅲ缺乏、遗传性或获得性蛋白 C 或其辅因子蛋白 S 缺乏的女性，口服屈螺酮炔雌醇的复合避孕药可能增加动脉或静脉血栓风险，应禁用。同时还提到，有凝血因子Ⅴ莱顿突变、抗凝血酶Ⅲ缺乏、遗传性或获得性蛋白 C 或其辅因子蛋白 S 缺乏、*MTHFR* 基因突变所致高同型半胱氨酸血症及凝血酶原 G20210A 突变的女性，口服甲基孕酮炔雌醇的复合避孕药可能增加动脉或静脉血栓风险，应禁用。

但 HCSC 并未提出需要对 *F2*、*F5*、*PROC*、*PROS1*、*MTHFR* 和 *SERPINC1* 进行基因检测。

（四）临床用药指导

目前主要根据 PharmGKB 数据库中各国药物说明书的内容、相关基因对药物不良反应的影响以及在中国人群中的分布频率，建议检测 F5 rs6025 位点，同时在必要时，可以对 *F2*、*PROC*、*PROS1*、*MTHFR* 和 *SERPINC1* 基因进行相关检测。

【资料来源】

［1］https://www.PharmGKB.org/chemical/PA164749409.

［2］http://www.ncbi.nlm.nih.gov/gene/1557.

［3］http://www.ncbi.nlm.nih.gov/gene/2147.

［4］http://www.ncbi.nlm.nih.gov/gene/5624.

［5］http://www.ncbi.nlm.nih.gov/gene/5627.

［6］http://www.ncbi.nlm.nih.gov/gene/4524.

［7］http://www.ncbi.nlm.nih.gov/gene/462.

［8］https://www.PharmGKB.org/download.do?objCls=Attachment&objId=Drospireno ne_and_ethinyl_estradiol_10_16_13.pdf.

［9］https//www.PharmGKB.org/download.do?objCls=Attachment&objId=Ethinyl_ Estradiol_EMA_EPAR_May_8_2014.pdf.

［10］https://www.PharmGKB.org/download.do?objCls=Attachment&objId=Drospireno ne_and_ethinyl_estradiol_HCSC_06_01_15.pdf.

［11］https://www.PharmGKB.org/download.do?objCls=Attachment&objId=Norelgestro min_and_ethinyl_estradiol_HCSC_06_03_15.pdf.

［12］http://www.ncbi.nlm.nih.gov/projects/SNP/snp_ref.cgi?rs=6025.

五、亚硝酸钠

（一）药物简介

亚硝酸钠（sodium nitrite）是氰化物中毒的解毒剂。亚硝酸离子氧化血红蛋白为高铁血红蛋白，其三价铁离子与氰离子（CN^-）结合，释放氰化细胞色素氧化酶上的氰离子，使细胞色素氧化酶恢复活性，进而解毒。本药配合硫代硫酸钠使用，主要用于氰化物中毒的解救。对于本药，应严格控制用量，以免发生亚硝酸盐中毒。注射后若出现肌肉无力、呼吸困难、可视黏膜发绀等症状，可用亚甲蓝小剂量静脉注射解毒。

（二）相关基因

目前已经发现与亚硝酸钠相关的基因主要为 G6PD（表 4-227）。

表 4-227　亚硝酸钠的主要相关基因

基因	染色体定位	主要功能	药物相关性	来源
G6PD（葡萄糖 -6- 磷酸脱氢酶）	ChrXq28	G6PD 是一种存在于人体红细胞内，协助葡萄糖进行新陈代谢的酶素，在代谢过程中会产生 NADPH 的物质，保护红细胞免受氧化物质的破坏	G6PD 缺乏主要引起亚硝酸钠使用后不良反应的发生，如溶血性贫血	FDA HCSC

（三）主要相关基因对药物疗效或不良反应的影响

尽管 PharmGKB 数据库中未列出主要相关基因多态性对临床用药影响的证据，但 FDA 和 HCSC 药物说明书均指出 G6PD 基因缺陷可引起亚硝酸钠使用后不良反应的发生。在不同人种中，G6PD 基因的分布频率明显不同。在美国黑种人中分布频率为 10%~11%，库尔德犹太人分布频率高达 70%，在中国人群中分布频率为 0.5%~16.7%。

（四）临床用药指导

FDA 和 HCSC 的说明书中都提到，*G6PD* 缺乏症患者在使用亚硝酸钠治疗时有溶血风险，应考虑换用其他药物或监测血细胞比容是否出现急剧下降。

根据相关基因与药物不良反应的关系，建议检测是否存在 *G6PD* 基因缺陷，以指导亚硝酸钠的精准治疗。*G6PD* 的缺陷可由 *G6PD* 基因的一系列变异引起，通过酶活性检测或遗传学检测发现。

【资料来源】

［1］https://www. PharmGKB. org/chemical/PA166115361.

［2］http://www. ncbi. nlm. nih. gov/gene/2539.

［3］https://www. PharmGKB. org/download. do?objCls=Attachment&objId=Sodium_Nitrite_1_14_2014_FDA. pdf.

［4］https://www. PharmGKB. org/download. do?objCls=Attachment&objId=Sodium_Nitrite_HCSC_10_23_15. pdf.

［5］BEUTLER E. G6PD deficiency. Blood,1994,84(11):3613-3636.

［6］HU R,LIN M,YE J,et al. Molecular epidemiological investigation of G6PD deficiency by a gene chip among Chinese Hakka of southern Jiangxi province. Int J Clin Exp Pathol,2015,8(11):15013-15018.

［7］YAN T,CAI R,MO O,et al. Incidence and complete molecular characterization of glucose-6-phosphate dehydrogenase deficiency in the Guangxi Zhuang autonomous region of southern China:description of four novel mutations. Haematologica,2006,91(10):1321-1328.

［8］CHIU DT,ZUO L,CHAO L,et al. Molecular characterization of glucose-6-phosphate dehydrogenase (G6PD)deficiency in patients of Chinese descent and identification of new base substitutions in the human G6PD gene. Blood,1993,81(8):2150-2154.

（林 艳）

一、转运体 P- 糖蛋白编码基因 *ABCB1* 多态性影响口服阿片类药物的镇痛效果

（一）药物简介

阿片类药物是一类强效镇痛药,目前临床常用的本类药物包括吗啡、羟考酮、芬太尼等。该类药物主要通过特异性激活中枢神经系统中的阿片受体发挥镇痛作用,用于治疗包括癌症疼痛在内的中重度慢性疼痛,是 WHO 推荐用于治疗中重度癌症疼痛的一线用药。主要不良反应包括恶心呕吐、头晕、便秘、尿潴留等。

（二）典型案例

患者,男性,46 岁,左侧肾癌术后,3 个月前左侧腰部出现持续性痉挛性疼痛,严重影响睡眠和情绪。目前口服盐酸羟考酮缓释片 60mg q12h 镇痛治疗,每日 2 次服用 10mg 盐酸吗啡片处理爆发痛,但疗效不佳,24h 平均疼痛评分为 4 分。该患者因为口服阿片类药物出现了头晕、恶心、呕吐、尿潴留和便秘等严重不良反应,选择了鞘内吗啡镇痛。鞘内吗啡镇痛直接将吗啡输入脑脊液,可以发挥强效镇痛作用,避免外周不良反应。一般鞘内镇痛需要的剂量为口服剂量的 1/300。根据这个比例,该患者理论上所需要鞘内吗啡的剂量为 0.87mg/d。但是,当该患者的鞘内吗啡剂量调整至 0.48mg/d 时,疼痛评分降到了 0 分,之前口服给药所出现的不良反应也全部消失了。该患者的相关基因型检测如下:*ABCB1*(3435C>T)CC,*CYP2D6* *2 (2850C>T)(rs16947)CT、*10(100C>T)(rs1065852)CC、*14(1758G>A)(rs5030865) GG,*OPRM1*(118A>G)(rs1799971)AG。

（三）案例讨论

鞘内吗啡镇痛是阿片类药物经口服等外周系统给药疗效不佳或不良反应严重后的另一种治疗选择。一般来说,口服给药和鞘内给药的剂量转换比例为 300 ∶ 1。该案例中的患者口服盐酸羟考酮缓释片和盐酸吗啡片后不能有效缓解疼痛,而且还出现了严重的不良反应。转换为鞘内吗啡镇痛后,仅为口服给药 1/540 的鞘内吗啡剂量就完全缓解了患者的疼痛。我们认为这与患者的 *ABCB1*(3435 C>T)基因型为纯合 CC 基因型有关。

ABCB1(3435 C>T)基因多态性能够影响转运体 P- 糖蛋白的空间结构和转运功能。与 CT 基因型和 TT 基因型相比,*ABCB1*(3435 C>T)CC 基因型的外排转运功能强,口服阿片类药物的镇痛效果较差,镇痛所需要的口服阿片类药物剂量较高。鞘内给药绕过了血脑屏障上的转运体 P- 糖蛋白,直接将吗啡注入脑脊液,因此,*ABCB1*(3435 C>T)基因多态性不会影响鞘

内吗啡镇痛所需要的剂量。因此,可以预期 *ABCB1* (3435 C>T) CC 基因型患者经口服给药改为鞘内给药时的剂量转换比例应高于 CT 基因型和 CC 基因型,与本案例中患者的实际转换比例较为一致。

参与阿片类药物药代动力学和药效动力学过程的其他基因多态性也可能影响阿片类药物的镇痛功能和口服与鞘内给药的剂量转换比例。CYP2D6 是羟考酮的主要代谢酶之一,基因型改变会影响 CYP2D6 酶的活性,进而影响羟考酮的镇痛功能。该患者的 *CYP2D6* 基因型为 *1/*2,CYP2D6 酶的表型为正常代谢型,因此对本案例患者阿片类药物镇痛作用的影响不大。另外,该患者的 μ 阿片受体编码基因 *OPRM1* (118A>G) 也存在突变,但考虑其对口服给药与鞘内给药剂量转换比例的影响不明显,因为经两种给药途径的阿片类药物均需要通过作用于 μ 阿片受体发挥镇痛作用。

(四) 结论

由于转运体 P- 糖蛋白在阿片类药物口服给药和鞘内给药中的作用不一样,其编码基因 *ABCB1* 可能会对口服阿片类药物的镇痛作用和口服与鞘内给药的剂量转换比例产生影响。

二、氯吡格雷基因多态性对抗栓效果的影响

(一) 药物简介

阿司匹林联合 P2Y12 受体拮抗剂进行双联抗血小板治疗是急性冠状动脉综合征 (acute coronary syndrome, ACS) 或冠状动脉支架置入术后的基础治疗,能显著降低患者严重不良心血管事件的发生率。国内临床上使用的 P2Y12 受体拮抗剂主要包括氯吡格雷及替格瑞洛。氯吡格雷是前体药物,口服进入机体后 85% 会被酯酶水解为无活性分子,仅剩的 15% 药物尚需要依赖肝酶细胞色素 CYP450 代谢,成为活性产物发挥抗血小板作用。而替格瑞洛为新一代非噻吩吡啶类 P2Y12 受体拮抗剂,为非前体药物,不需要经酶代谢激活,起效快,抑制血小板聚集能力强。

(二) 典型案例

患者,女性,67 岁,有高血压及糖尿病病史十多年,长期药物治疗,血压及血糖控制尚可。患者 1 年多前开始出现活动后胸闷痛,发作时放射至背部,休息或含服硝酸甘油后 3~5min,6 h 患者胸闷痛症状明显加重并伴出冷汗等,就诊于当地医院,行心电图检查提示 Ⅱ、Ⅲ 及 aVF 导联 ST 段抬高,肌钙蛋白 -T 检查提示阳性,考虑急性下壁 ST 段抬高性心肌梗死,遂急诊转院行冠状动脉造影,结果提示右冠状动脉中段起闭塞、左冠状动脉轻度狭窄,术中于右冠状动脉置入支架 1 枚,心电图检查提示 Ⅱ、Ⅲ 及 aVF 导联 ST 段抬高较前回落。患者术后胸闷痛明显缓解,遂予以药物继续治疗后出院,出院带药为阿司匹林肠溶片 100mg qd、氯吡格雷片 75mg qd、阿托伐他汀钙片 20mg qn,并继续服用高血压及糖尿病药物。患者出院后规律服药,但出院后 1 周

再次出现剧烈胸闷痛,再次就诊于急诊科,心电图检查提示Ⅱ、Ⅲ及 aVF 导联 ST 段再次抬高,肌钙蛋白 -T 检查提示阳性,遂急诊冠状动脉造影提示右冠状动脉闭塞,考虑支架内血栓形成,遂予肝素及替罗非班等药物处理,并行血栓抽吸术,术后冠状动脉血流通畅。完善氯吡格雷基因检测,结果如下:*CYP2C19**2(681G>A)(rs4244285)GA,*CYP2C19**3(636G>A)(rs4986893)GG,*CYP2C19**17(806C>T)(rs12248560)CC,*PON1*(576G>A)(rs662)GA。结果提示氯吡格雷基因活性代谢物水平减弱,血小板活性较少被抑制,考虑此次支架内血栓多与此相关,遂调整药物为阿司匹林联合替格瑞洛抗栓。术后随访 3 个多月,患者未在出现胸闷痛等不适。

(三)案例讨论

通过与阿司匹林联合应用,氯吡格雷已经成为治疗急性冠脉综合征(acute coronary syndrome,ACS)和预防经皮冠状动脉介入(percutaneous coronary intervention,PCI)术后支架内血栓形成和再发缺血事件的经典口服抗血小板药物,但氯吡格雷抗血小板反应性和疗效存在显著的个体差异,除临床环境因素外,基因多态性在其中起了重要作用。多项临床药物基因组学研究发现,CYP2C19 功能缺失型等位基因(*CYP2C19* *2 和 *CYP2C19* *3)与氯吡格雷治疗期间高血小板反应性及心血管一级缺血终点事件的发生密切相关;与氯吡格雷代谢相关的其他基因变异型(*PON1Q192R* 和 *ABCB1C3435T*)也可能与氯吡格雷抗血小板反应性及不良心血管事件相关。

氯吡格雷是药物前体,在小肠的吸收受到 *ABCB1*(*MDR1*)基因编码的质子泵 P- 糖蛋白调控,然后在肝脏中经两级氧化反应转化为含巯基的活性代谢产物,其中 CYP2C19 参加了两级氧化反应。二磷酸腺苷(adenosinediphosphate,ADP)是引起血小板活化和聚集的重要介质,它通过两个 G 蛋白偶联受体(P2Y1 和 P2Y12)与血小板结合。P2Y12 受体与 Gi 偶联后使血小板聚集并维持稳定。氯吡格雷活性代谢产物与血小板 P2Y12 受体不可逆地共价结合,抑制 ADP 诱导的血小板聚集。众多证据表明,*CYP2C19* 在氯吡格雷活化过程中起主导作用,目前已探明 *CYP2C19* 至少存在 25 种变异型。其中,*CYP2C19**1 为编码正常活性酶的基因,*CYP2C19**2 和 *CYP2C19**3 为功能缺失型等位基因。*CYP2C19* 基因型变异分布存在显著的种族差异性。*CYP2C19**2 基因型常见于高加索人、非洲人、美洲人和亚洲人,其中亚洲人群携带率高达 30%。*CYP2C19**3 亚洲人群携带率为 5%~10%,而其他人群携带率均 < 1%。基于大量药物基因组学研究证据,2009 年美国食品药品管理局建议对携带 *CYP2C19* 功能缺失型等位基因的高危人群调整氯吡格雷剂量或使用替代药物。为克服氯吡格雷抗血小板反应性变异的影响,临床多采用更换药物种类、增加氯吡格雷剂量或联用西洛他唑(ciluostazot)等方法,目前临床上更换药物种类较为常用。

而替格瑞洛为新一代非噻吩吡啶类 P2Y12 受体拮抗剂,其化学结构为环戊己三唑嘧啶,经肠道吸收后直接作用于 P2Y12 受体,可逆结合而发挥抗血小板作用;其优势在于其是非前体药物,不需要经酶代谢激活,起效快(2h 达到最大血小板聚集抑制率);抑制血小板聚集能力强,个体差异远比氯吡格雷小(最大血小板聚集抑制率平均为 93%~100%),且其主要代谢产物同样具有相当的 P2Y12 抑制活性;与 P2Y12 受体的可逆性结合,使受体在替格瑞洛分子脱离后仍可与腺苷二磷酸(ADP)结合,停药 24h 后即可观察到血小板功能逐渐恢复。因此本患者换用了该药物,随访未见急性血栓形成。

(四)结论

作为前体药物的氯吡格雷进入体内后需转化为活性药物才可发挥作用,而这受到不同酶学的影响,因此检测患者的基因多态性,及时根据结果调整用药,可以一定程度上避免急性血栓的形成。

三、动态 *RAS* 基因检测指导下的转移性直肠癌靶向治疗

(一) *RAS* 基因状态、动态变化与晚期肠癌靶向治疗

不可手术切除的晚期转移性结直肠癌(metastatic colorectal cancer,mCRC)的治疗策略以系统性全身治疗为主,包括化疗、靶向治疗和免疫治疗等。精准治疗时代,随着对结直肠癌肿瘤生物学特征不断探索,大量循证依据表明多种肿瘤基因突变与 mCRC 的预后、疗效预测直接相关,目前公认主要基因包括 *RAS*、*BRAF*、*MMR* 等,其中 *RAS* 野生型患者预后最佳,*BRAF* V600E 突变预后最差。同时,这些基因状态还可预测靶向、免疫治疗的疗效和协助优势人群筛选,如 *RAS* 突变患者对抗 *EGFR* 单抗完全无效,西妥昔单抗或帕尼单抗仅被批准用于全 *RAS* 野生型(*K/NRAS* 基因外显子 2-4 野生型)患者;*MMR* 表达缺失或微卫星高度不稳定性(microsatellite instability high,MSI-H)则对抗 PD-1/PD- 单抗 L1 免疫治疗非常有效,而抗血管生成的靶向药物如抗血管内皮生长因子(vascular endothelial growth factor,VEGF)单抗 - 贝伐珠单抗则无确定的疗效相关生物标志物,可用于 *RAS* 野生或突变型 mCRC,因此在临床实践中,针对晚期转移性肠癌的一线治疗,各指南均建议进行肿瘤组织 *RAS/BRAF* 基因的检测,协助最佳方案的选择。然而近期转化研究发现,肿瘤在治疗过程中可能发生继发性基因突变,从而诱导对靶向药物耐药,而方便、易重复的液体活检如运用二代测序(next generation sequence,NGS)方法检测循环游离肿瘤 DNA 的基因状态,为观察肿瘤的空间 - 时空异质性提供了可能性,为实现精准的后线靶向治疗提供了更可靠的指导。2015 年欧洲细胞学大会(European Conference of Cytology,ECC)发布的结果显示液体活检和组织活检 *RAS* 基因突变的总体一致率达到了 95.6%。而早在 2012 年 *Nature* 杂志就发表了一项研究,发现在 *RAS* 野生型患者接受西妥昔治疗过程中,运用液体活检方法可检测到血 ctDNA *RAS* 基因新突变,提前预测西妥昔单抗的耐药。

（二）典型案例及分析

患者,男性,50 岁。因"反复便血 1 个月"于 2014 年 10 月首次入院,经肠镜活检、胸腹部增强 CT 明确诊断为直肠中段腺癌 c T3N0M0 [欧洲肿瘤内科学会(European Society for Medical Oncology,ESMO)低风险],于 2014 年 11 月 5 日行"腹腔镜下直肠癌超低位切除术"。术后分期为:(直肠)中 - 低分化腺癌 pT3N0M0,神经侵犯 +,ⅡA 期,G1-2,pMMR 表型。于 2014 年 12 月—2015 年 8 月完成 XELOX 方案辅助化疗 8 周期,进入定期随访复查。2015 年 12 月 11 日(即术后 13 个月,辅化结束后 4 个月)于外院复查,腹部磁共振成像(magnetic resonance imaging,MRI)示肝脏左外叶、右后叶上段及右前叶上段分别见 3 个边界欠清,门脉期边缘强化的低密度结节,考虑肝转移;胸部计算机断层扫描(computerized tomography,CT)示未见明确转移病灶,癌胚抗原(carcinoembryonic antigen,CEA)轻度升高 19.1ng/mL。逐行原手术直肠肿瘤组织 *KRAS/NRAS/BRAF* 基因检测,结果均为野生型。×××医院肠癌多学科诊疗团队(multi disciplinary team,MDT)讨论,考虑患者辅助化疗结束后快速转移,预后不良,化疗欠敏感,有使用西妥昔单抗指针仍有 R0 切除肿瘤可能。患者于 2015 年 12 月—2016 年 2 月接受了 FOLFIRI 联合西妥昔单抗方案化疗 3 周期,血清 CEA 降至正常,复查 CT 疗效评价为部分缓解(partial remission,PR)。主要不良反应为呕吐Ⅰ度,白细胞减少Ⅰ度,皮疹Ⅰ度。MDT 再次讨论,建议手术,遂于肝外科行术中超声及肝转移灶切除术(Ⅳ、Ⅷ段病灶)+ 射频消融术(Ⅶ段病灶)。术后病理:中分化腺癌,CK7(-),CK20(+),CDX2(+),HCC(-),符合肠癌肝转移诊断。治疗反应:肿瘤退缩分级(tumor regression grade,TRG)2 级(轻微反应)。肝转移灶组织基因检测为 *KRAS/NRAS/BRAF* 野生型。术后 1 个月复查,CT 未见新发病灶,CEA 正常,继续 FOLFIRI 联合爱必妥方案共 9 周期(末次化疗时间为 2016 年 7 月,末次使用爱必妥时间为 2016 年 9 月),期间每 3 个月定期复查 CEA、MRI 或肝超声造影,每 6 个月复查胸部 CT。

患者于 2016 年 9 月复查,胸部 CT 肺窗见右肺上叶前段及下叶后基底段 2 个类圆、边界清晰小结节,直径约为 0.8cm 和 0.4cm,为新发病灶,考虑为肠癌肺转移。上腹部 MRI 显示肝内病灶均考虑为手术治疗后反应。CEA 0.94ng/mL。患者末次化疗刚结束,主管医生建议观察 2 个月,评估生长速度。11 月复查,CT 示右肺上叶前段及下叶后基底段较前稍增大,约 1.1cm 和 0.5cm,余肺叶未见新发结节。行正电子发射断层摄影术(positron emission tomography,PET)/CT,示右肺上叶结节 ^{11}F-FDG 摄取异常增高,最大标准化摄取值(standardized uptake value,SUV)为 4.25,右肺下叶结节未见 ^{11}F-FDG 摄取增高;肝内两个病灶未见 ^{11}F-FDG 摄取增高,多系治疗后改变。考虑患者肿瘤负荷较小,行肺部病灶立体放射定向治疗(stereotactic body radiation therapy,SBRT)治疗,并密切随访。放疗结束半年后(2017 年 3 月),患者再次出现 CEA 明显升高;胸部 CT 发现左肺下叶支气管背段开口旁新发结节影,直径约 0.8cm;肝脏 MRI 发现肝脏左外叶新发结节 2 枚,考虑新发肝转移。梳理病史提示,在结束西妥昔单抗时即出现新发肺转移,存在继发性耐药基因突变可能。为全面了解患者肿瘤基因突变情况,行血清 ctDNA 检测,结果发现患者 ctDNA KRAS exon 12 密码子点突变,提示对西妥昔单抗耐药,因此调整靶向药物为贝伐珠单抗联合 SOX 方案化疗。2 周期化疗后疗效评估,再次达到 PR。 MDT 再次讨论,认为可以考虑在肝肺均行局部治疗(肺部放疗,肝脏再次手术治疗)。因患者拒绝手术,故分别行肺部转移灶和肝转移灶放疗,同步继续 SOX 联合贝伐珠单抗治疗 4 周期,后复查均达临床完全缓解(complete clinical response,cCR),CEA 正常,患者自行停止后续治疗。2018 年 10 月复查,CT 提示肺内新发多发结节,肝脏未见新病灶。患者拒绝继续化疗,调整为三线多靶点 TKI 药物 - 瑞戈非尼治疗。2019 年 1 月复查,CT 评估为病情稳定(stable disease,SD),部分病灶出现空洞,考虑有效,目前继续服用瑞戈非尼,体力活动状态(performance status,PS)评分为 0。

(三) 结论

本病例初诊为局部晚期中低位直肠癌,术后快速出现异时性多器官寡转移,在接受西妥昔单抗靶向治疗过程中,肿瘤的 *RAS* 基因发生了新突变,由 *RAS* 野生型转变为 *RAS* 突变型,从对抗 EGFR 单抗 - 西妥昔单抗敏感变为耐药。本例通过多次 *RAS* 基因的检查(原发灶、肝转移灶、ctDNA),观察到了原发灶与转移灶(肝)的基因状态高度一致,而在接受靶向治疗过程中出现了耐药突变,从而使医生更合理地调整后线治疗,患者也通过 MDT,接受了多种手段综合治疗,获得超过 54 个月的生存期,且生活质量一直维持在良好状态。

四、免疫球蛋白 Fc 受体Ⅲa 编码基因 *FCGR3A* 多态性影响利妥昔单抗的 ADCC 作用

(一) 药物简介

利妥昔单抗(rituximab)是抗 CD20 的人 / 鼠嵌合性单克隆抗体,能特异性地与跨膜抗原 CD20 结合,介导表达 CD20 抗原的 B 淋巴细胞溶解。B 淋巴细胞溶解的免疫机制包括抗体依赖细胞的细胞毒性(antibody-dependent cellular cytotoxicity,ADCC)作用、补体依赖的细胞毒性(complement-dependent cytotoxicity,CDC)作用等。CD20 抗原位于前 B 淋巴细胞和成熟 B 淋巴细胞的表面,约 95% 以上的 B 细胞性非霍奇金淋巴瘤的瘤细胞表达 CD20。利妥昔单抗主要用于治疗 CD20 阳性弥漫大 B 细胞淋巴瘤、滤泡淋巴瘤等多种 B 细胞淋巴瘤。其不良反应有输注相关反应、感染、乙型肝炎病毒再激活、血细胞减少、心血管事件、间质性肺炎、进行性多灶性脑白质病等。

(二) 典型案例

患者,男性,57 岁,2 个多月前出现间断性腹胀不适,伴大便不规律,逐渐消瘦。腹部 CT 发现"回盲部及肠系膜根部、盆腔内多发淋巴结肿大,回肠末端及升结肠近端肠壁增厚"。1 个多月

前行剖腹探查、部分小肠切除术、小肠 - 升结肠端侧吻合术。病理诊断：弥漫大 B 细胞淋巴瘤，非生发中心 B 细胞来源。免疫组化：CD20(+)、CD10(-)、bcl-6(+)、mum-1(+)、CD5(-)、bcl-2(+,>80%)、c-myc(弱 +,30%~40%)、P53(+,40%~50%)、Ki-67>80%；原位杂交 EBER1/2(-)。PET/CT 显示：左锁骨上、纵隔、小肠系膜、腹主动脉旁、双侧髂总动脉及右侧髂前动脉旁淋巴结均系肿瘤侵犯。骨髓检查未见淋巴瘤浸润。分期：ⅣA 期；国际预后指数(international prognostic index,IPI) 评分：2 分；美国国家综合癌症网(National Comprehensive Cancer Network,NCCN)-IPI 评分：4 分。入院后予标准 R-CHOP 方案化疗 1 疗程后，症状缓解；遂继续 R-CHOP21 方案规律化疗，2 疗程后 PET-CT 评估达 CR，6 疗程后评估仍持续 CR，结束治疗。外周血标本检测 *FCGR3A* 基因 158V/F(即 c.526T>G p.F176V，rs396991)多态性位点的基因型(巢式 PCR 联合 Sanger 测序法)：V/F 型。

(三) 案例讨论

利妥昔单抗的应用极大地改善了 B 细胞淋巴瘤患者的疗效和预后，目前仍是多数 CD20 阳性 B 细胞淋巴瘤靶向治疗的首选。在年龄、肿瘤生物学特征等重要的预后因素不可改变的情况下，通过利妥昔单抗相关基因的分析，更好地预测患者对利妥昔单抗的治疗反应，对指导临床治疗具有价值。目前已经发现了多种与利妥昔单抗相关的基因，包括 *FCGR3A*、*FCGR2A*、*MS4A1*、*C1QA*、*TGFB1*、*IL2*、*ABCB1*、*CYBA*、*GSTA1*、*IL10*、*LTA*、*NCF4* 和 *PTPN22* 等。其中，*FCGR3A* 基因的相关研究较多、证据较充分。多项临床研究显示，*FCGR3A* 基因型对利妥昔单抗治疗弥漫大 B 细胞淋巴瘤、滤泡淋巴瘤等的疗效或预后有影响。

FCGR3A 基因定位于染色体 1q23.3，全长 8.8kb，共 6 个外显子，编码免疫球蛋白 IgG 的 Fc 片段低亲和力Ⅲa 受体(FcγRⅢa)。*FCGR3A* 的 158V/F 基因多态性可通过改变自然杀伤(natural killer,NK)细胞、巨噬细胞等效应细胞表面的 FcγRⅢa 与利妥昔单抗 Fc 片段的结合力，影响利妥昔单抗的 ADCC 作用，进而影响利妥昔单抗的抗肿瘤效应。FcγRⅢa 第 158 位氨基酸缬氨酸(V)较苯丙氨酸(F)与 Fc 片段的亲和力更高。因此，V/V、V/F 基因型患者较 F/F 基因型可能对利妥昔单抗具有更佳的治疗反应，可能更容易从包含利妥昔单抗的治疗方案中获益。

R-CHOP21 方案是弥漫性大 B 细胞性淋巴瘤(diffuse large B-cell lymphoma,DLBCL)的标准一线治疗方案，Ⅲ/Ⅳ期患者通常需要接受 6~8 疗程的化疗。V/V、V/F 基因型的患者可能更容易获得早期缓解，仅需接受 6 疗程的治疗，与本案例中患者的治疗反应一致。相较而言，F/F 基因型患者接受利妥昔单抗治疗时，肿瘤缩小可能不够显著，从而影响疗效或预后，这类患者可能需要酌情增加疗程。由于肿瘤的异质性及治疗的复杂性，临床应用中需要进行综合分析。利妥昔单抗相关的多种基因与临床的相关性仍需要更多的证据说明。

（四）结论

FCGR3A 基因多态性可以影响利妥昔单抗的 ADCC 作用,从而对其疗效产生影响。在使用利妥昔单抗时,检测外周血 *FCGR3A* 基因型可为疗效预测提供参考,对指导临床治疗具有一定价值。

五、*CYP2C19* 基因多态性对氯吡格雷预防缺血性脑卒中复发疗效的影响

（一）药物简介

氯吡格雷(clopidogrel)系新型的二磷酸腺苷(adenosine diphosphate,ADP)受体拮抗剂,属噻吩吡啶类药物,是临床常用抗血小板药物之一。氯吡格雷作为药物前体本身并不具备抗血小板活性,需在体内通过细胞色素 P450(CYP)系统代谢成活性成分,选择性不可逆地与血小板膜表面 ADP 受体 P2Y12 结合,阻断 ADP 与血小板受体结合,从而抑制血小板聚集。氯吡格雷是当前各国缺血性脑卒中二级预防指南一致推荐使用的抗血小板药物之一。常见主要不良反应为消化道出血、皮肤黏膜出血和血尿等。

（二）典型案例

患者,男性,65 岁,8 个月前因左侧肢体无力入院,美国国立卫生研究院卒中量表(national institutes of health stroke scale,NIHSS)评分 6 分。既往无吸烟、饮酒等不良嗜好。高血压病史 5 年,未正规诊治。入院后完善检查:无颅内外大血管狭窄表现,无心源性卒中依据。空腹血 LDL 2.73mmol/L。头颅 MRI 提示右侧基底节区腔隙性脑梗死。出院诊断:右侧基底节腔隙性脑梗死(小血管病变);高血压 2 级,极高危。给予氯吡格雷 75mg/qd,阿托伐他汀钙 20mg/d(qn),苯磺酸氨氯地平 5mg/d 等缺血性卒中二级预防治疗,院外康复治疗。3 个月时随访:改良 Rankin 量表(modified Rankin scale,mRS)评分 1 分,生活自理。3 个月前患者因言语不清、右侧肢体无力再次入院,NIHSS 评分:7 分。空腹血 LDL 1.89mmol/L,血压 138/81mmHg。头颅 MRI 提示脑干新发病灶。患者缺血性卒中短期内复发入院,病因学未见明显大血管及心源性卒中依据,血压、血脂控制尚可,院外服药规律。进一步完善氯吡格雷基因检测,结果提示:*CYP2C19* *1/*2 型(中间代谢型)。

（三）案例讨论

该案例中,患者首次发病后接受了正规缺血性卒中二级预防治疗,且用药依从性好,无自行停药或换药,短期内再次发生新发缺血性卒中事件,病因学检查未发现颅内外大血管、心源性卒中依据,完善氯吡格雷药物基因检测,提示 *CYP2C19* 基因为中间代谢型,这可能是患者药物治疗效果不佳原因之一,遂换用阿司匹林抗血小板治疗。

当前各国缺血性脑卒中二级预防指南均推荐氯吡格雷为预防患者发生卒中或其他血管事件复发的抗血小板药物之一。在美国,每年约有 185 000 例卒中复发,其中 1/3~1/2 的患

者即使在服用抗血小板药物的情况下仍然发生卒中复发。人们将这种在使用抗血小板药物的前提下仍然发生血栓事件的情况称为"抗血小板抵抗"或"抗血小板治疗失败"(antiplatelet treatment failure)、"抗血小板无反应性"(antiplatelet non-responsiveness)或"疗效不佳"(inadequate efficacy)。缺血性脑卒中患者使用阿司匹林的抵抗率为 3%~85%,而氯吡格雷则为 28%~44%。越来越多的研究结果表明,影响氯吡格雷药物代谢的基因多态性导致了对药物的低反应性,其中包括影响药物吸收的基因(*ABCB1*)、影响药物代谢活性的基因(*CYP3A5* 和 *CYP2C19*)及影响药物生物学活性(*P2RY12* 和 *ITGB3*)的基因。*CYP2C19* 基因多态性是目前研究最多的影响氯吡格雷药物效果的基因。

研究显示,在服用氯吡格雷治疗的缺血性脑卒中患者中,携带任何 2 个 *CYP2C19* 功能缺失等位基因的患者(*2、*3 和 / 或 *8)较非携带者有更高的卒中复发的风险。近期一项系统评价纳入已发表的 15 个研究,包括 4 762 例缺血性卒中 / 短暂性脑缺血发作(transient ischemic attack,TIA)患者,发现在服用氯吡格雷治疗的缺血性脑卒中患者中,携带任何 2 个 *CYP2C19* 功能缺失等位基因的患者(*2、*3 和 / 或 *8)较非携带者卒中复发的风险更高。

从临床实践角度,中国人群中突变以 *2、*3 两个位点为主。携带至少 2 个 *2 或 *3 等位基因(*2/*2、*2/*3 或 *3/*3)为慢代谢型(治疗对策:考虑增加用药剂量或选择替代药物);携带 1 个 *2 或 *3 等位基因(*1/*2 或 *1/*3)为中间代谢型(治疗对策:考虑增加用药剂量或选择替代药物);未携带 *2、*3 等位基因(*1/*1)者定义为快代谢型(正常用药剂量)。但目前对于慢代谢型或中间代谢型患者,尚缺乏高质量临床研究以帮助确定该人群的适合剂量或替代给药方案。故该例患者正规抗血小板治疗后,仍短期内出现卒中复发事件,且无明显其他病因,考虑氯吡格雷药物治疗失败,进一步行氯吡格雷基因多态性检测,发现患者为 *CYP2C19* *1/*2 型,属于氯吡格雷中间代谢型,换用阿司匹林抗血小板治疗。

(四) 结论

氯吡格雷需经过 CYP2C19 酶的活化后才能产生抗血小板作用。氯吡格雷抗血小板活性与 *CYP2C19* 基因多态性相关,使用氯吡格雷时,*CYP2C19* 基因型可以考虑作为药物治疗失败或无反应的因素。对于慢代谢型或中间代谢型患者,氯吡格雷适合剂量或替代给药方案尚需高质量临床研究证实。

六、*CYP2D6**10 基因多态性是乳腺癌 SERM 类药物选择的重要参考因素

(一) 药物简介

以他莫昔芬(tamoxifen,TAM)和托瑞米芬(toremifene,TOR)为代表的选择性雌激素受体调节剂(selective estrogen receptor modulator,SERM)是激素受体阳性乳腺癌患者的标准辅助内分泌治疗用药。2018 版《NCCN 乳腺癌临床实践指南》及 2018 版《CSCO 乳

腺癌诊疗指南》推荐绝经前、雌激素受体阳性的乳腺癌患者,可将使用他莫昔芬作 5~10 年为内分泌治疗选择方案之一。他莫昔芬及其活性代谢产物可与雌二醇竞争受体结合形成复合物,阻止雌激素作用的发挥,从而抑制乳腺肿瘤细胞的增殖。托瑞米芬,即新一代的 SERM 类药物,是氯二基他莫昔芬衍生物、非类固醇类三苯乙烯衍生物。2017 版《中国抗癌协会乳腺癌诊治指南与规范》指出,托瑞米芬在绝经前乳腺癌中的价值尚待大型临床研究的确认,在我国日常临床实践中,常见托瑞米芬代替他莫昔芬。《早期激素受体阳性乳腺癌患者应用选择性雌激素受体调节剂类药物辅助治疗的长期管理中国专家共识(2016)》推荐当出现 TAM 药物性肝损伤、子宫内膜增厚等不良反应时使用不良反应小的 SERM 类药物,如托瑞米芬。

(二) 典型案例

　　患者女性,45 岁,因"发现左乳包块 5 个多月,左乳腺癌术后 4 个多月"入院。5 个多月前,患者乳腺彩超体检发现左乳 3 点距乳头旁 1cm 处查见大小约 17mm×15mm×15mm 弱回声结节。彩超引导下左乳包块穿刺活检病理查见浸润性癌。4 个多月前,行左乳单纯切除＋左腋窝淋巴结清扫＋深部血管神经探查术＋任意皮瓣整复术。术后病检示:左乳浸润性导管癌(3 级)。包块大小:2cm×1.5cm×1.5cm。标本手术切缘阴性。无淋巴血管侵犯(lymphovascular invasion,LVI),无乳头及皮肤受累。送检"左腋窝 1、2 水平"(0/17)枚均未见癌转移。ER(+,强～中,80%)、PR(-)、Her2(1+)、CK5/6(-)、P63(-)、E-C(+)、Ki67 阳性率约 50%。术后完成 4 周期 TC 方案辅助化疗(环磷酰胺 1 000mg ivgtt d1＋艾素 130mg ivgtt d1,q3w)。辅助化疗结束后全面复查,未见复发转移灶。月经规律,未绝经。诊断为"左乳浸润性导管癌 pT1N0M0 IA 期,Luminal B(HER2 阴性型)"。采集外周血行 *CYP2D6* *10 (100C>T)基因多态性检测,结果 *CYP2D6* *10(100C>T)(rs1065852)TT,提示患者 *CYP2D6* *10 为纯合突变型,属于 TAM 中代谢型,故选择口服托瑞米芬 60mg qd 作为辅助内分泌治疗方案。

(三) 案例讨论

　　尽管抗雌激素治疗可显著提高雌激素受体(ER)阳性绝经前乳腺癌患者的总生存率,但仍有 30%~50% 的 ER 阳性患者一种或多种内分泌治疗失败。这可能与患者携带的药物代谢相关基因变异有关,导致药物在血液中的浓度和活性降低,而影响内分泌治疗疗效。

　　参与 TAM 活性产物转化过程的 CYP450 酶有 *CYP2B6*、*CYP2C8*、*CYP2C9*、*CYP2C19*、*CYP2D6*、*CYP3A4* 和 *CYP3A5* 基因编码的酶。Endoxifen 与 4-OH-TAM 是 TAM 发挥抗雌激素功能的重要活性代谢产物,其生成取决于 CYP2D6 的酶活性。而不同 CYP2D6 SNPs 位点的突变可导致酶活性的缺失、减弱或增强。凡携带编码正常酶活性的纯合子称为快代谢型(EM),携带多个基因拷贝使编码的酶活性增强者称为超快代谢型(UM),携带两条使酶活性减弱或缺失的等位基因分别为中代谢型(IM)和慢代谢型(PM)。中代谢型与慢代谢型的 TAM 活性代谢产物浓度显著低于快代谢与超快代谢型。

CYP2D6*10（100C>T）基因突变是亚洲人群最常见的多态性,在中国人群中突变率占 30%~50%。*CYP2D6**10 基因型分为突变型（T/T）、杂合型（C/T）和野生型（C/C）。其中,*CYP2D6**10 野生型与杂合型同属于快代谢型,而突变型属于中代谢型。但是目前关于 *CYP2D6* 基因多态性对内分泌治疗的预后影响,尚存在争议。来自中国医学科学院肿瘤医院的徐兵河等,研究了 230 例接受他莫昔芬（n=115 例）或托瑞米芬（n=115 例）辅助内分泌治疗的早期乳腺癌患者,结果发现:在总体治疗人群及 *CYP2D6**10T/T 基因型亚组中,对比他莫昔芬,托瑞米芬显著提高 5 年无病生存率。

与 TAM 的药物代谢不同,TOR 原药及代谢产物 N- 去甲基托瑞米芬能够同时发挥疗效,而 N- 去甲基托瑞米芬主要通过 CYP3A4 代谢酶生成,因此理论上 TOR 疗效受 *CYP2D6* 多态性的影响比 TAM 小。我国乳腺癌患者人群中 CYP3A4 代谢酶突变率极低:一项样本为 276 例汉族女性乳腺癌确诊患者的研究中,*CYP3A4* 突变型仅占 2.5%。

本例患者携带纯合突变型 *CYP2D6**10（100C>T）（rs1065852）TT,为中代谢型。荷兰药物遗传学工作组建议 *CYP2D6* 的慢代谢和中等代谢基因型患者采用其他内分泌治疗药物替代他莫昔芬（https://www.pharmgkb.org/guideline/PA166104966）。故根据基因检测结果,为患者做出精准内分泌治疗推荐,选择托瑞米芬作为 SERM 类辅助内分泌治疗方案。

（四）结论

当医生在为激素受体阳性绝经期乳腺癌患者制订 SERM 类内分泌治疗方案时,除了考虑经典的临床病理学因素外,还应掌握患者的药物代谢酶 *CYP2D6* 多态性特征。从确保活性代谢产物血药浓度的角度来看,对于携带 *CYP2D6**10（100C>T）（rs1065852）TT 等中代谢基因型以及慢代谢基因型者,可考虑选用托瑞米芬,而非他莫昔芬。从远期生存获益的角度看,尚需要进一步前瞻性大样本临床研究的结果。

七、奥马珠单抗治疗重度哮喘

（一）药物简介

抗免疫球蛋白 E（immunoglobulin E,IgE）单克隆抗体奥马珠单抗（omalizumab）是一种重组人源化 IgE 单克隆抗体,能与血液循环中的 IgE 高度特异性结合,阻断 IgE 与效应细胞膜表面受体相互作用,阻止效应细胞脱颗粒,从而影响哮喘炎症反应的发生和发展,被推荐用于第四级治疗不能控制的中~重度过敏性哮喘。常见不良反应为注射部位不良反应（包括注射部位疼痛、肿胀、红斑、瘙痒）和头痛。

（二）典型案例

患者,女性,46 岁。2001 年出现喘息、咳嗽等症状;2007 年支气管激发试验阳性确诊为"支气管哮喘";2015 年症状加重,出现夜间憋醒、活动受限,予以孟鲁司特、噻托溴铵粉吸入剂等治疗,症状控制不佳。患者于 2015 年 11 月 7 日至某医院门诊就诊,诊断:合并过敏性鼻炎、过敏性结膜炎和荨麻疹,季节变化(秋季)、吸入有机溶剂、香水后哮喘症状加重。门诊完善各项检查、评估:血常规显示嗜碱性粒细胞百分率为 1.1%,其余指标正常;呼出气一氧化氮(fractional exhaled nitric oxide,FeNO):11ppb;血清总 IgE:209.49IU/mL;过敏原皮肤点刺检查:屋尘螨 +++,粉尘螨 ++,猫毛 +,蟑螂 +,葎草花粉 +;肺功能检查:第 1 秒用力呼气容积(forced expiratory volume in one second,FEV$_1$)(%predicted)99.0%,FEV$_1$/ 用力肺活量(forced vital capacity,FVC)86.92%,平均最大呼气流量(mean maximum expiratory flow,MMEF)3.29L/s。哮喘控制评分(asthma control test,ACT)16.00 分(5~25 分),哮喘控制问卷评分(asthma control questionnaire,ACQ)1.33 分(0~6 分),均提示该患者哮喘未得到控制。哮喘生命质量问卷(asthma quality of life questionnaire,AQLQ)评分 5.84 分(1~7 分)。患者诊断为过敏性哮喘,予以沙美特罗替卡松气雾剂 50/500μg,每次 1 吸,每日 2 次,噻托溴铵粉吸入剂 18μg,每日 1 吸;孟鲁司特钠颗粒 10mg,每晚口服 1 次。治疗 3 个月后复诊,患者临床症状改善。2018 年 10 月 18 日,患者因哮喘症状控制不佳再次就诊,ACT 评分为 10 分,在原治疗方案上加用泼尼松 10mg,每日口服 1 次。2019 年 3 月 12 日患者再次复诊,检查评估:体重 67kg,BMI 23.74kg/m^2;肺功能检查 FEV$_1$(%predicted)99.0%,FEV$_1$/FVC 83%,MMEF 3.31L/s;ACT 评分 20 分;FeNO 24ppb;血清总 IgE 250.0IU/mL。在上次就诊治疗方案基础上,患者需要继续使用泼尼松 7.5mg,每日口服 1 次。建议患者使用奥马珠单抗治疗。经患者同意后,在原治疗方案基础上予以奥马珠单抗 450mg,每个月注射 1 次。

(三) 案例讨论

奥马珠单抗是重组人源化抗 IgE 单克隆抗体。它通过与 IgE 的 Cε3 区域特异性结合,形成异三聚体为主的复合物,降低游离 IgE 水平,同时抑制 IgE 与效应细胞表面的 FcεR I 结合,减少炎症细胞的激活和多种炎症介质的释放,从而阻断诱发过敏性哮喘发作的级联反应。奥马珠单抗还可下调 FcεR I 受体表达 52%~83%,减少 FcεR I 表达是游离 IgE 降低的直接结果。通过抑制肥大细胞来源的炎性介质的释放,奥马珠单抗可减少炎症细胞(尤其是嗜酸性粒细胞)在气道的募集、组织重塑和肺功能的恶化;还通过减少气道网状基底膜增厚,延缓气道重塑。中国Ⅲ期临床研究结果显示,我国中高剂量 ICS+LABA 治疗后部分控制或未控制的过敏性重度哮喘患者使用奥马珠单抗治疗 24 周后,肺功能、哮喘症状和生活质量等得到显著改善。多项国外临床研究结果显示,奥马珠单抗治疗中重度哮喘可以有效减少哮喘急性发作、改善症状控制,减少急诊就诊和急救药物使用,改善生活质量。

中国哮喘防治指南推荐,采用第四级治疗仍有持续哮喘症状或急性发作的患者,按重度哮喘进入第五级治疗,其中抗 IgE 单克隆抗体推荐用于第四级治疗不能控制的中度至重度过敏性哮喘。该患者使用高剂量吸入激素联合长效 β_2 受体激动剂和全身激素后,哮喘症状仍不能得到完全控制,符合重度哮喘诊断,并且合并过敏性鼻炎、过敏性结膜炎和荨麻疹,皮肤点刺试验阳性,血清总 IgE 250.0IU/mL,满足奥马珠单抗的适应证。

(四) 结论

重症哮喘控制水平差,严重影响患者生活质量,占用巨额医疗资源,加重社会经济负担,是哮喘致残、致死的主要原因。奥马珠单抗是目前我国唯一获批的治疗哮喘的生物制剂。目前,国内外指南均推荐奥马珠单抗作为治疗未控制的重症过敏性哮喘患者的附加治疗,可以有效改善患者哮喘评分,同时减少临床上哮喘相关疾病发作,减少吸入以及全身糖皮质激素药物用量,最终改善哮喘患者生活质量水平。

(覃旺军　何　森　邱　萌　徐　娟　徐才刚　郝子龙　吴　波　钟晓蓉

伍雁琦　郑　鸿　王　刚　邱志新　代思思)

第 6 章 PharmGKB 数据库收载的 265 种精准治疗药物汇总

PharmGKB 数据库收载的 265 种精准治疗药物汇总（截至 2018 年 10 月底）

1. 机构名称及其简写 美国食品和药物监督管理局（FDA）、欧洲药物管理局（EMA）、加拿大卫生部（HCSC）、日本药物与医疗器械管理局（PMDA）。

2. 证据来源标注的颜色代表不同等级 红色代表必须进行基因检测，黄色代表说明书内容具有可操作性，绿色代表建议进行基因检测，蓝色代表说明书内容仅为提示。

| 序号 | 药品英文名 | 药品中文名 | 基因 | 位点 | 证据级别 | 临床意义 | 适应证或不良反应 | 各国家药物说明书中的对应基因 | | | | 中国上市 | 备注 |
								FDA	EMA	HCSC	PMDA		
1	abacavir	阿巴卡韦	HLA-B	HLA-B *57:01:01	1A	毒副作用	药敏反应	HLA-B	HLA-B	HLA-B	HLA-B	是	
2	abemaciclib		ERBB2, ESR1, ESR2,PGR			疗效	乳腺癌	ERBB2, ESR1, ESR2, PGR					靶向药物
3	abiraterone	阿比特龙	CYP17A1			疗效	转移性前列腺癌	CYP17A1				是	
4	acetaminophen	对乙酰氨基酚	CYP2D6			毒副作用	增加药物不良反应	CYP2D6		CYP2D6		是	正文中的内容
			HLA-DQB1	HLA-DQB1 *02:02	3	毒副作用	急性皮肤不良反应						主要针对的药物是对乙酰氨基酚和曲马多
			UGT1A	rs1042640	3	毒副作用	急性肝衰竭						基酚和曲马多的复合制剂
			UGT1A	rs10929303	3	毒副作用	急性肝衰竭						
			UGT1A, UGT1A9	rs8330	3	毒副作用	急性肝衰竭						
			PLA2G4A	rs12746200	3	毒副作用							
			TNFRSF11A	rs1805034	3	毒副作用							
			PLCG1	rs2228246	3	毒副作用							

续表

序号	药品英文名	药品中文名	基因	位点	证据级别	临床意义	适应证或不良反应	各国家药物说明书中的对应基因					中国上市	备注
								FDA	EMA	HCSC	PMDA			
5	afatinib	阿法替尼	EGFR	rs121434568		疗效	非小细胞肺癌	EGFR	EGFR	EGFR			靶向药物
6	afutuzumab	阿夫土珠	MS4A1			疗效	慢性 B 淋巴细胞白血病	MS4A1					靶向药物
7	alectinib	阿雷替尼	ALK			疗效	肺癌	ALK					靶向药物
8	alirocumab	阿利克仑	LDLR			疗效	高血脂	LDLR					
9	aliskiren	阿利克仑	ABCB1			疗效	高血压		ABCB1				
10	allopurinol	别嘌醇	HLA-B	HLA-B*58:01	1A	毒副作用	痛风				HLA-B	是	
11	amitriptyline	阿米替林	CYP2C19	CYP2C19*1, CYP2C19*17, CYP2C19*2, CYP2C19*3	1A	疗效,毒副作用		CYP2D6				是	
			CYP2D6	CYP2D6*1, CYP2D6*10, CYP2D6*1xN, CYP2D6*2, CYP2D6*2xN, CYP2D6*3, CYP2D6*4, CYP2D6*41, CYP2D6*5, CYP2D6*6	1A	疗效,毒副作用	主要是抑郁症,其他还包括精神障碍、情绪障碍						
			CYP2C19	rs4244285	1A	疗效							
			CYP2D6	rs3892097	1A	剂量,毒副作用	抑郁症						
			CYP2C19	rs12248560	3	疗效							
			ABCB1	rs2032583	3	疗效	抑郁症						
			ABCB1	rs2235015	3	疗效	抑郁症						

续表

序号	药品英文名	药品中文名	基因	位点	证据级别	临床意义	适应证或不良反应	各国家药物说明书中的对应基因				中国上市	备注
								FDA	EMA	HCSC	PMDA		
			ABCB1	rs4148739	3	疗效	抑郁症						
			ABCB1	rs10248420	3	疗效	抑郁症						
			ABCB1	rs10280101	3	疗效	抑郁症						
			ABCB1	rs11983225	3	疗效	抑郁症						
			ABCB1	rs12720067	3	疗效	抑郁症						
			ABCB1	rs2235040	3	疗效	抑郁症						
			ABCB1	rs2235067	3	疗效	抑郁症						
			ABCB1	rs4148740	3	疗效	抑郁症						
			ABCB1	rs7787082	3	疗效	抑郁症						
12	anastrozole	阿那曲唑	ESR1, ESR2,PGR				乳腺癌	ESR1, ESR2, PGR		ESR1, ESR2, PGR		是	
			CYP19A1	rs4646	3	疗效	更年期, 乳腺癌						
			TUBB1	rs10485828	3	其他	乳腺癌						
			MAP4K4	rs4550690	3	毒副作用	乳腺癌						
				rs6901146	3	其他	乳腺癌						
			TNFRSF11B	rs2073618	3	毒副作用	乳腺癌						
			ESR1	rs2234693	3	毒副作用	乳腺癌						
			TNFSF11	rs7984870	3	疗效	乳腺癌						
			ESR1	rs9340799	3	毒副作用	乳腺癌						
13	arformoterol	福莫特罗	CYP2D6, UGT1A1		3	其他	慢性阻塞性肺疾病	CYP2D6, UGT1A1					
14	aripiprazole	阿立哌唑	CYP2D6	CYP2D6*1, CYP2D6*10, CYP2D6*2, CYP2D6*4, CYP2D6*41, CYP2D6*5, CYP2D6*6	3	其他		CYP2D6	CYP2D6, CYP3A4	CYP2D6		是	

续表

序号	药品英文名	药品中文名	基因	位点	证据级别	临床意义	适应证或不良反应	各国家药物说明书中的对应基因				中国上市	备注
								FDA	EMA	HCSC	PMDA		
15		月桂酰阿立哌唑	MC4R	rs489693	2B	毒副作用	体重增加						
			DRD2	rs6277	3	疗效	精神分裂症						
			FAAH	rs324420	3	毒副作用	精神病						
	aripiprazole lauroxil		CYP2D6			毒副作用	精神病	CYP2D6					
16	arsenic trioxide	三氧化二砷,砒霜	PML,RARA				急性早幼粒细胞白血病	PML, RARA	PML, RARA	PML, RARA	PML, RARA	是	
17		阿扎那韦	UGT1A1	rs887829	1A	其他	HIV 感染		CYP2C19			是	
			UGT1A1	rs8175347	1A	毒副作用	HIV 感染						
			CYP3A5	CYP3A5*1A, CYP3A5*3A, CYP3A5*6, CYP3A5*7	2B	代谢	HIV 感染						
	atazanavir		NR1I2	rs2472677	3	代谢	获得性免疫缺陷综合征,HIV 感染,肾结石						
			ABCB1	ABCB1*1	3	其他	HIV 感染,高胆红素血症						
			UGT1A, UGT1A1	rs1042640	3	毒副作用	HIV 感染,肾结石						
			ABCB1	rs1045642	3	其他	HIV 感染						
			UGT1A1	rs10929303	3	毒副作用	HIV 感染,肾结石						
			UGT1A, UGT1A1, UGT1A4	rs8330	3	毒副作用	HIV 感染,肾结石						
18	atezolizumab		CD274			疗效	非小细胞肺癌	CD274	CD274				靶向药物

续表

序号	药品英文名	药品中文名	基因	位点	证据级别	临床意义	适应证或不良反应	各国家药物说明书中的对应基因				中国上市	备注
								FDA	EMA	HCSC	PMDA		
19	atomoxetine	托莫西汀	CYP2D6	CYP2D6*1, CYP2D6*10, CYP2D6*2, CYP2D6*3, CYP2D6*4, CYP2D6*5	2A	剂量,疗效	注意力缺陷伴多动症	CYP2D6		CYP2D6	CYP2D6	是	
			SLC6A2	rs12708954	3	疗效	注意力缺陷伴多动症						
			SLC6A2	rs3785143	3	疗效	注意力缺陷伴多动症						
20	atorvastatin	阿托伐他汀	APOE	rs7412	2A	疗效	冠脉综合征,高脂血症	LDLR		LDLR	LDLR	是	
			COQ2	rs4693075	2B	毒副作用	肌病						
			APOE	APOE E2, APOE E3, APOE E4	3		急性冠脉综合征,高脂血症						
			APOE	APOE E2, APOE E3, APOE E4	3	其他	急性冠脉综合征						
			CYP3A4	CYP3A4*1, CYP3A4*1G	3	疗效	高脂血症						
			CYP3A5	CYP3A5*1A, CYP3A5*3A	3	疗效,毒副作用	不明原因肌痛						
			ABCB1	rs1045642	3	疗效	冠脉综合征						
			ABCB1	rs1045642	3	毒副作用	冠脉综合征,不明原因肌痛						
			POR	rs1057868	3	疗效	家族性高脂血症						
			ABCG8	rs11887534	3	疗效	冠脉综合征,高脂血症						
			CYP3A5	rs17161788	3	疗效	高脂血症						

续表

序号	药品英文名	药品中文名	基因	位点	证据级别	临床意义	适应证或不良反应	各国家药物说明书中的对应基因				中国上市	备注
								FDA	EMA	HCSC	PMDA		
			MTTP	rs1800591	3	疗效	Ⅱ型高脂血症						
			TNF	rs1800629	3	其他	急性冠脉综合征						
			ABCB1	rs2032582	3	疗效	高脂血症						
			ABCG2	rs2231142	3	其他							
			FDPS	rs2297480	3	其他	冠脉综合征						
			SLCO1B1	rs2306283	3	疗效	高脂血症						
			CYP7A1	rs3808607	3	疗效							
			SLCO1B1	rs4149036	3	疗效							
			SLCO1B1	rs4149056	3	其他							
			SCARB1	rs5888	3	疗效	高脂血症						
			CETP	rs708272	3	疗效							
			CYP3A5	rs776746	3	疗效							
			MYLIP	rs9370867	3	疗效	高脂血症						
			SLCO1B1	SLCO1B1*15,SLCO1B1*1A,SLCO1B1*1B	3	其他							
			UGT1A3	UGT1A3*1,UGT1A3*2	3	疗效							
			FDPS	rs11264359	3	疗效	冠脉综合征,骨质疏松						
			HMGCR	rs17238540	3	疗效							
			HTR7	rs1935349	3	毒副作用	不明原因肌痛						
			COQ2	rs6535454	3	毒副作用	肌病						
			APOA5	rs662799	3	疗效	高脂血症						
			CYP3A5	rs776746	3	疗效	动脉硬化						

续表

序号	药品英文名	药品中文名	基因	位点	证据级别	临床意义	适应证或不良反应	各国家药物说明书中的对应基因				中国上市	备注
								FDA	EMA	HCSC	PMDA		
			KIF6	rs20455	3	疗效							
			ABCA1	rs12003906	3	疗效	高脂血症						
			HTR3B	rs2276307	3	毒副作用	不明原因肌痛						
			CETP	rs708272	3	疗效	II型高脂血症						
			APOE	rs7412	3	疗效	高脂血症						
			ACE	rs1799752	3	疗效	冠脉综合征						
			SLCO1B1	rs4149056	3	其他							
			ABCC2	ABCC2 H12, ABCC2 H2	3	剂量,毒副作用							
			ABCC2	rs717620	3	剂量							
21	avatrombopag		F2,F5, PROCPROS1, SERPINC1			毒副作用	血小板减少症	F2,F5, PROCPROS1, SERPINC1					
22	avelumab		CD274			疗效	转移性默克尔细胞癌	CD274					靶向药物
23	axitinib	阿昔替尼	CYP2C19, UGT1A1				肾癌		CYP2C19, UGT1A1				靶向药物
24	azathioprine	硫唑嘌呤	TPMT	TPMT*1, TPMT*2, TPMT*3A, TPMT*3B, TPMT*3C, TPMT*4	1A	剂量,毒副作用		TPMT		TPMT	TPMT	是	
			NUDT15	rs116855232	2B	毒副作用	克罗恩病, Leukopenia						
			DDRGK1, ITPA	rs1127354	3	疗效	炎症性肠病						

续表

序号	药品英文名	药品中文名	基因	位点	证据级别	临床意义	适应证或不良反应	各国家药物说明书中的对应基因				中国上市	备注
								FDA	EMA	HCSC	PMDA		
			ITPA	rs1127354	3	疗效	系统性红斑狼疮						
			AOX1	rs55754655	3	疗效	炎症性肠病						
			TPMT	TPMT*1, TPMT*2, TPMT*3A, TPMT*3C	3	毒副作用	移植反应						
			HLA-DQA1	HLA-DQA1*02:01	3	毒副作用	药物毒性反应,炎症性肠病,胰腺炎						
			HLA-DRB1	HLA-DRB1*07:01:01:01	3	毒副作用	药物毒性反应,炎症性肠病,胰腺炎						
				rs2647087	3	毒副作用	药物毒性反应,炎症性肠病,胰腺炎						
25	belimumab	贝利木单抗	TNFSF13B			疗效	系统性红斑狼疮	TNFSF13B	TNFSF13B				靶向药物
26	belinostat	贝利司他	UGT1A1	rs8175347	3	代谢	肿瘤	*UGT1A1*					
27	binimetinib		BRAF			疗效	黑色素瘤	BRAF	BRAF				靶向药物
			UGT1A1			疗效		UGT1A1	UGT1A1				靶向药物
28	blinatumomab	博纳吐单抗	ABL1,BCR			疗效	急性淋巴母细胞白血病	ABL1,BCR					靶向药物
29	boceprevir	波西普韦	IFNL3	rs12979860	3	疗效	慢性丙型肝炎	IFNL3	IFNL3	IFNL3			
30	bosutinib	伯舒替尼	ABL1,BCR			疗效	慢性髓性白血病	ABL1,BCR	ABL1, BCR	ABL1, BCR			靶向药物
31	brentuximab vedotin	brentuximab vedotin	TNFRSF8			疗效	霍奇金淋巴瘤	TNFRSF8	TNFRSF8				靶向药物
32	brexpiprazole	依匹哌唑	CYP2D6			剂量	精神分裂症	*CYP2D6*					
33	brigatinib	布吉他滨	ALK			疗效	非小细胞肺癌	ALK					靶向药物

续表

序号	药品英文名	药品中文名	基因	位点	证据级别	临床意义	适应证或不良反应	各国家药物说明书中的对应基因				中国上市	备注
								FDA	EMA	HCSC	PMDA		
34	brivaracetam	布瓦西坦	CYP2C19	CYP2C19*1 CYP2C19*2 CYP2C19*3	4	剂量	抗癫痫	CYP2C19		CYP2C19			
35	busulfan	白消安	CYP2C19	rs12248560	3	代谢	造血干细胞移植	ABL1,BCR				是	
			CYP2C9	rs1799853	3	代谢	造血干细胞移植						
36	cabazitaxel	卡巴他赛	CYP3A4				前列腺癌		CYP3A4				
37	cabozantinib	卡博替尼	RET				甲状腺癌	RET					靶向药物
38	capecitabine	卡培他滨	DPYD	rs3918290	1A	毒副作用	肿瘤	DPYD	DPYD	DPYD	DPYD	是	
			DPYD	rs55886062	1A	毒副作用	肿瘤						
			DPYD	rs67376798	1A	毒副作用	结肠癌						
			MTHFR	rs1801019	2B	毒副作用	药物毒性反应						
			DPYD	rs2297595	2A	毒副作用	乳腺癌,结肠癌,药物毒性反应,胰腺癌						
			ABCB1	rs1045642	3	毒副作用	肿瘤						
			DPYD	rs12022243	3	毒副作用	结肠癌						
			DPYD	rs12132152	3	毒副作用	结肠癌						
			ABCB1	rs2032582	3	毒副作用	结肠癌,手足综合征						
			ENOSF1	rs2612091	3	毒副作用	结肠癌						
			ENOSF1	rs2741171	3	毒副作用	结肠癌						
			CDA	rs3215400	3	毒副作用	肿瘤,手足综合征						
			CDA	rs602950	3	毒副作用	肿瘤						
			DPYD	rs76387818	3	毒副作用	结肠癌						
				rs9936750	3	毒副作用	肿瘤						
			CYP1A1	rs1048943	3	疗效	乳腺癌						

续表

序号	药品英文名	药品中文名	基因	位点	证据级别	临床意义	适应证或不良反应	各国家药物说明书中的对应基因 FDA	EMA	HCSC	PMDA	中国上市	备注
			EXO1	rs1047840	3	疗效	转移性癌						
			TYMP	rs11479	3	毒副作用	肿瘤						
			MTHFR	rs1801133	3	毒副作用	肿瘤						
			DPYD	rs1801160	3	毒副作用、代谢	肿瘤						
			SHMT1	rs1979277	3	毒副作用	肿瘤						
			DPYD	rs75017182	3	毒副作用	结肠癌						
			DPYD	rs17376848	3	毒副作用	结肠癌						
			ABCG2	rs2231142	3	疗效	结肠癌						
			TYMS	rs34743033	3	疗效、毒副作用	结肠癌、胰腺癌、直肠癌						
			ENOSF1	rs34489327	3	疗效	胃癌						
			ERCC1	rs11615	3	疗效	直肠癌						
			AREG	rs11942466	3	疗效	直肠癌						
39	carbamazepine	卡马西平	HLA-B	HLA-B*15:02:01	1A	毒副作用	中毒性表皮坏死松解症,Stevens-Johnson 综合征	HLA-B		HLA-A,HLA-B	HLA-B	是	
			HLA-A	HLA-A*31:01:02	2B	毒副作用	药物超敏反应,斑丘疹						
			HLA-B	HLA-B*40:01:01	2B	毒副作用	中毒性表皮坏死松解症,Stevens-Johnson 综合征						
			EPHX1	rs1051740	2B	剂量	癫痫						
				rs2234922	2B	剂量	癫痫						
			SCN1A	rs3812718	2B	剂量	癫痫						

续表

序号	药品英文名	药品中文名	基因	位点	证据级别	临床意义	适应证或不良反应	各国家药物说明书中的对应基因				中国上市	备注
								FDA	EMA	HCSC	PMDA		
			HLA-B	HLA-B*15:11:01	2A	毒副作用	严重皮肤不良反应						
			HLA-A	HLA-A*02:01:01:01	3	毒副作用	药物超敏反应						
			HLA-B	HLA-B*15:18:01	3	毒副作用	Stevens-Johnson 综合征						
			HLA-B	HLA-B*46:01:01	3	毒副作用	严重皮肤不良反应						
			HLA-B	HLA-B*51:01:01	3	毒副作用	药物超敏反应						
			HLA-B	HLA-B*58:01	3	毒副作用	斑丘疹						
			HLA-B	HLA-B*58:01	3	毒副作用	中毒性表皮坏死松解征,Stevens-Johnson 综合征						
			HLA-B	HLA-B*59:01:01:01	3	毒副作用	Stevens-Johnson 综合征						
			HLA-DRB1	HLA-DRB1*03:01:01:01	3	毒副作用	斑丘疹						
			HSPA1L	rs1043620	3	毒副作用							
			ABCB1	rs1045642	3	疗效、剂量、代谢	癫痫						
			LST1,LTA,TNF	rs1800629	3	毒副作用	超敏反应						
			HNF4A	rs2071197	3	代谢	癫痫						
			HSPA1A,HSPA1L,LSM2	rs2227956	3	毒副作用	癫痫						

续表

序号	药品英文名	药品中文名	基因	位点	证据级别	临床意义	适应证或不良反应	各国家药物说明书中的对应基因				中国上市	备注
								FDA	EMA	HCSC	PMDA		
			CYP3A4	rs2242480	3	代谢	癫痫						
			ABCC2	rs2273697	3	毒副作用	癫痫						
			GABRA1	rs2290732	3	疗效	癫痫						
			SCN1A	rs2298771	3	疗效	癫痫						
			ABCC2	rs3740066	3	代谢	癫痫						
			SCN1A	rs3812718	3	疗效,毒副作用	癫痫						
			NR1I2	rs4688040	3	代谢	癫痫						
			BAG6, PRRC2A	rs750332	3	毒副作用							
			CYP3A5	rs776746	3	剂量,代谢	癫痫						
			ABCB1	rs2032582	3	疗效	癫痫						
			GABRA1	rs2279020	3	疗效	癫痫						
40	carglumic acid	卡谷鲁酸	NAGS			疗效	高氨血症	NAGS	NAGS	NAGS			
41	cariprazine	卡利拉嗪	CYP2D6				精神分裂症	CYP2D6					
42	carisoprodol	肌安宁	CYP2C19	CYP2C19*1, CYP2C19*2	3	代谢	镇痛肌松	CYP2C19					
43	carvedilol	卡维地诺	CYP2D6	CYP2D6*1, CYP2D6*10, CYP2D6*2, CYP2D6*4, CYP2D6*5	3	其他	心脏病	CYP2D6		CYP2D6			
			ADRB2	rs1042714	3	疗效	心力衰竭						
			UGT1A1	rs4148323	3	其他	心绞痛,心力衰竭						
			UGT1A1	rs8175347	3	剂量,代谢	心脏病						

续表

序号	药品英文名	药品中文名	基因	位点	证据级别	临床意义	适应证或不良反应	FDA	EMA	HCSC	PMDA	中国上市	备注
44	celecoxib	塞来昔布	CYP2C9	rs1057910	2A	剂量		CYP2C9		CYP2C9	CYP2C9	是	
			ALOX12	rs11078659	3	疗效,毒副作用	结肠癌						
			CYP2C9	rs1799853	3	疗效							
			PTGES	rs2302821	3	毒副作用	结肠癌						
			PTGER4	rs4133101	3	毒副作用	结肠癌						
			IL23R	rs7518660	3	毒副作用	结肠癌						
45	ceritinib	色瑞替尼	ALK			疗效	ALK 阳性的非小细胞肺癌	ALK	ALK	ALK			靶向药物
46	ceriliponase alfa		TPP1			疗效	罕见病	TPP1					
47	cetuximab	西妥昔单抗	FCGR3A	rs396991	2B	疗效	结肠癌	EGFR, KRAS	EGFR, KRAS	EGFR, KRAS	EGFR, KRAS	是	靶向药物
			EGF	rs4444903	2B	疗效	结肠癌,直肠癌						
			CCND1	rs9344	3	疗效	结肠癌						
			AREG	rs11942466	3	疗效	结肠癌						
			AREG	rs13104811	3	疗效	结肠癌						
			AREG	rs1353295	3	疗效	结肠癌						
			EGFR	rs712829	3	疗效	结肠癌						
			AREG	rs9996584	3	疗效	结肠癌						
			KRAS	rs61764370	3	疗效	恶性腺瘤						
48	cevimeline	西维美林	CYP2D6				胆碱能激动剂,促进腺体分泌	CYP2D6					

续表

序号	药品英文名	药品中文名	基因	位点	证据级别	临床意义	适应证或不良反应	各国家药物说明书中的对应基因				中国上市	备注
								FDA	EMA	HCSC	PMDA		
49	chloroquine	氯喹	G6PD	G6PD A-202A_376G, G6PD B (wildtype), G6PD Mediterranean Haplotype, G6PD Mediterranean, Dallas, Panama, Sassari, Cagliari, Birmingham	3	毒副作用	贫血,溶血	G6PD				是	
50	chlorpropamide	氯磺丙脲	G6PD			疗效	促胰岛素分泌剂	G6PD		G6PD			
51	cholic acid (CHOLBAM)	胆酸胶囊	AKR1D1, AMACR, CYP27A1, CYP7A1, DHCR7, HSD3B7			疗效	罕见胆汁酸合成障碍	AKR1D1, AMACR, CYP27A1, CYP7A1, DHCR7, HSD3B7					
52	cisplatin	顺铂	XPC	rs2228001	1B	毒副作用	骨肉瘤,膀胱癌	TPMT				是	
			TP53	rs1042522	2B	毒副作用	乳腺癌,卵巢癌,胃癌						
			XRCC1	rs25487	2B	毒副作用	非小细胞肺癌,结肠癌,卵巢癌						
			ERCC1	rs3212986	2B	毒副作用	卵巢癌						
			ERCC1	rs11615	2B	毒副作用	非小细胞肺癌,结肠癌,卵巢癌						
			GSTT1	GSTT1 non-null, GSTT1 null	2B	毒副作用	耳聋,肿瘤,耳毒性						

续表

序号	药品英文名	药品中文名	基因	位点	证据级别	临床意义	适应证或不良反应	各国家药物说明书中的对应基因				中国上市	备注
								FDA	EMA	HCSC	PMDA		
			ABCC3	rs1051640	3	毒副作用	药物毒性反应,肿瘤;耳毒性						
			SLC31A1	rs10981694	3	毒副作用	非小细胞肺癌						
			GSTP1	rs1138272	3	疗效	肿瘤						
			TPMT	rs1142345	3	毒副作用	药物毒性反应,肿瘤;耳毒性						
			TPMT	rs12201199	3	毒副反应	肿瘤						
			ERCC2	rs1799793	3	疗效,毒副作用	肿瘤						
			TPMT	rs1800460	3	毒副作用	肿瘤						
			MTHFR	rs1801133	3	疗效,毒副作用							
			ACYP2	rs1872328	3	毒副作用	脑瘤						
			LRP2	rs2075252	3	毒副作用	肿瘤						
			OTOS	rs2291767	3	毒副作用	肿瘤						
			SLC22A2	rs316019	3	毒副作用	肿瘤						
			SLC22A2	rs316019	3	毒副作用	耳毒性						
			COMT	rs4646316	3	毒副作用	药物毒性反应,肿瘤;耳毒性						
			COMT	rs9332377	3	毒副作用	药物毒性反应,肿瘤;耳毒性						
			EPHX1	rs1051740	3	毒副作用	卵巢癌						
			LIG3	rs1052536	3	毒副作用	卵巢癌						
			RAD52	rs11226	3	毒副作用	卵巢癌						
			TPMT	rs1142345	3	疗效	卵巢癌						

续表

序号	药品英文名	药品中文名	基因	位点	证据级别	临床意义	适应证或不良反应	各国家药物说明书中的对应基因				中国上市	备注
								FDA	EMA	HCSC	PMDA		
			ERCC1	rs11615	3	毒副作用	卵巢癌						
			GSTP1	rs1695	3	疗效	卵巢癌						
			GSTM3	rs1799735	3	毒副作用	卵巢癌						
			NAT2	rs1801280	3	毒副作用	卵巢癌						
			CYP2E1	rs2070676	3	疗效,毒副作用	卵巢癌						
			MUTYH	rs3219484	3	毒副作用	卵巢癌						
			GSTA1, GSTA6P	rs3957357	3	毒副作用	贫血,卵巢癌						
			CYP2E1	rs6413432	3	疗效	卵巢癌						
			ADH1C	rs698	3	疗效	卵巢癌						
			MTR	rs1805087	3	毒副作用	骨肉瘤						
			ABCB1	rs10276036	3	疗效	骨肉瘤						
			ABCB1	rs1128503	3	疗效	骨肉瘤						
			ABCC3	rs4148416	3	疗效	骨肉瘤						
			ABCB1	rs4148737	3	疗效	骨肉瘤						
			ABCB1	rs1045642	3	疗效	食管癌						
			GALNT14	rs12613732	3	疗效	肝癌						
			GALNT14	rs9679162	3	疗效	肝癌						
			VEGFA	rs25648	3	疗效	胃癌						
			ABCC4	rs16950650	3	疗效	小细胞肺癌						
			DCBLD1	rs17574269	3	疗效	小细胞肺癌						
			BAIAP3, RPS20P2, UBE2I	rs7186128										
				rs9597	3	疗效	非小细胞肺癌						

续表

序号	药品英文名	药品中文名	基因	位点	证据级别	临床意义	适应证或不良反应	各国家药物说明书中的对应基因				中国上市	备注
								FDA	EMA	HCSC	PMDA		
			ERCC2, KLC3	rs13181	3	疗效	结肠癌, 食管癌, 骨肉瘤, 卵巢癌, 胰腺癌						
			ERCC1	rs3212986	3	疗效	非小细胞肺癌, 食管癌						
53	citalopram	西酞普兰	CYP2C19	CYP2C19*1, CYP2C19*17, CYP2C19*2, CYP2C19*3, CYP2C19*4	1A	疗效, 毒副作用	抑郁症	CYP2C19		CYP2C19		是	
			GRIK4	rs1954787	1B	疗效	抑郁症						
			CYP2C19	rs4244285	2A	疗效							
			SLC6A4 HTTLPR long form (L allele), SLC6A4 HTTLPR short form (S allele)		2A	疗效	抑郁症						
			CYP2C19	rs12248560	2A	代谢							
			FKBP5	rs4713916	2B	疗效	主要为抑郁症, 伴有情感障碍						
			HTR2A	rs7997012	2B	疗效	抑郁症						
			PAPLN	rs11628713	3	毒副作用	抑郁症						
				rs16965962	3	毒副作用	抑郁症						
			COL26A1	rs17135437	3	毒副作用	抑郁症						
			CRHR2	rs2270007	3	疗效	抑郁症						

续表

序号	药品英文名	药品中文名	基因	位点	证据级别	临床意义	适应证或不良反应	各国家药物说明书中的对应基因				中国上市	备注
								FDA	EMA	HCSC	PMDA		
			SLC6A4	rs25531	3	毒副作用							
				rs4675690	3	毒副作用	抑郁症						
			GRIA3	rs4825476	3	毒副作用	抑郁症, 自杀						
			NEDD4L	rs520210	3	疗效	抑郁症						
				rs585719	3	疗效	抑郁症						
			HTR2A	rs6313	3	毒副作用	抑郁症						
			BDNF	rs7103411	3	疗效	抑郁症						
			BDNF	rs7124442	3	疗效	抑郁症						
			CYP2D6	CYP2D6*1, CYP2D6*10, CYP2D6*2, CYP2D6*3, CYP2D6*4, CYP2D6*41, CYP2D6*5, CYP2D6*6	3	疗效, 毒副作用	抑郁症						
			GLDC	rs10975641	3	疗效	抑郁症						
				rs12054895	3	疗效	抑郁症						
				rs352428	3	疗效	抑郁症						
			GRK5	rs915120	3	疗效	抑郁症						
			FKBP5	rs9380524	3	疗效	抑郁症						
			CYP2D6	CYP2D6*1, CYP2D6*4	3	剂量	抑郁症						
			CYP2D6	rs3892097	3	剂量	抑郁症						
			GSK3B	rs334558	3	疗效	抑郁症						
			REEP5	rs153549	3	疗效	抑郁症						

续表

序号	药品英文名	药品中文名	基因	位点	证据级别	临床意义	适应证或不良反应	各国家药物说明书中的对应基因 FDA	EMA	HCSC	PMDA	中国上市	备注
			REEP5	rs153560	3	疗效	抑郁症						
			SRP19	rs495794	3	疗效,代谢	抑郁症						
54	clobazam	氯巴占(氯异安定)	CYP2C19	CYP2C19*1, CYP2C19*2, CYP2C19*3	2A	疗效,代谢	癫痫	CYP2C19					
55	clomipramine	氯咪帕明	CYP2C19	CYP2C19*1, CYP2C19*17, CYP2C19*2, CYP2C19*3	2A	其他		CYP2D6					
			CYP2D6	CYP2D6*1, CYP2D6*1xN, CYP2D6*2, CYP2D6*2xN, CYP2D6*3, CYP2D6*4, CYP2D6*5, CYP2D6*6	2A	疗效,毒副作用	抑郁症,强迫症						
			CYP2C19	rs4244285	2A	疗效							
			SLC6A4	SLC6A4 HTTLPR long form(L allele), SLC6A4 HTTLPR short form(S allele)	3	毒副作用							
			HTR1B	rs130058	3	毒副作用	抑郁症						
			ABCB1	rs2032582	3	毒副作用	抑郁症						
			FKBP5	rs1360780	3	毒副作用	抑郁症						

续表

序号	药品英文名	药品中文名	基因	位点	证据级别	临床意义	适应证或不良反应	各国家药物说明书中的对应基因				中国上市	备注
								FDA	EMA	HCSC	PMDA		
56	clopidogrel	氯吡格雷	CYP2C19	CYP2C19*1, CYP2C19*2, CYP2C19*3, CYP2C19*4, CYP2C19*5, CYP2C19*6, CYP2C19*8	1A	剂量,疗效,毒副作用		CYP2C19	CYP2C19	CYP2C19	CYP2C19	是	
			CYP2C19	rs12248560	1A	剂量,疗效,毒副作用	急性冠脉综合征,冠心病,心绞痛						
			CYP2C19	rs28399504	1A	疗效	急性冠脉综合征,冠心病						
			CYP2C19	rs4244285	1A	疗效,毒副作用	急性冠脉综合征,冠心病,血栓形成						
			CYP2C19	rs4986893	1A	疗效,毒副作用	急性冠脉综合征,冠心病						
			CES1	rs71647871	2B	疗效							
			CYP2B6	CYP2B6*1, CYP2B6*5	3	疗效							
			P2RY12	P2RY12 A, P2RY12 F	3	疗效							
			ABCB1	rs1045642	3	疗效,毒副作用	急性冠脉综合征,心绞痛						
			CYP2C9	rs1057910	3	疗效	急性冠脉综合征,冠心病						
			CYP2C9	rs1799853	3	疗效							
			P2RY12	rs2046934	3	疗效	急性冠脉综合征,心绞痛						

续表

序号	药品英文名	药品中文名	基因	位点	证据级别	临床意义	适应证或不良反应	各国家药物说明书中的对应基因				中国上市	备注
								FDA	EMA	HCSC	PMDA		
			CYP3A4	rs2242480	3	疗效	冠心病						
			CES1P1	rs3785161	3	疗效	冠心病						
			ITGB3	rs5918	3	疗效	冠心病,心绞痛						
			PON1	rs662	3	疗效,毒副作用	心绞痛,冠心病,心肌梗死,心肌缺血,血栓形成						
			P2RY12	rs6785930	3	疗效,毒副作用							
			P2RY12	rs6787801	3	疗效							
			P2RY12	rs6809699	3	疗效	冠心病						
			CYP1A2	rs762551	3	疗效							
57	clozapine	氯氮平	ANKK1	rs1800497	2B	毒副作用	高催乳素血症及体重增加	CYP2D6				是	
			MC4R	rs489693	2B	毒副作用	体重增加						
			HTR2C	rs1414334	2B	毒副作用	代谢综合征						
			CYP1A2	CYP1A2 *1A, CYP1A2 *1F	3	毒副作用	精神分裂症						
			HLA-DRB3	HLA-DRB3 *02: 02:01:01	3	毒副作用	精神分裂症						
			ABCB1	rs10248420	3	疗效	精神分裂症						
			NTRK2	rs10465180	3	疗效	精神分裂症						
			HTR3A	rs1062613	3	疗效	精神分裂症						
			HTR3A	rs1150226	3	疗效	精神分裂症						
			FKBP5	rs1360780	3	疗效	精神分裂症						
			NTRK2	rs1778929	3	疗效	精神分裂症						

续表

序号	药品英文名	药品中文名	基因	位点	证据级别	临床意义	适应证或不良反应	FDA	EMA	HCSC	PMDA	中国上市	备注
			HTR3A	rs2276302	3	疗效	精神分裂症						
			COMT	rs4680	3	疗效	精神分裂症						
			DRD3	rs6280	3	疗效	精神分裂症						
			HTR1A	rs6295	3	疗效	精神分裂症						
			DTNBP1	rs742105	3	疗效	精神分裂症						
			ABCB1	rs7787082	3	毒副作用	精神分裂症						
			MC4R	rs11872992	3	毒副作用	精神分裂症						
			GCG	rs13429709	3	其他	精神分裂症						
			MTHFR	rs1801131	3	毒副作用	分裂情感性障碍,精神分裂症						
			GLP1R	rs2268639	3	其他	精神分裂症						
			TBC1D1	rs9852	3	毒副作用	精神分裂症						
			DRD2	rs4436578	3	毒副作用	精神分裂症						
			CNR1	rs806378	3	毒副作用	孤独症,精神分裂症						
58	cobimetinib	考比替尼	BRAF			疗效	黑素瘤	BRAF					靶向药物
59	codeine	可待因	CYP2D6	CYP2D6*1, CYP2D6*10, CYP2D6*17, CYP2D6*1xN, CYP2D6*2, CYP2D6*2xN, CYP2D6*3, CYP2D6*4, CYP2D6*40, CYP2D6*41, CYP2D6*5, CYP2D6*6	1A	疗效,毒副作用	镇痛	CYP2D6		CYP2D6		是	
			ABCB1	rs1045642	3	毒副作用							
			UGT2B7	rs7439366	3	剂量							

续表

序号	药品英文名	药品中文名	基因	位点	证据级别	临床意义	适应证或不良反应	各国家药物说明书中的对应基因				中国上市	备注
								FDA	EMA	HCSC	PMDA		
60	crizotinib	克唑替尼	ALK			疗效	ALK 阳性的非小细胞肺癌	ALK	ALK	ALK	ALK	是	靶向药物
61	dabrafenib	达拉非尼	BRAF,G6PD			疗效	转移性黑色素瘤	BRAF, G6PD	BRAF	BRAF			
62	daclatasvir	达卡他韦	IFNL3			疗效	丙型肝炎	IFNL3					
63	dapsone	氨苯砜	G6PD	rs1050828	1A	毒副作用	疟疾	G6PD		G6PD		是	
			HLA-B	HLA-B*13:01:01	2A	毒副作用	麻风						
64	danrifenacin	达非那新	CYP2D6			代谢	膀胱过度活动症	CYP2D6	CYP2D6	CYP2D6			
65	darunavir	地端那韦	CYP3A4				HIV 感染		CYP3A4				
66	dasabuvir/ ombitasvir/ paritaprevir/ ritonavir		IFNL3			疗效	丙型肝炎	IFNL3					
67	dasatinib	达沙替尼	ABL1,BCR			疗效	慢性粒细胞白血病或急性淋巴细胞白血病	ABL1,BCR	ABL1, BCR	ABL1, BCR	ABL1, BCR	是	靶向药物
68	denileukin diftitox	地尼白介素	IL2RA				皮肤 T 细胞淋巴瘤	IL2RA					
69	desflurane	地氟烷	CACNA1S, RYR1			其他	全身麻醉	CACNA1S, RYR1		CACNA1S, RYR1			
70	desipramine	地昔帕明	CYP2D6	CYP2D6*1, CYP2D6*10, CYP2D6*17, CYP2D6*1xN, CYP2D6*2, CYP2D6*2xN, CYP2D6*3, CYP2D6*4, CYP2D6*41, CYP2D6*5	2A	其他	精神紊乱	CYP2D6					
			MC1R	rs2228478	3	疗效	抑郁症						
			MC1R	rs2228479	3	疗效	抑郁症						

续表

序号	药品英文名	药品中文名	基因	位点	证据级别	临床意义	适应证或不良反应	各国家药物说明书中的对应基因				中国上市	备注
								FDA	EMA	HCSC	PMDA		
71	desloratadine	地氯雷他定	FCER1A	rs2298805	3	疗效	哮喘		FCER1A			是	
72	desvenlafaxine	去甲文拉法辛	CYP2D6				抗抑郁	CYP2D6					
73	deutetrabenazine	氘苯丁嗪	CYP2D6				亨廷顿病	CYP2D6					
74	dexlansoprazole	右兰索拉唑	CYP2C19			代谢	消化道溃疡	CYP2C19		CYP2C19			
75	dextromethorphan	右美沙芬	CYP2D6	CYP2D6*1, CYP2D6*100, CYP2D6*101, CYP2D6*13, CYP2D6*2, CYP2D6*31, CYP2D6*4, CYP2D6*5, CYP2D6*69	4	其他	镇咳	CYP2D6	CYP2D6				药物说明书主要内容针对右美沙芬和奎尼丁的复合制剂 NUEDEXTA，该复合制剂在我国未上市
			CYP2D6	CYP2D6*1, CYP2D6*3, CYP2D6*36, CYP2D6*4, CYP2D6*40, CYP2D6*42, CYP2D6*4xN, CYP2D6*56	4	其他	镇咳						
76	diazepam	地西泮	CYP2C19	CYP2C19*1, CYP2C19*2, CYP2C19*3	3	其他	镇静	CYP2C19				是	
77	dinutuximab	达妥昔单抗	MYCN			疗效	神经母细胞瘤	MYCN					靶向药物
78	divalproex sodium	双丙戊酸钠	POLG			疗效	遗传性神经代谢性综合征	POLG		POLG			

续表

序号	药品英文名	药品中文名	基因	位点	证据级别	临床意义	适应证或不良反应	各国家药物说明书中的对应基因				中国上市	备注
								FDA	EMA	HCSC	PMDA		
79	dolutegravir	度鲁特韦	UGT1A1			代谢	HIV 治疗药物	UGT1A1					
80	donepezil	多奈哌齐	CYP2D6	CYP2D6*1, CYP2D6*1xN, CYP2D6*3, CYP2D6*4, CYP2D6*5, CYP2D6*6	3	代谢	阿尔茨海默病	CYP2D6				是	
81	doxepin	多塞平	CYP2D6	CYP2D6*1, CYP2D6*1xN, CYP2D6*2, CYP2D6*2xN, CYP2D6*3, CYP2D6*4, CYP2D6*5	2A	疗效	镇静	CYP2C19, CYP2D6				是	
			CYP2C9	CYP2C9*1, CYP2C9*3	3	疗效	镇静						
			CYP2C19	rs4244285	3	其他	镇静						
82	dronabinol	四氢大麻酚	CYP2C9			剂量	HIV 患者的精神衰退	CYP2C9					
83	dronedarone	决奈达隆	CYP2D6, CYP3A4			代谢	抗心律失常		CYP2D6, CYP3A4			是	
84	drospirenone	屈螺酮	CYP2C19, F5, PROC, PROS1, SERPINC1			代谢	避孕药	CYP2C19		F5, PROC, PROS1, SERPINC1		是	
85	duloxetine	度洛西汀	CYP2D6			剂量	抗抑郁	CYP2D6				是	
86	durvalumab	德瓦露单抗	CD274			疗效	膀胱癌,肺癌	CD274					靶向药物

续表

序号	药品英文名	药品中文名	基因	位点	证据级别	临床意义	适应证或不良反应	各国家药物说明书中的对应基因				中国上市	备注
								FDA	EMA	HCSC	PMDA		
87	efavirenz	依法韦仑	CYP2B6	rs3745274	1B	剂量	HIV 感染		CYP2B6	CYP2B6			
			CYP2B6	CYP2B6*1, CYP2B6*6	2A	其他	HIV 感染						
			CYP2B6	rs2279343	2A	代谢	HIV 感染						
			CYP2B6	rs2279345	2A	代谢	HIV 感染, 结核病						
			CYP2B6	rs28399499	2A	代谢	HIV 感染						
			CYP2B6	rs3745274	2A	毒副作用	HIV 感染						
			CYP2B6	rs4803419	2B	代谢	HIV 感染						
			ABCB1	rs1045642	3	其他	HIV 感染						
			IL10	rs1800896	3	毒副作用	HIV 感染						
			ABCB1	rs2032582	3	疗效	HIV 感染						
			CYP3A, CYP3A4	rs2740574	3	其他	HIV 感染						
			CYP2A6	rs28399433	3	其他	HIV 感染						
			CYP2B6	rs35303484	3	代谢	HIV 感染						
			ABCB1	rs3842	3	其他	HIV 感染						
			UGT2B7	rs7439366	3	其他	HIV 感染						
			CYP3A5	rs776746	3	其他	HIV 感染						
			CYP2B6	rs8192709	3	代谢	HIV 感染						
			CYP2A6	rs8192726	3	其他	HIV 感染						
			ABCB1	rs1045642	3	代谢, 毒副作用	HIV 感染						
88	efavirenz/ emtricitabine/ tenofovir disoproxil	依法韦仑/恩曲他滨/替诺福韦	CYP2B6			毒副作用	HIV 感染		CYP2B6	CYP2B6			

续表

序号	药品英文名	药品中文名	基因	位点	证据级别	临床意义	适应证或不良反应	各国家药物说明书中的对应基因				中国上市	备注
								FDA	EMA	HCSC	PMDA		
89	elbasvir/grazoprevir		IFNL3				丙型肝炎	IFNL3					
90	eliglustat	依鲁司他	CYP2D6			代谢	I型戈谢病	CYP2D6	CYP2D6				
91	elosulfase alfa		GALNS			疗效	黏多糖贮积症	GALNS					
92	eltrombopag	艾曲波帕	F5, SERPINC1				慢性特发性血小板减少性紫癜	F5, SERPINC1	F5, SERPINC1	F5, SERPINC1	SERPINC1		靶向药物
93	enasidenib	恩西地平	IDH2			疗效	急性淋巴母细胞白血病	IDH2					靶向药物
94	encorafenib		BRAF			疗效	BRAF突变型黑素瘤	BRAF					
95	enflurane	安氟醚	CACNA1S	rs1800559, rs772226819	1A	毒副作用	全身麻醉	CACNA1S					
			RYR1		1A	毒副作用		RYR1					
96	enzalutamide	恩杂鲁胺	CYP2C8, CYP3A4				前列腺癌药物	CYP2C8, CYP3A4					
97	erlotinib	厄洛替尼	EGFR	rs121434568	1B	疗效	非小细胞肺癌	EGFR	EGFR, UGT1A1	EGFR		是	靶向药物
			EGFR	rs121434569	2A	疗效	非小细胞肺癌						
			CYP1A2	rs2472304	3	代谢							
			EGFR	rs712829	3	毒副作用	肿瘤						
98	erythromycin	红霉素	CYP3A, CYP3A4	rs35599367	3	其他	肿瘤	G6PD		G6PD		是	
			G6PD			其他	肿瘤						
			ABCC2	rs717620	3	其他							

续表

序号	药品英文名	药品中文名	基因	位点	证据级别	临床意义	适应证或不良反应	各国家药物说明书中的对应基因				中国上市	备注
								FDA	EMA	HCSC	PMDA		
99	escitalopram	艾司西酞普兰	CYP2C19	CYP2C19*1, CYP2C19*17, CYP2C19*2, CYP2C19*3, CYP2C19*4	1A	疗效/毒性	抗抑郁	CYP2C19			CYP2C19	是	
			CYP2C19	rs12248560	2A	代谢/药动学		CYP2C19			CYP2C19		
			CYP2D6	CYP2D6*1, CYP2D6*10, CYP2D6*2, CYP2D6*3, CYP2D6*4, CYP2D6*41, CYP2D6*5, CYP2D6*6	3	剂量/疗效/毒性		CYP2D6			CYP2D6		
100	esomeprazole	埃索美拉唑镁	CYP2C19	CYP2C19*1, CYP2C19*2	3	疗效	消化道溃疡	CYP2C19	CYP2C19	CYP2C19		是	
			CYP2C19	CYP2C19*1, CYP2C19*2, CYP2C19*3	3	其他	消化道溃疡						
101	eteplirsen		DMD			疗效	Duchenne 型肌营养不良	DMD					
102	ethinyl estradiol	炔雌醇	CYP2C19, F2,F5, MTHFR, PROC, PROS1, SERPINC1					CYP2C19	F5	F2,F5, MTHFR, PROC, PROS1, SERPINC1		是	
			F5	rs6025	2A	毒副作用	血栓						

续表

序号	药品英文名	药品中文名	基因	位点	证据级别	临床意义	适应证或不良反应	各国家药物说明书中的对应基因				中国上市	备注
								FDA	EMA	HCSC	PMDA		
103	everolimus	依维莫司	ERBB2, ESR1				激素受体阳性的绝经后妇女晚期、HER2 阴性乳腺癌	ERBB2, ESR1	ERBB2	ERBB2		是	
104	evolocumab	依伏库单抗	LDLR			疗效	高血脂	LDLR					
105	exemestane	依西美坦	ESR1, ESR2,PGR	rs16964189	3	毒副作用	乳腺癌	ESR1, PGR		ESR1, ESR2		是	
			CYP19A1	rs7176005	3	毒副作用	乳腺癌						
				rs934635	3	毒副作用	乳腺癌						
106	fampridine	氨吡啶	SLC22A2				多发性硬化症		SLC22A2				
107	fesoterodine	非索罗定	CYP2D6				膀胱过度活动症	CYP2D6	CYP2D6	CYP2D6			
108	flibanserin	氟班色林	CYP2C19, CYP2C9, CYP2D6			代谢	提高性欲	CYP2C19, CYP2C9, CYP2D6					
109	fluorouracil	氟尿嘧啶	DPYD	rs3818290	1A	毒副作用	肿瘤	DPYD		DPYD	DPYD	是	
			DPYD	rs55886062	1A	毒副作用	肿瘤						
			DPYD	rs67376798	1A	毒副作用	结肠癌						
			DPYD	rs2297595	2A	毒副作用	结肠癌						
			MTHFR	rs1801131	2A	疗效	结肠直肠癌						
			GSTP1	rs1695	2A	疗效	结肠直肠癌						
			ABCB1	rs1045642	3	毒副作用	结肠癌						
			DPYD	rs115232898	3	毒副作用							
			GSTP1	rs1695	3	毒副作用	直肠癌						
			LGR5	rs17109924	3	疗效	结肠癌						
			DPYD	rs17376848	3	毒副作用	结肠癌						

续表

序号	药品英文名	药品中文名	基因	位点	证据级别	临床意义	适应证或不良反应	各国家药物说明书中的对应基因				中国上市	备注
								FDA	EMA	HCSC	PMDA		
			MTHFR	rs1801133	3	毒副作用	肿瘤						
			DPYD	rs1801158	3	毒副作用	肿瘤						
			DPYD	rs1801159	3		结肠癌						
			DPYD	rs1801159	3	毒副作用	肿瘤						
			DPYD	rs1801265	3	毒副作用	结肠癌						
			DPYD	rs1801265	3	毒副作用	肿瘤						
			EGFR	rs2293347	3	疗效	胃癌						
			XRCC1	rs25487	3	疗效	结肠癌,直肠癌,宫颈癌						
			TYMS	rs34489327	3	疗效	结肠癌						
			ABCC11	rs7194667	3	毒副作用	白细胞减少症,肿瘤						
			CCND1	rs9344	3		结肠癌						
			ABCC5	rs10937158	3	毒副作用	结肠癌						
			ABCG1	rs225440	3	毒副作用	结肠癌						
				rs2292997	3	毒副作用	结肠癌						
			TYMS	rs34489327	3	疗效	结肠癌						
			ABCC5	rs3749438	3	毒副作用	结肠癌						
			ABCG2	rs7699188	3	疗效,毒副作用	结肠癌						
			KLC1,XRCC3	rs861539	3	疗效	结肠直肠癌						
			ERCC1	rs11615	3	疗效	结肠直肠癌						
			ERCC1	rs11615	3	毒副作用	结肠癌						
			ERCC2	rs13181	3	疗效,毒副作用	结肠直肠癌						

续表

序号	药品英文名	药品中文名	基因	位点	证据级别	临床意义	适应证或不良反应	各国家药物说明书中的对应基因				中国上市	备注
								FDA	EMA	HCSC	PMDA		
			ABCC2	rs717620	3	毒副作用	结肠癌						
			ABCC2	rs717620	3	毒副作用	结肠直肠癌						
			PARD3B	rs17626122	3	毒副作用	结肠直肠癌,药物毒性反应						
				rs7325568	3	毒副作用	结肠直肠癌						
110	fluoxetine	氟西汀	FKBP5	rs4713916	2B	疗效	主要为抑郁症,伴有情感障碍	CYP2D6				是	
			CYP2D6	CYP2D6*1, CYP2D6*1xN, CYP2D6*2xN, CYP2D6*3, CYP2D6*4, CYP2D6*5, CYP2D6*6	3	代谢	抑郁症,精神障碍,情绪失常,强迫症						
			ABCB1	rs2032582	3	疗效	抑郁症						
			CRHR1	rs242941	3	疗效	焦虑症,抑郁症						
			HTR1A	rs6295	3	疗效	抑郁症						
			SLC6A4	SLC6A4 HTTLPR long form(L allele), SLC6A4 HTTLPR short form(S allele)	3	疗效	抑郁症						
			SLC6A4	SLC6A4 HTTLPR long form(L allele), SLC6A4 HTTLPR short form(S allele)	3	疗效,毒副作用	抑郁症						
				rs57098334	3	疗效	抑郁症						

续表

序号	药品英文名	药品中文名	基因	位点	证据级别	临床意义	适应证或不良反应	各国家药物说明书中的对应基因				中国上市	备注
								FDA	EMA	HCSC	PMDA		
111	flurbiprofen	氟比洛芬	CYP2C9				解热镇痛	CYP2C9				是	
112	fluvoxamine	氟伏沙明	CYP2D6	CYP2D6*1, CYP2D6*10, CYP2D6*3, CYP2D6*4, CYP2D6*5, CYP2D6*6	1A		抑郁症，精神障碍，强迫症	CYP2D6				是	
			COMT	rs4680	3	疗效	抑郁症						
			HTR2A	rs6311	3	疗效，毒副作用	抑郁症						
			SLC6A4	SLC6A4 HTTLPR long form(L allele), SLC6A4 HTTLPR short form(S allele)	3	疗效	抑郁症						
			HTR1A	rs10042486	3	疗效	抑郁症						
			MDGA2	rs1160351	3	毒副作用	抑郁症						
			HTR1A	rs1364043	3	疗效	抑郁症						
113	formoterol	福莫特罗	CYP2C19, CYP2D6			代谢	哮喘	CYP2C19 CYP2D6				是	
114	fosamprenavir	福沙那韦	CYP3A4				HIV 感染		CYP3A4				
115	fulvestrant	氟维司群	ESR1, ESR2, MKI67, PGR				雌激素受体阳性乳腺癌的绝经后妇女	ESR1, PGR	ESR1, ESR2, MKI67		ESR1, ESR2	是	

续表

序号	药品英文名	药品中文名	基因	位点	证据级别	临床意义	适应证或不良反应	各国家药物说明书中的对应基因				中国上市	备注
								FDA	EMA	HCSC	PMDA		
116	galantamine	加兰他敏	CYP2D6	CYP2D6*1, CYP2D6*1xN, CYP2D6*3, CYP2D6*4, CYP2D6*41, CYP2D6*5, CYP2D6*6	3	代谢	痴呆症	CYP2D6		CYP2D6		是	
117	gefitinib	吉非替尼	EGFR	rs121434568	1B	疗效	非小细胞肺癌	EGFR	EGFR,	EGFR	EGFR	是	靶向药物
			EGFR	rs121434569	2B	疗效	非小细胞肺癌		CYP2D6, CYP3A4				
			EGFR	rs11568315	2B	疗效	非小细胞肺癌						
			EGFR	rs712829	3	疗效	肿瘤						
118	glibenclamide	格列本脲	CYP2C9	CYP2C9*1, CYP2C9*2, CYP2C9*3		剂量	2型糖尿病	G6PD	G6PD	G6PD		是	
			G6PD	G6PD A-202A_376G, G6PD B (wildtype)	3	毒副作用							
			G6PD	rs5030868	4	毒副作用	2型糖尿病						
119	glimepiride	格列美脲	CYP2C9	CYP2C9*1, CYP2C9*2, CYP2C9*3		剂量	2型糖尿病	G6PD	G6PD	G6PD		是	
			G6PD				2型糖尿病						
120	glipizide	格列吡嗪	G6PD				2型糖尿病	G6PD				是	
121	homoharringtonine	高三尖杉酯碱	ABL1,BCR				慢性粒细胞白血病	ABL1,BCR				是	

续表

序号	药品英文名	药品中文名	基因	位点	证据级别	临床意义	适应证或不良反应	各国家药物说明书中的对应基因				中国上市	备注
								FDA	EMA	HCSC	PMDA		
122	hydralazine	肼屈嗪	NAT2	NAT2*12, NAT2*13, NAT2*4, NAT2*5, NAT2*6, NAT2*7	3	疗效	高血压	NAT2				是	
123	ibritumomab	替伊莫单抗	MS4A1				非霍奇金淋巴瘤	MS4A1	MS4A1				
124	ibrutinib	依鲁替尼					慢性淋巴细胞白血病	17p del	17p del	17p del			靶向药物
125	iloperidone	伊潘立酮	CYP2D6	rs1065852	3	毒副作用	精神分裂症	CYP2D6					
			CELF4	rs4799915	3	毒副作用	获得性 QT 间期延长综合征						
			NRG3	rs4933824	3	毒副作用	获得性 QT 间期延长综合征						
			NUBPL	rs7142881	3	毒副作用	获得性 QT 间期延长综合征						
			CERKL	rs993648	3	毒副作用	获得性 QT 间期延长综合征						
126	imatinib	伊马替尼	GSTT1	GSTT1 non-null, GSTT1 null	3	疗效	BCR-ABL 阳性的慢性粒细胞白血病	ABL1, BCR,KIT	ABL1, BCR, FIP1L1, KIT, PDGFRB	ABL1, BCR, FIP1L1, KIT, PDGFRA, PDGFRB	ABL1, BCR, FIP1L1, KIT, PDGFRA	是	靶向药物
			ABCB1	rs1045642	3	疗效	BCR-ABL 阳性的慢性粒细胞白血病						
			SLC22A4	rs1050152	3	疗效	BCR-ABL 阳性的慢性粒细胞白血病						
			ABCB1	rs1128503	3	疗效	BCR-ABL 阳性的慢性粒细胞白血病						
			ABCG2	rs12505410	3	疗效	BCR-ABL 阳性的慢性粒细胞白血病						

续表

序号	药品英文名	药品中文名	基因	位点	证据级别	临床意义	适应证或不良反应	各国家药物说明书中的对应基因				中国上市	备注
								FDA	EMA	HCSC	PMDA		
			ABCG2	rs13120400	3	疗效	BCR-ABL 阳性的慢性粒细胞白血病						
			SLC22A5	rs2631367	3	疗效	胃肠道肿瘤						
			SLC22A5	rs2631372	3	疗效	胃肠道肿瘤						
			ABCG2	rs2725252	3	疗效	BCR-ABL 阳性的慢性粒细胞白血病						
			CYP2B6	rs3745274	3	疗效,毒副作用	BCR-ABL 阳性的慢性粒细胞白血病						
			SLCO1A2	rs3764043	3	代谢	BCR-ABL 阳性的慢性粒细胞白血病						
			SLC22A1	rs683369	3	疗效,代谢	BCR-ABL 阳性的慢性粒细胞白血病						
			BCL2L11	rs724710	3	疗效	肿瘤						
			ABCC4	rs9561765	3	疗效	胃肠道肿瘤						
127	imipramine	丙米嗪	CYP2D6	rs3892097	1A	剂量,毒副作用	抑郁症	CYP2D6				是	
			CYP2C19	CYP2C19*1,CYP2C19*17,CYP2C19*2,CYP2C19*3	2A	其他	抑郁症						
			CYP2D6	CYP2D6*1,CYP2D6*1xN,CYP2D6*2,CYP2D6*2xN,CYP2D6*3,CYP2D6*4,CYP2D6*5,CYP2D6*6	2A	剂量	抑郁症						
				rs11188072	3	其他	抑郁症						
			CYP2C19	rs12248560	3	其他	抑郁症						

续表

序号	药品英文名	药品中文名	基因	位点	证据级别	临床意义	适应证或不良反应	各国家药物说明书中的对应基因					中国上市	备注
								FDA	EMA	HCSC	PMDA		
128	indacaterol	茚达特罗	UGT1A1, ADRB2				β₂受体激动药,支气管扩张	UGT1A1	ADRB2		UGT1A1	是	
129	indinavir	茚地那韦	CYP3A4	rs2740574	3	其他	HIV感染		CYP3A4			是	
			UGT1A1	rs4148323	3	毒副作用	HIV感染						
			UGT1A1	rs8175347	3	毒副作用	HIV感染						
130	inotuzumab ozogamicin	依托珠单抗	ABL1,BCR			疗效	急性淋巴细胞白血病	ABL1,BCR					靶向药物
131	irinotecan	伊立替康	UGT1A1	rs4148323	2A	其他	肿瘤	UGT1A1		UGT1A1	UGT1A1	是	
			UGT1A1	rs8175347	2A	毒副作用	肿瘤						
			C8orf34	rs1517114	2B	毒副作用	非小细胞肺癌						
			SEMA3C	rs7779029	2B	毒副作用	非小细胞肺癌						
			SLC19A1	rs1051266	3	疗效	结肠直肠癌						
			UGT1A	rs11563250	3	毒副作用							
			UGT1A9	rs11692021	3	毒副作用	结肠直肠癌						
			UGT1A6	rs2070959	3	毒副作用	结肠直肠癌						
			ABCG2	rs2231137	3	毒副作用	非小细胞肺癌						
			ABCC2	rs2273697	3	其他	结肠直肠癌						
			SLCO1B1	rs2306283	3	疗效	结肠直肠癌						
			ABCC2	rs3740066	3	毒副作用	非小细胞肺癌						
			UGT1A9	rs3832043	3	毒副作用	非小细胞肺癌						
			UGT1A1	rs4124874	3	毒副作用	淋巴瘤,肿瘤						
			UGT1A1	rs4148323	3		肿瘤						
			SLCO1B1	rs4149015	3	毒副作用	非小细胞肺癌						
			SLCO1B1	rs4149056	3	毒副作用	肿瘤						
			TOP1	rs6072262	3	毒副作用							

续表

序号	药品英文名	药品中文名	基因	位点	证据级别	临床意义	适应证或不良反应	各国家药物说明书中的对应基因				中国上市	备注
								FDA	EMA	HCSC	PMDA		
			UGT1A1	rs8175347	3	剂量	肿瘤						
			KCNQ5	rs9351963	3	毒副作用	肿瘤						
			UGT1A1	UGT1A1*60	3	疗效	肿瘤						
			UGT1A6	UGT1A6*2a	3	毒副作用	结肠直肠癌						
			UGT1A7	UGT1A7*3	3	毒副作用	结肠直肠癌						
			TYMS	rs34743033	3	毒副作用	结肠直肠癌						
132	isoflurane	异氟烷	CACNA1S, RYR1				恶性高热或杜氏肌萎缩症	CACNA1S, RYR1		CACNA1S, RYR1		是	
133	isoniazid	异烟肼	NAT2	NAT2*12, NAT2*13, NAT2*14, NAT2*4, NAT2*5, NAT2*6, NAT2*7	2A	其他	结核病	NAT2				是	
134	isosorbide dinitrate	硝酸异山梨酯	NAT1-2, CYB5R1, CYB5R2, CYB5R3, CYB5R4				心绞痛	NAT1-2, CYB5R1, CYB5R2, CYB5R3, CYB5R4					药物说明书主要内容针对硝酸异山梨酯和肼屈嗪的复合制剂 Bidil,该药物在我国未上市,且与 NAT2 相关的药物为肼屈嗪
135	isosorbide mononitrate	单硝酸异山梨酯	CYB5R1, CYB5R2, CYB5R3, CYB5R4					CYB5R1, CYB5R2, CYB5R3, CYB5R4				是	

续表

序号	药品英文名	药品中文名	基因	位点	证据级别	临床意义	适应证或不良反应	各国家药物说明书中的对应基因 FDA	EMA	HCSC	PMDA	中国上市	备注
136	ivabradine	伊伐雷定	CYP3A4				心律失常		CYP3A4			是	
137	ivacaftor	依伐卡托	CFTR	rs113993960	1A	疗效	罕见型囊性纤维化	CFTR	CFTR	CFTR			
				rs121908755	1A	疗效	罕见型囊性纤维化						
				rs121908757	1A	疗效	罕见型囊性纤维化						
				rs121909005	1A	疗效	罕见型囊性纤维化						
				rs121909041	1A		罕见型囊性纤维化						
				rs193922525	1A	疗效	罕见型囊性纤维化						
				rs267606723	1A	疗效	罕见型囊性纤维化						
				rs74503330	1A	疗效	罕见型囊性纤维化						
				rs75527207	1A	疗效	罕见型囊性纤维化						
				rs80282562	1A	疗效	罕见型囊性纤维化						
138	lacosamide	拉考沙胺	CYP2C19		2A	代谢/药动学	抗癫痫	CYP2C19					
139	lansoprazole	兰索拉唑	CYP2C19	CYP2C19*1, CYP2C19*17, CYP2C19*2, CYP2C19*3	2A	其他	胃食管反流	CYP2C19				是	
			CYP2C19	CYP2C19*1, CYP2C19*2, CYP2C19*3	2A	疗效	食管炎、助消化,胃食管反流,幽门螺杆菌感染						
			IL1B	rs16944	3	疗效	幽门螺杆菌感染						
			ABCB1	rs1045642	3	其他	胃食管反流,移植反应						
140	lapatinib	拉帕替尼	HLA-DQA1	HLA-DQA1*02:01	2B	毒副作用	急性肝病	ERBB2, HLA-DQA1, HLA-DRB1	ERBB2, HLA-DQA1, HLA-DRB1	ERBB2, HLA-DQA1, HLA-DRB1	ERBB2	是	靶向药物
			HLA-DRB1	HLA-DRB1*07:01:01:01	3	毒副作用	急性肝病						

续表

序号	药品英文名	药品中文名	基因	位点	证据级别	临床意义	适应证或不良反应	各国家药物说明书中的对应基因				中国上市	备注
								FDA	EMA	HCSC	PMDA		
141	ledipasvir/sofosbuvir	雷迪帕韦/索非布韦	INFL3			疗效	丙型肝炎	INFL3					
142	lenalidomide	来那度胺	5q del			疗效	骨髓增生异常综合征	5q del	5q del	5q del	5q del	是	
143	lesinurad	雷西那德	CYP2C9			代谢	痛风	CYP2C9					
144	letrozole	来曲唑	CYP19A1	rs4646	3	疗效	乳腺癌	ESR1, PGR		ESR1, ESR2, PGR		是	
145	lidocaine/prilocaine	利多卡因/丙胺卡因	G6PD		毒性	疗效	麻醉	G6PD					
146	lomitapide	洛美他派	APOB, LDLR, RCSK9				高脂血症	LDLR	APOB, LDLR, RCSK9	LDLR			
147	mafenide	磺胺米隆	G6PD				抗菌	G6PD				是	
148	maraviroc	马拉维若	CCR5				HIV感染	CCR5	CCR5	CCR5			
149	meclizine	美克洛嗪	CYP2D6			代谢	抗组胺	CYP2D6					
150	mercaptopurine	巯嘌呤	TPMT	TPMT*1, TPMT*2, TPMT*3A, TPMT*3B, TPMT*3C, TPMT*4	1A	剂量,毒副作用		TPMT	TPMT	TPMT		是	
			NUDT15	rs116855232	1B	毒副作用	克罗恩病,白细胞减少症						
			TPMT	rs1142345	3	剂量,毒副作用	淋巴细胞白血病						
			NUDT15	rs116855232	3	剂量	淋巴细胞白血病						
			MTHFR	rs1801133	3	毒副作用	淋巴细胞白血病						

续表

序号	药品英文名	药品中文名	基因	位点	证据级别	临床意义	适应证或不良反应	各国家药物说明书中的对应基因 FDA	EMA	HCSC	PMDA	中国上市	备注
151	methylene blue	亚甲基蓝	G6PD	G6PD A-202A_376G, G6PD B (wildtype)	3	疗效,毒副作用	贫血,溶血,蛋白缺乏	G6PD	BLVRB, CYB5R3, G6PD				
152	metoclopramide	甲氧氯普胺	CYB5R1-4				促进胃动力	CYB5R1-4				是	
153	metoprolol	美托洛尔	GRK4	rs1024323	3	疗效	高血压,肾病,肾纤维化	CYP2D6		CYP2D6		是	
			ADRB1	rs1801253	3	疗效	高血压						
			CYP2D6	rs3892097	3	疗效							
			CYP2D6	rs5030655	3	疗效							
154	midostaurin		FLT3			疗效	白血病	FLT3					
			KIT,NPM1			疗效		KIT,NPM1					
155	mipomersen	米泊美生钠	LDLR				纯合子型家族性高胆固醇血症	LDLR					
156	mirabegron	米拉贝隆	CYP2D6			代谢	膀胱过度活动症	CYP2D6				是	
157	modafinil	莫达非尼	CYP2D6			疗效	中枢兴奋剂	CYP2D6					
158	moviprep	合维生素 C 的固体制剂	G6PD			毒副作用	结肠镜检查	G6PD		G6PD	G6PD		
159	mycophenolic acid	霉酚酸	HPRT1			免疫抑制剂		HPRT1		HPRT1	HPRT1	是	
			IMPDH2	rs11706052	3	毒副作用							
160	nalidixic acid	萘啶酸	G6PD				革兰氏阴性菌导致的尿路感染	G6PD				是	
161	nebivolol	奈必洛尔	CYP2D6			剂量	高血压	CYP2D6					
162	nefazodone	奈法唑酮	FKBP5	rs1360780	3	毒性/不良反应	抑郁症,强迫症	CYP2D6					
			FKBP5	rs1360780	3	疗效		CYP2D6					

续表

序号	药品英文名	药品中文名	基因	位点	证据级别	临床意义	适应证或不良反应	各国家药物说明书中的对应基因				中国上市	备注
								FDA	EMA	HCSC	PMDA		
			HTR1B	rs130058	3	毒性/不良反应							
			ABCB1	rs2032582	3	毒性/不良反应							
163	nelfinavir	奈非那韦	CYP2C19	CYP2C19*1, CYP2C19*2	3	代谢	胰腺癌	CYP2C19, CYP3A	CYP3A4				
164	neratinib	来那替尼	ERBB2			疗效	乳腺癌	ERBB2	ERBB2				靶向药物
			ESR1, ESR2,PGR			疗效		ESR1, ESR2, PGR	ESR1, ESR2, PGR				
165	nilotinib	尼罗替尼	UGT1A1	rs8175347	3	毒副作用	BCR-ABL 阳性的慢性粒细胞白血病	ABL1, BCR, UGT1A1	ABL1, BCR	ABL1, BCR, UGT1A1			靶向药物
166	niraparib	尼拉帕尼	BRCA1, BRCA2				卵巢癌	BRCA1, BRCA2					靶向药物
167	nitrofurantoin	呋喃妥因	G6PD	G6PD A-202A_376G, G6PD B (wildtype)	3	毒副作用	贫血,溶血	G6PD		G6PD		是	
168	nivolumab		BRAF, CD274			疗效	非小细胞肺癌	BRAF, CD274					
169	norfloxacin	诺氟沙星	G6PD				尿路感染,性传播疾病和前列腺炎等	G6PD		G6PD		是	

续表

序号	药品英文名	药品中文名	基因	位点	证据级别	临床意义	适应证或不良反应	各国家药物说明书中的对应基因				中国上市	备注
								FDA	EMA	HCSC	PMDA		
170	nortriptyline	去甲替林	CYP2D6	rs3892097	1A	剂量,毒副作用	抑郁症	CYP2D6		CYP2D6			
			CYP2D6	CYP2D6*1, CYP2D6*10, CYP2D6*1xN, CYP2D6*2, CYP2D6*2xN, CYP2D6*3, CYP2D6*4, CYP2D6*5, CYP2D6*6	1A	疗效,毒副作用,代谢	抑郁症						
			ABCB1	rs1045642	3	毒副作用	抑郁症,低血压						
			SLC39A14	rs17060812	3	疗效	抑郁症						
			UST	rs2500535	3	疗效	抑郁症						
			GNB3	rs5443	3	疗效,毒副作用	抑郁症						
171	ofatumumab	奥法木单抗	MS4A1				慢性淋巴细胞白血病	MS4A1	MS4A1				靶向药物
172	olanzapine	奥氮平	HTR2C	rs3813929	2B	毒副作用	精神分裂症,体重增加	CYP2D6	CYP1A2, CYP2D6			是	
			ANKK1	rs1800497	2B	毒副作用	高泌乳素血症,体重增加						
			MC4R	rs489693	2B	毒副作用	孤独症,精神分裂症						
			UGT1A1	UGT1A1*1, UGT1A1*28	3	毒副作用	疲劳						

续表

序号	药品英文名	药品中文名	基因	位点	证据级别	临床意义	适应证或不良反应	各国家药物说明书中的对应基因				中国上市	备注
								FDA	EMA	HCSC	PMDA		
			TPMT	TPMT*1, TPMT*3A, TPMT*3C	3	毒副作用	疲劳						
			SV2C	rs11960832	3	疗效	精神分裂症						
			SLC6A4	SLC6A4 HTTLPR long form(L allele), SLC6A4 HTTLPR short form(S allele)	3	毒副作用	药物毒性反应						
			RGS4	rs2842030	3	疗效	精神分裂症						
			LEP	rs4731426	3	毒副作用	精神分裂症						
			HTR2C	rs1414334	3	毒副作用	精神障碍						
			HTR2C	rs2497538	3	毒副作用	体重增加						
			HTR2C	rs518147	3	毒副作用	精神分裂症,体重增加						
			HTR2C	rs6318	3	毒副作用	精神分裂症,体重增加						
			HTR2A	rs6313	3	毒副作用	精神分裂症,体重增加						
			HTR2A	rs7997012	3	毒副作用							
			HTR2A	rs6313	3	疗效	老年痴呆症						
			GSTM3	rs1799735	3	代谢							
			GNB3	rs5443	3	毒副作用	精神分裂症,体重增加						
			GIPR	rs10423928	3	毒副作用	精神分裂症						

续表

序号	药品英文名	药品中文名	基因	位点	证据级别	临床意义	适应证或不良反应	各国家药物说明书中的对应基因				中国上市	备注
								FDA	EMA	HCSC	PMDA		
			FMO3	rs2266780	3	其他							
			FMO1	rs12720462	3	其他							
			FMO1	rs7877	3	其他							
			DRD3	rs6280	3	疗效	精神分裂症						
			DRD2	rs1124493	3	其他							
			DRD2	rs2440390	3	毒副作用	精神障碍						
			DRD2	rs2734841	3	毒副作用							
			DRD2	rs2734842	3	毒副作用							
			DRD2	rs1799978	3	疗效	精神分裂症						
			CYP3A5	CYP3A5*1A, CYP3A5*3A	3	代谢							
			CYP3A43	rs472660	3	代谢	精神分裂症						
			CYP2D6	CYP2D6*1, CYP2D6*3, CYP2D6*4	3	毒副作用	精神分裂症						
			CYP2C9	CYP2C9*1, CYP2C9*2, CYP2C9*3, CYP2C9*6	3	毒副作用	低血压						
			CYP1A2	rs762551	3	疗效							
			BDNF	rs6265	3	疗效	精神分裂症						
			ANKK1	rs1800497	3	代谢							
			AHR	rs4410790	3	代谢	精神病						
			ADRB3	rs4994	3	毒副作用	精神分裂症,体重增加						

续表

序号	药品英文名	药品中文名	基因	位点	证据级别	临床意义	适应证或不良反应	各国家药物说明书中的对应基因				中国上市	备注
								FDA	EMA	HCSC	PMDA		
			ABCB1	rs1045642	3	其他	精神病						
				rs2472297	3	代谢	精神病						
173	olaparib	奥拉帕尼	BRCA1, BRCA2			疗效	卵巢癌	BRCA1, BRCA2					靶向药物
174	olaratumab		PDGFRA			疗效	软组织肉瘤	PDGFRA					
175	ombitasvir/ paritaprevir/ ritonavir	Technivie	INFL3			疗效	丙型肝炎	INFL3					
176	omeprazole	奥美拉唑	CYP2C19	CYP2C19*1, CYP2C19*2, CYP2C19*3	2A	疗效	幽门螺杆菌感染	CYP2C19		CYP2C19		是	
			CYP2C19	CYP2C19*1, CYP2C19*2, CYP2C19*3	2A	疗效	胃食管反流,消化道溃疡						
			CYP2C19	rs11188072	2A	剂量							
			CYP2C19	rs12248560	2A	剂量							
			ABCB1	rs1045642	3	疗效	幽门螺杆菌感染						
177	omeprazole	奥美拉唑	CYP2C19	CYP2C19*1, CYP2C19*2, CYP2C19*3	2A	疗效	质子泵抑制剂	CYP2C19		CYP2C19	CYP2C19	是	
			ABCB1	rs1045642	3	疗效/代谢							
			IL1B	rs16944	3	疗效							
178	osimertinib	奥斯替尼	EGFR		3	疗效	非小细胞肺癌	EGFR					靶向药物

续表

序号	药品英文名	药品中文名	基因	位点	证据级别	临床意义	适应证或不良反应	FDA	EMA	HCSC	PMDA	中国上市	备注
179	oxcarbazepine	奥卡西平	HLA-B	HLA-B*13:02:01	3	毒副作用	轻度皮炎	HLA-B				是	
				HLA-B*15:02:01	3	毒副作用	轻度皮炎或Stevens-Johnson综合征						
				HLA-B*15:19	3	毒副作用	轻度皮炎						
				HLA-B*15:27:01	3	毒副作用	轻度皮炎						
				HLA-B*27:09	3	毒副作用	轻度皮炎						
				HLA-B*38:02:01	3	毒副作用	轻度皮炎						
				HLA-B*48:04	3	毒副作用	轻度皮炎						
			SCN2A	rs2304016	3	疗效	癫痫						
			ABCC2	rs2273697	3	毒副作用	癫痫						
180	palbociclib	帕博西尼	ERBB2,ESR1,ESR2			疗效	乳腺癌	ERBB2, ESR1, ESR2					靶向药物
181	palonosetron	帕洛诺司琼	CYP2D6			疗效	化疗呕吐	CYP2D6					
182	panitumumab	帕尼单抗	EGFR,KRAS				直肠癌	EGFR, KRAS	KRAS	EGFR, KRAS	KRAS	是	靶向药物
183	pantoprazole	泮托拉唑	CYP2C19	CYP2C19*1, CYP2C19*2	3	其他		CYP2C19				是	
			CYP2C19	CYP2C19*1, CYP2C19*2, CYP2C19*3	3	疗效	幽门螺杆菌感染						
			CYP2C19	rs11188072	3	剂量							
			ABCB1	rs1045642	3	疗效	幽门螺杆菌感染						
			CYP2C19	rs4244285	3	代谢							

续表

序号	药品英文名	药品中文名	基因	位点	证据级别	临床意义	适应证或不良反应	各国家药物说明书中的对应基因					中国上市	备注
								FDA	EMA	HCSC	PMDA			
184	Parathyroid Hormones And Analogues	甲状旁腺激素及其类似物	CASR				甲状旁腺激素及其类似物	CASR						
185	paroxetine	帕罗西汀	FKBP5	rs4713916	2B	疗效	抑郁症,情绪失常	CYP2D6				是	
			HTR1A	rs6295	2B	疗效	惊恐障碍						
			CYP2D6	CYP2D6*1, CYP2D6*10, CYP2D6*1xN, CYP2D6*2, CYP2D6*2xN, CYP2D6*3, CYP2D6*4, CYP2D6*5, CYP2D6*6	1A	疗效,毒副作用,代谢	抑郁症,精神障碍,强迫症						
			ADM	rs11042725	3	疗效	抑郁症						
			BDNF	rs6265	3	疗效	抑郁症						
			COMT	rs4680	3	疗效	抑郁症						
			CYP1A2	rs2470890	3	疗效	抑郁症						
			CYP1A2	rs2472304	3	疗效	抑郁症						
			CYP1A2	rs4646425	3	疗效	抑郁症						
			CYP1A2	rs4646427	3	疗效	抑郁症						
			CYP1A2	rs762551	3	剂量,毒副作用	抑郁症						
			DRD3	rs6280	3	疗效	抑郁症						
			GDNF	rs2216711	3	疗效	抑郁症						
			GDNF	rs2973049	3	疗效	抑郁症						

续表

序号	药品英文名	药品中文名	基因	位点	证据级别	临床意义	适应证或不良反应	FDA	EMA	HCSC	PMDA	中国上市	备注
			HTR1B	rs130058	3	其他	抑郁症						
			HTR2A	rs6313	3	毒副作用	抑郁症						
			HTR2A	rs6314	3	疗效	抑郁症						
			HTR3B	rs1176744	3	毒副作用	精神障碍						
			SLC6A4	SLC6A4 HTTLPR long form(L allele), SLC6A4 HTTLPR short form(S allele)	3	疗效	抑郁症,心境障碍						
			SLC6A4	SLC6A4 HTTLPR long form(L allele), SLC6A4 HTTLPR short form(S allele)	3	疗效	抑郁症,心境障碍						
186	pazopanib	帕唑帕尼	KDR	rs34231037	3	疗效,代谢	肾癌	UGT1A1	UGT1A1				
187	peginterferon alfa-2b	聚乙二醇干扰素 α-2b	IFNL3	rs12979860	1A	疗效	丙型肝炎	IFNL3				是	
			IFNL3	rs8099917	1B	疗效	慢性丙型肝炎						
			IFNL4	rs368234815	2B	疗效	慢性丙型肝炎						
			ITPA	rs1127354	2B	毒副作用	慢性丙型肝炎						
			ITPA	rs7270101	2B	毒副作用	慢性丙型肝炎						
				rs56061981	3	疗效	慢性丙型肝炎						
			HLA-B	HLA-B*38:01:01	3	疗效	丙型肝炎						

续表

序号	药品英文名	药品中文名	基因	位点	证据级别	临床意义	适应证或不良反应	各国家药物说明书中的对应基因				中国上市	备注
								FDA	EMA	HCSC	PMDA		
			MICB	rs3828913	3	疗效	慢性丙型肝炎						
			IFNL3	rs8103142	3	疗效	丙型肝炎						
			VDR	rs1544410	3	毒副作用	丙型肝炎						
			C20orf194, ITPA	rs6051702	3	毒副作用	丙型肝炎						
			OASL	rs12819210	3	疗效	丙型肝炎						
188	pegloticase	聚乙二醇重组尿酸酶	G6PD	G6PD A-202A_376G	4	毒副作用	溶血反应,高铁血红蛋白血症	G6PD	G6PD				
189	pembrolizumab	帕博利珠单抗	BRAF			疗效	晚期黑素瘤	BRAF					靶向药物
			CD274			疗效		CD274					
190	perphenazine	奋乃静	CYP2D6			疗效	抗抑郁	CYP2D6			CYP2D6	是	
			RGS4	rs2842030	3	疗效	精神分裂症						
				rs951439	3	疗效	精神分裂症						
191	pertuzumab	帕妥珠单抗	ERBB2				乳腺癌	ERBB2	ERBB2	ERBB2			靶向药物
			ESR1, ESR2,PGR				乳腺癌	ESR1, ESR2, PGR					
192	phenytoin	苯妥英	HLA-B	HLA-B*15:02:01	1A	毒副作用	癫痫	HLA-B		HLA-B		是	
			CYP2C9	CYP2C9*1, CYP2C9*2, CYP2C9*3	1B	毒副作用	癫痫						
			SCN1A	rs3812718	2B	剂量	中毒性表皮坏死松解症,Stevens-Johnson 综合征						

续表

序号	药品英文名	药品中文名	基因	位点	证据级别	临床意义	适应证或不良反应	各国家药物说明书中的对应基因				中国上市	备注
								FDA	EMA	HCSC	PMDA		
			HLA-B	HLA-B*13:01:01	3	毒副作用	中毒性表皮坏死松解症,Stevens-Johnson 综合征						
			ABCB1	rs1045642	3	剂量							
			ABCB1	rs1045642	3	疗效	癫痫						
			EPHX1	rs1051740	3	毒副作用	先天异常,颅面畸形						
			CYP2C9	rs1057910	3	毒副作用	癫痫						
			ABCB1	rs1128503	3	其他							
			CYP2C9	rs12782374	3	剂量	癫痫						
			CYP2C9	rs1799853	3	疗效,毒副作用	癫痫						
			CYP2C9	rs1934969	3	代谢	癫痫						
			EPHX1	rs2234922	3	毒副作用	先天异常,颅面畸形						
			CYP2C9	rs71486745	3	剂量							
			CYP2C9	rs9332131	3	其他							
193	pimozide	匹莫齐特	CYP2D6	CYP2D6*1, CYP2D6*4	4	其他	精神分裂症	CYP2D6					
194	piroxicam	吡罗昔康	CYP2C9				风湿性及类风湿性关节炎	CYP2C9				是	
195	ponatinib	帕纳替尼	ABL1,BCR				慢性粒细胞白血病(CML)的急性阶段或 Philadelphia 染色体阳性的急性淋巴细胞白血病	ABL1,BCR	ABL1,BCR	ABL1,BCR			靶向药物
196	posaconazole	泊沙康唑	CYP3A4				抗真菌		CYP3A4			是	

续表

序号	药品英文名	药品中文名	基因	位点	证据级别	临床意义	适应证或不良反应	各国家药物说明书中的对应基因				中国上市	备注
								FDA	EMA	HCSC	PMDA		
197	prasugrel	普拉格雷	CYP2C19	rs12248560	3	毒副作用		CYP2B6, CYP2C19, CYP2C9, CYP3A5	CYP2C19				
			PEAR1	rs12407843	3	疗效							
			PEAR1	rs3737224	3	疗效							
			PEAR1	rs41273215	3	疗效							
			CYP2C19	rs4244285	3	疗效	急性冠脉综合征						
			PEAR1	rs77235035	3	疗效							
			PEAR1	rs822441	3	疗效							
			PEAR1	rs822442	3	疗效							
198	pravastatin	普伐他汀	HMGCR	rs17244841	2A	疗效	冠心病,心绞痛	LDLR				是	
			SLCO1B1	rs4149015	2A	疗效							
			SLCO1B1	rs4149056	2A	其他							
			SLCO1B1	rs2306283	2A	其他							
			APOE	APOE E2,APOE E3,APOE E4	3	疗效							
			APOE	APOE E2,APOE E3,APOE E4	3	疗效							
			IL1B	rs16944	3	疗效							
			HMGCR	rs17238540	3	疗效							
			HMGCR	rs17244841	3	疗效							
			NPC1L1	rs17655652	3	疗效	糖尿病,高血压,血管疾病						
			MTTP	rs1800591	3	疗效	冠心病						
			MTHFR	rs1801133	3	疗效	冠心病,心绞痛						
			ABCB1	rs2032582	3		急性冠脉综合征						
			ABCA1	rs2230806	3	疗效	冠心病						

续表

序号	药品英文名	药品中文名	基因	位点	证据级别	临床意义	适应证或不良反应	各国家药物说明书中的对应基因				中国上市	备注
								FDA	EMA	HCSC	PMDA		
			SLCO1B1	rs2306283	3	疗效							
			MMP3	rs3025058	3	疗效	冠心病						
			SLCO1B1	rs4149056	3	疗效	冠心病						
			TLR4	rs4986790	3	疗效	冠心病						
			CETP	rs708272	3	疗效	冠心病						
199	primaquine	伯氨喹	G6PD				防止疟疾复发	G6PD		CYB5R1, CYB5R2, CYB5R3, CYB5R4, G6PD		是	
200	probenecid	丙磺舒	G6PD				痛风	G6PD				是	
201	propafenone	丙胺苯丙酮	CYP2D6	CYP2D6*1, CYP2D6*10	2A	剂量	心律失常	CYP2D6		CYP2D6			
202	propranolol	普萘洛尔	CYP2D6	CYP2D6*1, CYP2D6*10	4	其他	高血压，心律失常，心绞痛等	CYP2D6	CYP2D6			是	
203	protriptyline	普罗替林	CYP2D6				抑郁症	CYP2D6					
204	quinidine	奎尼丁	CYP2D6				抗心律失常药，肝酶诱导剂	CYP2D6				是	
205	quinine	奎宁	G6PD, CYP2D6				疟疾	G6PD, CYP2D6		G6PD		是	
206	rabeprazole	雷贝拉唑	CYP2C19	CYP2C19*1, CYP2C19*2, CYP2C19*3	2A	疗效	胃食管反流病，幽门螺杆菌感染	CYP2C19		CYP2C19	CYP2C19	是	
			CYP2C19	CYP2C19*1, CYP2C19*2, CYP2C19*3	3	疗效	幽门螺杆菌感染						

续表

序号	药品英文名	药品中文名	基因	位点	证据级别	临床意义	适应证或不良反应	各国家药物说明书中的对应基因				中国上市	备注
								FDA	EMA	HCSC	PMDA		
207	raltegravir	雷特格韦	UGT1A1			药动学	HIV	UGT1A1	UGT1A1				
208	ranolazine	雷诺嗪	CYP2D6				心绞痛		CYP2D6				
209	rasburicase	拉布立酶	G6PD	G6PD A-202A_376G, G6PD B (wildtype), G6PD Mediterranean, Dallas, Panama, Sassari, Cagliari, Birmingham	1A	毒副作用	溶血反应,高铁血红蛋白血症,蛋白缺乏,用于治疗后高尿酸血症	CYB5R1, CYB5R2, CYB5R3, CYB5R4, G6PD	G6PD	G6PD	G6PD		
210	regorafenib	瑞戈非尼	EGFR, KRAS, VEGFA, UGT1A1				消化道肿瘤尤其是结肠癌	EGFR, KRAS, VEGFA	KRAS, UGT1A1				
211	ribociclib		ERBB2, ESR1, ESR2, PGR				乳腺癌	ERBB2, ESR1, ESR2, PGR					
212	risperidone	利培酮	CYP2D6	CYP2D6*1, CYP2D6*10, CYP2D6*14, CYP2D6*1xN, CYP2D6*3, CYP2D6*4, CYP2D6*5, CYP2D6*6	2A	其他	精神病,精神分裂症	CYP2D6		CYP2D6		是	

续表

序号	药品英文名	药品中文名	基因	位点	证据级别	临床意义	适应证或不良反应	各国家药物说明书中的对应基因				中国上市	备注
								FDA	EMA	HCSC	PMDA		
			DRD2	rs1799978	2A	疗效	精神分裂症						
			MC4R	rs489693	2B	毒副作用	孤独症,精神分裂症						
			ANKK1	rs1800497	2B	毒副作用	高泌乳素血症,体重增加						
			HTR2C	rs1414334	2B	毒副作用	代谢综合征,精神分裂症						
			CYP2D6	CYP2D6*1,CYP2D6*10,CYP2D6*3,CYP2D6*4,CYP2D6*5,CYP2D6 *6	3	其他	精神分裂症						
			ADRB2	rs1042713	3	毒副作用	精神分裂症						
			ABCB1	rs1045642	3	毒副作用	精神分裂症						
			ABCB1	rs1128503	3	疗效	孤独症						
			COMT	rs165599	3	疗效	精神分裂症						
			DRD3	rs167771	3	毒副作用	双相情感障碍,精神分裂症						
			DRD2	rs1799978	3	毒副作用	精神分裂症						
			ANKK1	rs1800497	3	疗效	精神分裂症						
			GRIN2B	rs1806201	3	毒副作用	药物毒性反应						
			AKT1	rs2494732	3	疗效	精神分裂症						
			RGS4	rs2661319	3	疗效	精神分裂症						
			CCL2	rs2857657	3	疗效	精神分裂症						
			HRH3	rs3787429	3	疗效	精神分裂症						

续表

序号	药品英文名	药品中文名	基因	位点	证据级别	临床意义	适应证或不良反应	各国家药物说明书中的对应基因				中国上市	备注
								FDA	EMA	HCSC	PMDA		
			HRH3	rs3787430	3	疗效	精神分裂症						
			HTR2C	rs3813928	3	疗效	孤独症						
			HRH4	rs4483927	3	疗效	精神分裂症						
			CCL2	rs4586	3	疗效	精神分裂症						
			CCL2	rs4795893	3	疗效	精神分裂症						
			DRD3	rs6280	3	疗效	孤独症						
			HTR2A	rs6311	3	疗效	孤独症						
			HTR2A	rs6313	3	毒副作用	药物毒性反应						
			GRM3	rs724226	3	疗效	精神分裂症						
			NR1I2	rs7643645	3	代谢	精神病						
			RGS4	rs951439	3	疗效	精神分裂症						
213	ritonavir	利托那韦	UGT1A1	rs8175347	1A	毒副作用	HIV 感染		CYP2D6, CYP3A4			是	
			ABCB1	rs2032582	3	代谢	HIV 感染						
			APOA4, APOC3	rs2854116	3	毒副作用	HIV 感染,高脂血症						
			APOA4, APOC3	rs2854117	3	毒副作用	HIV 感染,高脂血症						
			APOC3	rs5128	3	毒副作用	HIV 感染,高脂血症						
			APOC1, APOE	rs7412	3	毒副作用	HIV 感染,高脂血症,高甘油三酯血症						

续表

序号	药品英文名	药品中文名	基因	位点	证据级别	临床意义	适应证或不良反应	各国家药物说明书中的对应基因				中国上市	备注
								FDA	EMA	HCSC	PMDA		
214	rituximab	利妥昔单抗	FCGR3A	rs396991	2B	疗效	滤泡性 B 细胞淋巴瘤，大细胞扩散性非霍奇金淋巴瘤	MS4A1	MS4A1			是	靶向药物
			TGFB1	rs1800470	3	疗效	类风湿性关节炎						
			TGFB1	rs1800471	3	疗效	类风湿性关节炎						
			FCGR3A	rs396991	3	疗效	类风湿性关节炎						
			IL2	rs6822844	3	疗效	系统性红斑狼疮						
215	rosuvastatin	罗苏伐他丁	SLCO1B1	rs4149056	2A	其他	高胆固醇血症	LDLR		LDLR			
			ABCG2	rs2231142	2B	疗效	高胆固醇血症，心肌梗死						
			FMO3	rs1736557	3	疗效							
			SLCO1B1	rs4149081	3	疗效	冠心病						
			SLCO1B1	SLCO1B1*15, SLCO1B1*18, SLCO1B1*1A, SLCO1B1*1B, SLCO1B1*5, SLCO1B1*9	3	其他							
216	rucaparib		BRCA1, BRCA2			疗效	卵巢癌	BRCA1, BRCA2					
217	ruxolitinib	鲁索利替尼	CYP3A4						CYP3A4				靶向药物
218	sevoflurane	七氟烷	CACNA1S, RYR1				全身麻醉	CACNA1S, RYR1		CACNA1S, RYR1		是	
219	sildenafil	西地那非	GNB3	rs5443	2B	疗效	勃起功能障碍		CYP3A4			是	
			VEGFA	rs699947	3	疗效	勃起功能障碍		CYP2C9				
			NOS3	rs2070744	3	疗效	勃起功能障碍						
			ACE	rs4343	3	疗效	勃起功能障碍						

续表

序号	药品英文名	药品中文名	基因	位点	证据级别	临床意义	适应证或不良反应	各国家药物说明书中的对应基因				中国上市	备注
								FDA	EMA	HCSC	PMDA		
220	simeprevir	西咪匹韦	IFNL3,IFNL4	rs12979860	3	疗效	慢性丙型肝炎	IFNL3		IFNL3			
221	simvastatin	辛伐他汀	CYP3A4, SLCO1B1					CYP3A4, SLCO1B1				是	
222	sirolimus	西罗莫司	CYP3A5	rs776746	2A	剂量	移植反应		CYP3A4			是	
			ABCB1	rs1045642	3	毒副作用	肾移植						
			ABCB1	rs1128503	3	毒副作用	肾移植						
			CYP3A4	rs2740574	3	其他	肾移植						
223	sodium nitrite	亚硝酸钠	G6PD				治疗急性和危及生命的氰化物中毒	G6PD		G6PD		是	
224	sodium phenylbutyrate	苯丁酸钠	ASS1,CPS1, OTC				尿酸紊乱	ASS1, CPS1, OTC	ASS1, CPS1, OTC	ASS1, CPS1, OTC			
225	sofosbuvir	索非布韦	IFNL3				慢性丙型肝炎	IFNL3					
226	succimer	二巯基丁二酸	G6PD				铅中毒	G6PD		G6PD			
227	succinylcholine	琥珀胆碱	BCHE	rs1799807	3	毒副作用	麻醉后窒息	BCHE, CACNA1S, RYR1		BCHE		是	
			BCHE	rs1803274	3	毒副作用	麻醉后窒息						
228	sulfadiazine	磺胺嘧啶	G6PD				局部抗菌药物用于预防和治疗二度和三度烧伤脓毒症	G6PD		G6PD		是	
229	sulfamethoxazole	磺胺甲噁唑	GCLC	rs761142	3	毒副作用	HIV 感染	G6PD		G6PD		是	
			G6PD	G6PD B (wildtype),G6PD Canton,Taiwan-Hakka,Gifu-like, Agrigento-like	3	毒副作用	溶血反应						
			GSTM1	GSTM1 non-null, GSTM1 null			获得性免疫缺陷综合征						

续表

序号	药品英文名	药品中文名	基因	位点	证据级别	临床意义	适应证或不良反应	各国家药物说明书中的对应基因				中国上市	备注
								FDA	EMA	HCSC	PMDA		
230	sulfasalazine	柳氮磺胺吡啶	HLA-B	HLA-B*13:01:01	3	毒副作用	嗜酸细胞增多性药物反应及全身症状	G6PD		G6PD		是	
			HLA-B	HLA-B*39:01:01:01	3	毒副作用	嗜酸细胞增多性药物反应及全身症状						
			ABCG2	rs2231142	3	疗效	类风湿性关节炎						
			ABCG2	rs2231142	3	代谢							
231	sunitinib	舒尼替尼	ABCB1	ABCB1*1, ABCB1*2 (PMID: 115030014)	3	疗效	肾细胞癌		CYP3A4			是	靶向药物
			ABCB1	ABCB1*2 (PMID: 115030014)	3	毒副作用	肾细胞癌						
			ABCB1	rs1045642	3	毒副作用	肾细胞癌						
			IL8	rs1126647	3	毒副作用	肾细胞癌						
			ABCB1	rs1128503	3	毒副作用	肾细胞癌						
			IL13	rs1800925	3	毒副作用	肾细胞癌						
			FLT3	rs1933437	3	疗效	肾细胞癌						
			ABCB1	rs2032582	3	毒副作用	肾细胞癌						
			ABCB1	rs2032582	3	毒副作用	肾细胞癌						
			ABCG2	rs2231142	3	毒副作用	肿瘤						
			FLT4	rs307821	3	疗效	肾细胞癌						
			FLT4	rs307826	3	疗效	肾细胞癌						
			NR1I2	rs6785049	3	毒副作用	肿瘤						
			VEGFA	rs699947	3	毒副作用							

续表

序号	药品英文名	药品中文名	基因	位点	证据级别	临床意义	适应证或不良反应	FDA	EMA	HCSC	PMDA	中国上市	备注
			CYP3A5	rs776746	3	剂量,毒副作用	肾细胞癌						
			VEGFA	rs833061	3	毒副作用							
232	tamoxifen	他莫昔芬	CYP2D6	rs3892097	2A	疗效,毒副作用	乳腺癌	ESR1, ESR2,F2, F5		CYP2D6, ESR1, ESR2		是	
			CYP2D6	CYP2D6*1, CYP2D6*10, CYP2D6*3, CYP2D6*4, CYP2D6*41, CYP2D6*5, CYP2D6*6	3	疗效	乳腺癌						
			ABCB1	rs1045642	3	疗效	乳腺癌						
			RRAS2	rs11023197	3	疗效	乳腺癌						
			E2F7	rs310786	3	毒副作用	乳腺癌						
			ESR2	rs4986938	3	毒副作用							
			ESR1	rs9340799	3	毒副作用							
233	tamsulosin	坦索罗辛	CYP2D6				前列腺增生	CYP2D6				是	
234	telaprevir	替拉瑞韦	IFNL3				慢性丙型肝炎	IFNL3	IFNL3				
235	telithromycin	泰利霉素	CYP3A4						CYP3A4				
236	terbinafine	特比萘芬	CYP2D6				抗真菌	CYP2D6				是	
237	tetrabenazine	丁苯那嗪	CYP2D6				亨廷顿病	CYP2D6		CYP2D6			

续表

序号	药品英文名	药品中文名	基因	位点	证据级别	临床意义	适应证或不良反应	各国家药物说明书中的对应基因					中国上市	备注
								FDA	EMA	HCSC	PMDA		
238	thioguanine	硫鸟嘌呤	TPMT	TPMT*1, TPMT*2, TPMT*3A, TPMT*3B, TPMT*3C, TPMT*4	1A	剂量，毒副作用		TPMT		TPMT			
			GATA3	rs3824662	3	疗效							
239	thioridazine	甲硫哒嗪	CYP2D6	rs1080985	3	其他	精神分裂症	CYP2D6				是	
240	ticagrelor	替格瑞洛	CYP3A4, ABCB1				急性冠脉综合征	CYP3A4, ABCB1				是	
241	timolol	噻吗洛尔	CYP2D6	CYP2D6*1, CYP2D6*3, CYP2D6*4, CYP2D6*5	3	其他	降眼压		CYP2D6			是	
				rs16947	3	毒副作用	心动过缓						
			ADRB1	rs1801252	3	疗效							
242	tiotropium	噻托溴铵	ADRB2	rs1042713	3	疗效	哮喘	CYP2D6				是	
243	tipranavir	替拉那韦	CYP3A4				HIV 感染		CYP3A4				
244	tolterodine	托特罗定	CYP2D6	CYP2D6*1, CYP2D6*10, CYP2D6*3, CYP2D6*4	2A	其他		CYP2D6		CYP2D6	CYP2D6	是	
245	tositumomab	托西莫单抗	MS4A1				非霍奇金淋巴瘤	MS4A1					靶向药物

续表

序号	药品英文名	药品中文名	基因	位点	证据级别	临床意义	适应证或不良反应	各国家药物说明书中的对应基因				中国上市	备注
								FDA	EMA	HCSC	PMDA		
246	tramadol	曲马多	CYP2D6	CYP2D6*1, CYP2D6*10, CYP2D6*1xN, CYP2D6*2, CYP2D6*2x, CYP2D6*3, CYP2D6*4, CYP2D6*5, CYP2D6*6	1B	剂量, 疗效, 毒副作用	疼痛	CYP2D6		CYP2D6		是	
			OPRM1	rs1799971	2B	疗效	疼痛						
			ABCB1	rs1045642	2B	剂量	疼痛						
			SLC22A1	rs12208357	3								
			SLC22A1	rs35167514	3	其他							
247	trametinib	曲美替尼	BRAF				晚期黑色素瘤	BRAF	BRAF	BRAF			靶向药物
248	trastuzumab	曲妥珠单抗	FCGR2A	rs1801274	2B	疗效	乳腺癌	ERBB2	ERBB2	ERBB2	ERBB2	是	靶向药物
			FCGR3A	rs396991	2B	疗效	乳腺癌						
			ERBB2	rs1136201	3	毒副作用	乳腺癌, 药物毒性反应						
249	trastuzumab emtansine	曲妥珠单抗 emtansine	ERBB2				乳腺癌	ERBB2	ERBB2	ERBB2		是	靶向药物
250	tretinoin	维 A 酸	PML,RARA				急性早幼粒细胞白血病	PML, RARA		PML, RARA	PML, RARA	是	
251	trimipramine	曲米帕明	CYP2C19	CYP2C19*1, CYP2C19*2	2A	其他		CYP2D6				是	

续表

序号	药品英文名	药品中文名	基因	位点	证据级别	临床意义	适应证或不良反应	各国家药物说明书中的对应基因				中国上市	备注
								FDA	EMA	HCSC	PMDA		
			CYP2D6	CYP2D6*1, CYP2D6*2x, CYP2D6*3, CYP2D6*4, CYP2D6*5, CYP2D6*6	2A	其他							
			CYP2C9	CYP2C9*1, CYP2C9*3	3	其他							
252	umeclidinium		CYP2D6			代谢	COPD	CYP2D6					
253	ustekinumab	尤特克单抗	IL12A,IL12B, IL23A			毒性	尤特克单抗	IL12A, IL12B, IL23A					
254	valbenazine		CYP2D6			剂量	治疗迟发性运动障碍	CYP2D6					
255	valproic acid	丙戊酸	UGT1A6	rs1105879	3	剂量	癫痫	OTC, POLG		OTC, POLG	CPS1, OTC	是	
			LEPR	rs1137101	3	毒副作用	癫痫						
			ANKK1	rs1800497	3	毒副作用	癫痫						
			UGT1A10, UGT1A6, UGT1A7, UGT1A8, UGT1A9	rs2070959	3	剂量	癫痫						
			POLG	rs3087374	3	毒副作用	肝中毒						
			UGT1A10, UGT1A6, UGT1A7, UGT1A8, UGT1A9	rs6759892	3	剂量	癫痫						

续表

序号	药品英文名	药品中文名	基因	位点	证据级别	临床意义	适应证或不良反应	各国家药物说明书中的对应基因				中国上市	备注
								FDA	EMA	HCSC	PMDA		
			UGT2B7	rs7439366	3	剂量,疗效							
			UGT1A6	UGT1A6*1a, UGT1A6*2a, UGT1A6*3a, UGT1A6*4a, UGT1A6*8	3	剂量	癫痫						
256	vandetanib	凡德他尼	RET				晚期髓样甲状腺癌		RET				
257	vardenafil	伐地那非	CYP3A5	rs776746	3	代谢	勃起功能障碍		CYP3A5			是	
258	velaglucerase alfa	velaglucer-ase alfa	GBA				I型戈谢病	GBA	GBA	GBA			
259	vemurafenib	维罗非尼	BRAF					BRAF	BRAF	BRAF			
260	venetoclax	维奈妥拉	BCL-2					BCL-2					
261	venlafaxine	文拉法辛	CYP2D6	CYP2D6*1, CYP2D6*10, CYP2D6*3, CYP2D6*4, CYP2D6*41, CYP2D6*5, CYP2D6*6	2A	疗效,毒副作用	抑郁症,强迫症	CYP2D6				是	
			FKBP5	rs4713916	2B	疗效	抑郁症,心境障碍						
			GABRQ	rs3810651	3	疗效	抑郁症						
			CYP2D6	rs3892097	3	毒副作用	主要治疗抑郁症,可能出现腹泻,药物中毒,恶心,呕吐等副作用						
			CYP2C19	rs4244285	4	毒副作用	抑郁症						

续表

序号	药品英文名	药品中文名	基因	位点	证据级别	临床意义	适应证或不良反应	各国家药物说明书中的对应基因				中国上市	备注
								FDA	EMA	HCSC	PMDA		
			COMT	rs4680	3	疗效	焦虑症,抑郁症						
			CYP2D6	rs5030655	3	毒副作用	主要治疗抑郁症,可能出现腹泻、药物中毒、恶心、呕吐等副作用						
			HTR2A	rs7997012	3	疗效	焦虑症						
262	voriconazole	伏立康唑	CYP2C19	CYP2C19*1, CYP2C19*17, CYP2C19*2, CYP2C19*3	2A	其他	真菌病	CYP2C19	CYP2C19, CYP2C9, CYP3A4	CYP2C19		是	
263	vortioxetine	沃替西汀	CYP2D6	CYP2D6*1, CYP2D6*4	3	代谢	抑郁症	CYP2D6	CYP2D6	CYP2D6			
264	warfarin	华法林	CYP2C9	CYP2C9*1, CYP2C9*2, CYP2C9*3	1A	剂量	心血管疾病	CYP2C9, PROC, PROS1, VKORC1		CYP2C9, VKORC1		是	
			CYP2C9	rs1057910	1A	剂量,毒副作用							
			CYP2C9	rs1799853	1A	剂量							
			VKORC1	rs9923231	1A	剂量							
			CYP4F2	rs2108622	1B	剂量	心脏疾病,出血,脑内出血,心肌梗死,外周血管疾病,血栓,静脉血栓栓塞						

续表

序号	药品英文名	药品中文名	基因	位点	证据级别	临床意义	适应证或不良反应	各国家药物说明书中的对应基因				中国上市	备注
								FDA	EMA	HCSC	PMDA		
			VKORC1	rs7294	1B	剂量	动脉硬化,心脏疾病,出血,颅内出血,心肌梗死,外周血管疾病,肺栓塞,中风,血栓,静脉血栓形成						
			VKORC1	rs9934438	1B	剂量							
			CYP2C9	CYP2C9*1, CYP2C9*11, CYP2C9*2, CYP2C9*3, CYP2C9*5, CYP2C9*6	2A	毒副作用							
			CYP2C9	CYP2C9*1, CYP2C9*2, CYP2C9*3	2A	毒副作用	出血						
			VKORC1	rs17708472	2A	剂量							
			VKORC1	rs2359612	2A	剂量							
			CYP2C9	rs28371686	2A	剂量	心房颤动,肺栓塞,中风,静脉血栓形成						
			VKORC1	rs2884737	2A	剂量							
			CYP2C9	rs4917639	2A	剂量							
			CYP2C9	rs56165452	2A	剂量							
			VKORC1	rs61742245	2A	剂量							

续表

序号	药品英文名	药品中文名	基因	位点	证据级别	临床意义	适应证或不良反应	各国家药物说明书中的对应基因				中国上市	备注
								FDA	EMA	HCSC	PMDA		
			CYP2C9	rs7900194	2A	剂量,毒副作用	心房颤动,肺栓塞,中风,静脉血栓形成						
			VKORC1	rs8050894	2A	剂量							
			VKORC1	rs9923231	2A	疗效							
			VKORC1	rs9923231	2A	毒副作用	抗凝作用						
				rs12777823	2B	剂量							
			CALU	rs339097	2B	剂量							
				rs7196161	2B	剂量							
			APOE	APOE E2,APOE E3,APOE E4	3	疗效							
			CYP2C9	CYP2C9*1,CYP2C9*13,CYP2C9*2,CYP2C9*3	3	疗效							
			CYP2C9	CYP2C9*1,CYP2C9*2,CYP2C9*3	3	疗效							
			CYP2C9	CYP2C9*1,CYP2C9*2,CYP2C9*3	3	疗效							
			THBD	rs1042580	3	毒副作用							
			CYP2C9	rs10509680	3	剂量							
			NQO1	rs10517	3	剂量							

续表

序号	药品英文名	药品中文名	基因	位点	证据级别	临床意义	适应证或不良反应	各国家药物说明书中的对应基因				中国上市	备注
								FDA	EMA	HCSC	PMDA		
			STX4	rs10871454	3	剂量							
			PRSS53, VKORC1	rs11150606	3	剂量							
			EPHX1	rs1131873	3	剂量							
			GGCX	rs12714145	3	剂量							
			VKORC1	rs17880887	3	剂量							
			PRSS53, VKORC1	rs17886199	3	剂量							
			NQO1	rs1800566	3	剂量							
			NQO1	rs1800566	3	剂量							
			EPHX1	rs1877724	3	剂量							
			CYP4F2	rs2189784	3	剂量							
			NR1I3	rs2501873	3	剂量							
			GGCX	rs2592551	3	剂量	心房颤动						
			CYP2C9	rs28371685	3	剂量	心房颤动,肺栓塞,中风,静脉血栓形成						
			HNF4A	rs3212198	3	剂量							
			VKORC1	rs61162043	3	剂量							
			GGCX	rs699664	3	剂量							
			CYP2C9	rs7089580	3	剂量							
			VKORC1	rs7200749	3	剂量							
			CYP2C9	rs9332096	3	剂量							

续表

序号	药品英文名	药品中文名	基因	位点	证据级别	临床意义	适应证或不良反应	各国家药物说明书中的对应基因				中国上市	备注
								FDA	EMA	HCSC	PMDA		
			CYP2C9	rs9332131	3	剂量	心房颤动,肺栓塞,中风,静脉血栓形成						
			VKORC1	rs9923231	3	疗效	在治疗窗内						
			VKORC1	rs9934438	3	疗效							
265	zonisamide	唑尼沙胺	HLA-A	HLA-A*02:07:01	3	毒副作用	中毒性表皮坏死松解症,Stevens-Johnson 综合征		CYP3A4			是	

附　录

本书中所涉及的细胞色素代谢酶 CYP 系列是重点和难点,尤其是 CYP2D6 及 CYP2C19,牵涉药物种类较多,基因单倍型对应的 rs 号较为烦琐,如果一一在每个药物中标识,将增加读者的理解难度,且使内容更为复杂化,因此我们在附录中进行了特别说明。本书中还包括 CYP 系列的其他代谢酶 CYP2C9、CYP3A5 以及 NAT2、TPMT、UGT1A1 等,也存在较多形式单倍型,但药物种类较为局限,只在各个药物中进行了分别描述。

另外,不同的单倍型在不同人群中的分布频率不同,在中国人群中存在的单倍型较为局限,大多数无分布频率,因此在临床应用中,不需要进行基因检测,具体已在附录中进行说明。

附录 1　*CYP2D6* 单倍型情况以及与代谢型对应关系

附表 1-1　*CYP2D6* 单倍型分布频率及对应 rs 号情况

CYP2D6 单倍型 [#]	单倍型亚型	东亚人频率 /% [&]	中国人频率 /% [&]	白种人频率 /%	酶活	可定义所有单倍型亚型的 SNP 位点	变异基因型	野生型基因型
*1	*1、*1A-1E	34.17	27.05	53.63	全酶活			
*2	*2、*2A-2M	12.82	12.34	26.91	全酶活	rs16947/ rs1058164/ rs1135840	A	G
*4	*4、*4A-4P	0.42	0.34	18.50	无酶活	rs3892097 [@]	T	C
*5	*5	5.61	5.75	2.69	无酶活	全基因缺失 CNV		
*10	*10、*10A、*10B、*10D	42.31	48.95	3.16	部分酶活	rs1065852/ rs3892097 [^]	A/C	G/T
*14	*14、*14A、*14B	1.60	1.33	0	无酶活	rs5030865	T	C
	*14A	0.68	0.65	0	无酶活	rs1065852/ rs5030865	A/T	G/C
	*14B	0.92	0.68	0	部分酶活	rs5030865	T	C
*35	*35、*35A、*35B	0.30	0.00	5.83	全酶活	rs769258	T	C

续表

CYP2D6 单倍型 #	单倍型亚型	东亚人频率 /%&	中国人频率 /%&	白种人频率 /%	酶活	可定义所有单倍型亚型的SNP 位点	变异基因型	野生型基因型
*36	*36	0.06	0.50	0	部分酶活	rs1081003/rs1135835	A/C	G/T
*41	*41	1.97	3.10	8.56	部分酶活	rs28624811/rs28371725	A/T	G/C
*1xN		0.28	0.21	0.80	高酶活	全基因扩增 *1		
*2xN		0.38	0.25	1.27	高酶活	全基因扩增 *2		

#仅保留东亚人种中频率大于零且有明确功能学证据的单倍型,其他单倍型未在表中显示均为在东亚人种中未见分布,可以不予检测。

&单个 SNP 位点的单倍型频率来源 http://epigenomegateway.wustl.edu/browser/,多个 SNP 的单倍型频率来源 https://www.PharmGKB.org/。

@rs3892097 在所有 CYP2D6*4 亚家族成员(CYP2D6*4、CYP2D6*4A- CYP2D6*4P)中均为特异性的T,临床可用单点特异性鉴定 CYP2D6*4 所有成员,如需区分 CYP2D6*4、CYP2D6*4A- CYP2D6*4P,需要同时鉴定 7 个 SNP 位点的基因型(rs1065852/rs28371703/rs28371704/rs28371705/rs1058164/rs3892097/rs1135840);详见 https://www.PharmGKB.org/gene/PA128#tabview=tab4&subtab=31。

^*10 在 *4 特异位点 rs3892097 上为野生型。

附表 1-2　东亚人存在的 CYP2D6 单倍型情况

CYP2D6 活性	单倍型	检测 SNP	变异基因型	野生型基因型
高酶活	*1xN、*2xN	全基因扩增 *1、*2		
全酶活	*1、*2、*35	rs16947	A	G
部分酶活	*10、*36、*41	rs1065852/rs28371725	A/T	G/C
无酶活	*4、*5、*14	rs3892097/rs5030865/gene CNV	T/T/geneCNV	C/C/fullGene

附表 1-3　频率 >1% 的 CYP2D6 单倍型情况

CYP2D6 活性	单倍型	检测 SNP	变异基因型	野生型基因型
全酶活	*1、*2	rs16947	A	G
部分酶活	*10、*41	rs1065852/rs28371725	A/T	G/C
无酶活	*5、*14	rs5030865/gene CNV	A/geneCNV	G/fullGene

附表 1-4　*CYP2D6* 单倍型 # 与代谢型 & 对应关系表

单倍型	*1	*2	*10	*41	*5	*14A	*14B
*1	EM						
*2	EM	EM					
*10	EM	EM	EM				
*41	EM	EM	EM	EM			
*5	EM	EM	IM	IM	PM		
*14A	EM	EM	IM	IM	PM	PM	
*14B	EM	EM	EM	EM	IM	IM	EM
*1xN(N>2)	UM						
*2xN(N>2)	UM						

\# 患者可能同时存在多种基因型，所对应的代谢型也可能多种，应以较低的代谢型来指导起始给药剂量，然后再根据临床应答来调整（因为影响疗效的因素很多），以尽量安全用药。

& 代谢型：UM：ultrarapid metalolizer（超快代谢型）；EM：extensive metabolizer（快代谢型）；IM：intermediate metabolizer（中间代谢型）；PM：poor metabolizer（慢代谢型）。

（许　恒）

附录 2　*CYP2C19* 单倍型情况以及与代谢型对应关系

附表 2-1　*CYP2C19* 单倍型分布频率及对应 rs 号情况

CYP2C19 单倍型 #	单倍型亚型	东亚人 频率 /% &	中国人 频率 /% &	白种人 频率 /%	酶活	可定义所有 单倍型亚型的 SNP 位点	变异型 基因型	野生型 基因型
*1	*1、*1A-1E				全酶活			
*2	*2、*2A-2J	31.03	34.21	14.77	无酶活	rs4244285	A	G
*3	*3、*3A-3C	6.74	4.57	0.02	无酶活	rs4986893	A	G
*17	*17	1.49	1.68	22.37	高酶活	rs12248560	T	C

\# 仅保留东亚人种中频率大于零且有明确功能学证据的单倍型，其他单倍型未在表中显示均为在东亚人种中未见分布，可以不予检测。

& SNP 位点频率来源：http://epigenomegateway.wustl.edu/browser/ 和 http://browser.1000genomes.org。

附表 2-2　CYP2C19 单倍型与代谢型[#] 对应关系表

	*1	*2[&]	*3[&]	*17
*1	EM			
*2[&]	IM	PM		
*3[&]	IM	PM	PM	
*17	UM	IM	IM	UM

[#]代谢型：UM：ultrarapid metabolizer（超快代谢型）；EM：extensive metabolizer（快代谢型）；IM：intermediate metabolizer（中间代谢型）；PM：poor metabolizer（慢代谢型）。

[&]只要出现 *2 或 *3 的变异基因型，忽视 *17 提高的酶活影响。

（左先波　许　恒）